XIII. Congressus Internationalis Dermatologiae

München, 31.7.–5.8.1967

W0268972

Kranken-Demonstrationen
Présentations cliniques
Clinical Demonstrations
Presentación de enfermos

ISBN 978-3-662-11010-2   ISBN 978-3-662-11009-6 (eBook)
DOI 10.1007/978-3-662-11009-6
Softcover reprint of the hardcover 1st edition 1968

Präsident des XIII. Internationalen
Dermatologenkongresses
Président du XIIIe Congrès international
de dermatologie
President of the XIII_{th} International
Dermatological Congress
Presidente del XIII Congreso
Internacional de Dermatología   W. JADASSOHN, Genève

Generalsekretär des Kongresses
Secrétaire général du Congrès
Secretary General of the Congress
Secretario General del Congreso   C. G. SCHIRREN, München/
Marburg a. d. Lahn

Organisator
Organisateur
Organiser
Organizador   O. BRAUN-FALCO, München

Moderator   G. K. STEIGLEDER, Köln

Delegierte des Organisations-Komitees
Délégués du Comité d'Organisation
Delegates of the Organisation Committee   H. A. GOTTRON, Mainz
Delegados del Comité Organizador   A. MEMMESHEIMER, Essen

Inhaltsverzeichnis

Sommaire

Contents

Indice de materias

Zum Geleit

Die an Kongressen üblichen Krankendemonstrationen sind für den Patienten unangenehm. Je größer die Zahl der Kongreßteilnehmer, um so peinlicher ist es für ihn. Wenn man dem Kranken erzählt, so eine Demonstration sei für ihn von Vorteil, weil man auf diese Weise Ratschläge von Autoritäten bekommen könne, so dürfte das meist nicht ganz ehrlich sein.

Will man sich auf den Standpunkt stellen, daß man zum mindesten an großen Kongressen auf die üblichen Demonstrationen verzichten soll, dann bleiben eigentlich nur folgende Möglichkeiten:

1. die Projektion von Diapositiven auf einen möglichst großen Bildschirm;

2. die Vorführung von Filmen, wie sie das Institute of Dermatologic Communication and Education in Zusammenarbeit mit Dermatologen sehr verschiedener Länder hergestellt hat. Sie wurden von Professor SULZBERGER, dem Präsidenten des «Board of Trustees» dieses Institutes, in München gezeigt und von den Kongreßteilnehmern sehr gerühmt;

3. die Eidophor®-Demonstrationen. Daß wir dieses modernste und so außerordentlich wertvolle Verfahren am Kongreß benutzen konnten, verdanken wir der CIBA, die uns die technische Einrichtung und das Eidophor-Team zur Verfügung gestellt hat.

Wir sprechen im Namen aller Kongreßteilnehmer, wenn wir hier der CIBA für die außerordentlich gut gelungenen Eidophor-Demonstrationen sehr herzlich danken. Wir danken auch den deutschen Klinikdirektoren, die Patienten zur Eidophor-Demonstration nach München gebracht haben, und allen denjenigen, die sie demonstrierten. Ganz besonderen Dank verdient Herr Professor BRAUN-FALCO, der die große Arbeit der Organisation meisterhaft, überlegen und äußerst sympathisch besorgt und nun auch das Material für die Publikation zusammengetragen hat. So konnte dieser Atlas als 3. Band unseres Kongreßberichtes redigiert werden. Die CIBA übernahm in dankenswerter Weise die Herstellung und Herausgabe mit den vielen guten farbigen Abbildungen.

Avant-propos

Telle qu'elle est usuelle lors des congrès, la présentation de malades est désagréable à ceux-ci. Et elle l'est d'autant plus que le nombre des congressistes est plus élevé. Dire au malade que le fait de comparaître ainsi est un avantage pour lui parce qu'on peut recueillir sur son cas l'avis des sommités médicales présentes, constitue en général une entorse à la vérité.

Si l'on est d'opinion qu'il convient de renoncer à présenter des malades, du moins de la manière habituelle et aux congrès importants, il ne reste en somme que les trois possibilités suivantes:

1° Projeter des diapositives sur un écran aussi grand que possible;

2° projeter des films, tels qu'ils ont été réalisés par l'Institute of Dermatologic Communication and Education en collaboration avec des dermatologistes de diverses nationalités et comme le Pr SULZBERGER, président du «Board of Trustees» de cet institut, l'a fait à Munich en obtenant un succès flatteur auprès des congressistes;

3° recourir aux démonstrations Eidophore®, et c'est de ce procédé moderne et efficace que nous avons bénéficié au Congrès de Munich, grâce à CIBA qui a mis à notre disposition l'équipe mobile Eidophore et ses installations.

C'est sans doute au nom de tous les congressistes que nous parlons en remerciant sincèrement CIBA des démonstrations Eidophore qui ont été une parfaite réussite. Nous remercions également les directeurs des cliniques dermatologiques d'Allemagne, qui n'ont pas craint d'amener à Munich leurs malades, ainsi que tous ceux qui ont présenté ces derniers. Mais notre gratitude va tout particulièrement au Pr BRAUN-FALCO, qui a assumé avec élégance et compétence l'organisation des programmes et qui a en outre réuni la documentation en vue de la présente publication. C'est ainsi que cet atlas, qui constitue le IIIe volume des Rapports du XIIIe Congrès international de dermatologie, a pu voir le jour. CIBA s'est chargée, et nous lui en sommes reconnaissants, de l'impression et de l'édition de cet ouvrage aux nombreuses illustrations en couleur.

WERNER JADASSOHN, Genf
CARL GEORG SCHIRREN, München/Marburg a.d.Lahn

WERNER JADASSOHN, Genève
CARL GEORG SCHIRREN, Munich/Marbourg-sur-la-Lahn

Preface

Case demonstrations of the type usually given at medical congresses are anything but pleasant for the patient concerned. The larger the audience, the greater his embarrassment. Although the patient may be told that the demonstration is "for his own good", insofar as it may prompt other specialists to proffer advice on his case, assurances of this kind are in most instances unlikely to be quite honest.

But if one accepts the argument that—at least in the case of large congresses—such demonstrations should be excluded, then one is left with only three alternatives:

1. The projection of slides on to as large a screen as possible.

2. The showing of films, such as those produced by the Institute of Dermatologic Communication and Education in collaboration with dermatologists from a wide variety of countries. A selection of these films was presented in Munich by Professor SULZBERGER, Chairman of the Board of Trustees of this Institute, and earned much favourable comment from participants at the Congress.

3. Eidophor® demonstrations. It was thanks to CIBA, who placed their colour-television equipment and their Eidophor team at our disposal for the Congress, that we were able to make use of this ultramodern and extremely valuable visual aid.

On behalf of all who attended the Congress, we should like to express here our deepest appreciation to CIBA for these extraordinarily successful Eidophor demonstrations. We also wish to thank those directors of hospitals in Germany who brought patients to Munich to be televised, as well as all the demonstrators who actually presented the patients. A particularly warm vote of thanks is due to Professor BRAUN-FALCO who, with consummate skill, confidence, and charm, tackled the onerous task of organisation involved and who has meanwhile also assembled the material for the present atlas, which constitutes the third volume of the Proceedings of the Congress. The production and publication of this atlas, with its many fine illustrations in colour, has kindly been undertaken by CIBA.

WERNER JADASSOHN, Geneva
CARL GEORG SCHIRREN, Munich/Marburg an der Lahn

Prólogo

La presentación de enfermos, tal y como se realiza normalmente en los congresos, resulta poco agradable para los pacientes. Cuanto mayor es el número de participantes en el congreso, tanto más embarazosa es la situación del paciente. Cuando se le dice al enfermo que semejante demostración le favorece, puesto que así se pueden recibir consejos de autoridades en la materia, este argumento no suele ser totalmente sincero.

Si adoptamos el punto de vista de que, al menos en los grandes congresos, se debe prescindir de las demostraciones habituales, sólo quedarán las siguientes posibilidades:

1.ª La proyección de diapositivas sobre una pantalla con el mayor tamaño posible.

2.ª La proyección de películas, tales como las rodadas por el «Institute of Dermatologic Communication and Education» en colaboración con dermatólogos de muy diferentes países. Tales películas fueron mostradas en Munich por el profesor SULZBERGER, presidente del «Board of Trustees» del mencionado instituto, siendo muy elogiadas por los congresistas.

3.ª Las demostraciones con Eidophor®. Agradecemos a CIBA el que pudiéramos utilizar en el Congreso este sistema modernísimo y extraordinariamente valioso, puesto que dicha entidad puso a nuestra disposición las instalaciones técnicas y el personal de Eidophor.

Nos expresamos en nombre de todos los congresistas al dar aquí las gracias a CIBA por las demostraciones con Eidophor tan extraordinariamente logradas. Damos también las gracias a los directores de las clínicas alemanas que desplazaron pacientes a Munich para la demostración con Eidophor y a todos aquellos que llevaron a cabo tales demostraciones. Un agradecimiento muy especial merece el profesor BRAUN-FALCO que, de manera magistral y con extraordinaria simpatía, desarrolló la gran labor inherente a la emisión de Eidophor y que es también quien ha reunido el material necesario para esta publicación. Así resultó posible realizar este álbum como 3.er volumen de nuestro informe sobre el Congreso. Es muy de agradecer que CIBA se haya hecho cargo de la confección y publicación del mismo, incluyendo en él tantas ilustraciones en color de excelente calidad.

WERNER JADASSOHN, Ginebra
CARL GEORG SCHIRREN, Munich/Marburgo del Lahn

Einführung

Die praktische Durchführung der Patientenvorstellung im Rahmen eines Internationalen Dermatologenkongresses hat angesichts der von Kongreß zu Kongreß wachsenden Teilnehmerzahl die jeweilige Kongreßleitung vor eine immer schwieriger werdende Aufgabe gestellt. Mehr und mehr mußte man zu der für viele Kollegen vielleicht schmerzlichen Erkenntnis kommen, daß die Krankendemonstrationen im alten Stil für Patienten wie Ärzte unzeitgemäß, unzumutbar und nicht mehr durchführbar sind. So bedeutete das großzügige Angebot der CIBA, für die klinische Patientenvorstellung das Eidophor-System und ihre Eidophor-Equipe für unseren Kongreß zur Verfügung zu stellen, ein Entgegenkommen, für das wir unseren allerbesten Dank aussprechen möchten. Das nunmehr fast zehn Jahre im Dienste der medizinischen Wissenschaft und ärztlichen Fortbildung stehende System der Farbfernseh-Großprojektion hat im Hinblick auf Bildwiedergabe, Bildauflösung und Farbqualität einen solch hohen technischen Stand erreicht, daß es für eine Life-Vorstellung dermatologischer Patienten vor einer großen Zahl von Dermatologen geradezu als ideales Informationsmittel angesehen werden kann.

Natürlich bringt auch die Durchführung einer Life-Farbfernseh-Vorstellung von Patienten bei einem internationalen Kongreß eine Reihe von Problemen mit sich. Erwähnt sei beispielsweise die notwendige Beschränkung der Diskussionsredner auf einige Experten, da andernfalls infolge der Simultanübersetzung in die vier Kongreßsprachen eine allzu große Verzögerung des ablaufenden Programms eintreten würde – oder aber die gegenüber früher gewohnte drastische Beschränkung der Zahl vorzustellender Patienten. Aber gerade diese, aus dem Technischen resultierende Notwendigkeit trägt andererseits die Möglichkeit in sich, nicht nur seltene Hauterkrankungen zu demonstrieren, sondern auch geläufige Dermatosen, mit denen der Kongreßteilnehmer in der Praxis zu tun hat, mit mehr Gewinn im Hinblick auf die neueren Entwicklungen in Diagnostik und Behandlung zu besprechen.

Unter den gegebenen Voraussetzungen wurden für die Farbfernseh-Demonstration kaum mehr als dreißig Patienten ausgewählt. Dankenswerterweise wurde von den Leitern der Dermatologischer Universitätskliniken und vieler städtischer Dermatologischer Kliniken in der Bundesrepublik Deutschland die Anregung zu einer Teamdemonstration bereitwillig aufgegriffen, so daß in einem Panel von jeweils drei Kollegen über die von den einzelnen Kliniken vorgestellten Patienten

Introduction

Présenter des malades lors d'un congrès international de dermatologie constitue une tâche dont l'accomplissement est devenu toujours plus difficile d'un congrès à l'autre du fait du nombre croissant de participants. On a dû se rendre à l'évidence, à une évidence sans doute douloureuse pour maints de nos collègues: la présentation de malades à la manière classique constitue un anachronisme et doit être abandonnée. C'est pourquoi nous sommes très reconnaissants à CIBA d'avoir généreusement offert de mettre à la disposition de notre congrès l'Eidophore, son système et son équipe. Ce système de télévision en couleurs sur grand écran, qui constitue depuis près de dix ans un instrument précieux de l'information scientifique et de la formation postuniversitaire du corps médical, a atteint, quant à la reproduction, à la définition et à la qualité de l'image colorée, un tel degré de perfection technique qu'il peut être considéré à juste titre comme un moyen idéal permettant de présenter en direct et de façon vivante des malades de la peau à un nombre imposant de dermatologistes.

Il est évident que réaliser des présentations de malades télévisées en couleurs à un congrès international ne va pas sans soulever certains problèmes. Citons à ce propos la nécessité de réserver à quelques experts la discussion, afin d'éviter de surcharger l'horaire malgré la traduction simultanée dans les quatre langues officielles. Mentionnons encore la réduction du nombre de malades à présenter, particulièrement stricte par rapport aux congrès antérieurs. Mais ces nécessités dues à des impératifs d'ordre technique comportent d'autre part la possibilité de présenter non seulement des dermatoses rares, mais aussi des affections banales de la peau, que le congressiste rencontre en pratique quotidienne, ce qui fournit l'occasion de fructueux exposés au sujet des derniers développements en matière de diagnostic et de thérapeutique.

De par la force des choses, il fallut sélectionner pour les démonstrations Eidophore une trentaine de malades. Les directeurs des cliniques universitaires et de nombreux services municipaux de dermatologie de la République fédérale allemande ont favorablement accueilli la proposition faite en vue de réaliser des présentations en équipe, de sorte que chaque cas présenté par une clinique ou un service a pu être discuté en commun par trois confrères. Quant au modérateur, le Dr STEIGLEDER de Cologne, il a accompli sa tâche dans la salle du congrès d'une manière si vivante que le contact entre studio de prises de vues télé-

Introduction

Introducción

The presentation of patients at international dermatological congresses is a problem which, as the number of participants rises with each congress that is held, inevitably confronts the organisers of such meetings with ever-increasing difficulties. It is now in fact becoming more and more obvious that, however regrettable this conclusion may perhaps be for many of our colleagues, case demonstrations along conventional lines are in this day and age an impractical anachronism which it is no longer reasonable to expect either patient or doctor to tolerate. CIBA's generous offer to make their Eidophor system and Eidophor team available for televising the clinical demonstrations at our Congress therefore came as a most welcome gesture for which we should like to tender our sincerest thanks. The Eidophor system for projecting televised pictures in colour on to a cinema-size screen has now been serving the cause of medical science and post-graduate instruction for almost ten years; it has attained such a high standard of technical perfection with respect to definition, contrast, and fidelity of colour that it can be regarded as a positively ideal medium for the "live" presentation of patients to large audiences of dermatologists.

Needless to say, however, the "live" televising of patients in colour at an international congress also poses a variety of problems. For example, the number of speakers participating in the discussions has to be restricted to a few experts, since otherwise—despite the provision of simultaneous translations into four languages—the proceedings would be unduly delayed; similarly, a drastic reduction in the number of cases presented has to be made as compared with formerly. On the other hand, thanks to this new technical aid, it is possible not only to demonstrate rare skin conditions, but also to illustrate more successfully how recent developments in diagnosis and therapy can contribute to the management of common skin disorders of the type that members of the audience are daily being confronted with in practice.

For the reasons just explained, only about thirty patients were selected for the colour-television demonstrations in Munich. The heads of University dermatological departments and of numerous skin clinics in the Federal Republic of Germany were kind enough to agree to our holding a collective demonstration of their cases, so that the patients chosen from the various clinics could be discussed by a panel of three colleagues. Professor G.K. Steigleder (Cologne), who acted as moderator in the Congress Hall, performed his task in

La presentación de pacientes dentro del marco de un congreso internacional de dermatología, plantea a la dirección del mismo problemas cada vez más complejos a causa del número creciente de congresistas. Hubo que llegar así progresivamente a la conclusión, quizá dolorosa para muchos colegas, de que las presentaciones de pacientes al estilo tradicional constituyen un anacronismo y deben ser abandonadas. Por esta razón, el espléndido ofrecimiento de CIBA, de poner el sistema Eidophor y su equipo a disposición de nuestro Congreso para llevar a cabo la presentación clínica de enfermos, constituye una facilidad que queremos agradecer aquí en la forma más expresiva. El sistema de proyección sobre pantalla grande de imágenes televisadas en color, que se encuentra ya desde hace casi diez años al servicio del perfeccionamiento médico, ha alcanzado un nivel técnico tan elevado en cuanto a la reproducción de las imágenes, contraste y nitidez de las mismas, así como a la calidad del colorido, que puede ser considerado como un medio ideal para presentar pacientes a un número considerable de dermatólogos.

Es evidente que la realización en directo de un programa de televisión en color plantea toda una serie de problemas. Mencionemos, por ejemplo, la necesidad de limitar los participantes en la discusión a algunos expertos, ya que en otro caso, y pese a la traducción simultánea a los cuatro idiomas oficiales del congreso, se producirían grandes retrasos en el programa o habría que recurrir a una limitación drástica del número de pacientes presentados, que, a diferencia de lo que ocurría antes, ahora se ha convertido en algo habitual. Pero precisamente estas necesidades debidas a imperativos de orden técnico, encierran la posibilidad de presentar no sólo afecciones cutáneas poco frecuentes, sino también dermatosis corrientes con que el congresista se enfrenta a menudo en la práctica, siendo mayor el aprovechamiento al poder tratar de los nuevos avances diagnósticos y terapéuticos.

Teniendo en cuenta las premisas existentes, se eligieron poco más de treinta enfermos para las demostraciones por medio de la televisión en color. Resulta muy de agradecer el que los jefes de las clínicas dermatológicas universitarias y de muchas clínicas dermatológicas municipales de la República Federal Alemana estuvieran dispuestos a tomar parte en una demostración llevada a cabo en equipo, de forma que cada caso presentado por una clínica ha podido ser discutido en común por tres colegas. La excelente actuación del profesor Steigleder de Colonia, como moderador en la sala del

diskutiert werden konnte. Die vorzügliche Moderation im Kongreßsaal durch Herrn STEIGLEDER, Köln, belebte den Kontakt zwischen Studio und Auditorium außerordentlich. Die Einteilung der vorgestellten Patienten erfolgte nach sachlichen Gesichtspunkten zu folgenden Themenkreisen:

I. Genodermatosen und Dysplasien
II. Entzündliche Hautkrankheiten
III. Neoplastische Erkrankungen der Haut
IV. Stoffwechselkrankheiten der Haut

Leider war es aus technischen Gründen nicht möglich, die Diskussionsbemerkungen der Life-Übertragung festzuhalten. Sie fehlen infolgedessen in diesem Band. Auch die nüchterne Befunddarstellung der vorgestellten Patienten in der vorliegenden Form vermittelt nicht entfernt das Lebendige, Wirklichkeitsnahe und Instruktive der Eidophor-Übertragung mit all ihren Improvisationen.

Den Kongreßteilnehmern aber wird bei der Lektüre dieses Bandes sicher die besondere, ja vielleicht einmalige Atmosphäre der Eidophor-Großdemonstration beim XIII. Internationalen Dermatologenkongreß in München wieder in Erinnerung gebracht.

Mein besonderer Dank gilt allen Kollegen, die unter teilweise vielen Mühen an den Vorbereitungsarbeiten und bei der Patientenvorstellung selbst aktiv mitgewirkt haben, ferner den Damen und Herren der Eidophor-Equipe, die mit großer Geduld unsere sachlichen Wünsche berücksichtigt und aus Klinikern «Fernsehstars» gemacht haben, last but not least der CIBA für die Herausgabe des Berichtes über die vorgestellten Patienten in dieser eindrucksvollen Form.

Ich glaube, daß die am XIII. Internationalen Dermatologenkongreß gesammelten Erfahrungen gezeigt haben, daß Farbfernsehen die beste Methode ist, um Patienten mit Hauterkrankungen einem großen Kreis von Dermatologen vorzustellen. Zweifellos müssen wir uns mit dieser Art der Patientendemonstrationen noch mehr vertraut machen, um uns zu verbessern. Davon abgesehen aber kann man nur hoffen und wünschen, daß die Farbfernseh-Großprojektion in der Zukunft als erstklassiges Lehr- und Demonstrationsinstrument bei unseren internationalen Kongressen zur Verfügung stehen wird.

O. BRAUN-FALCO, München

visées et auditoire a été excellent. Les cas présentés ont été répartis selon des critères objectifs en quatre catégories:

I° Génodermatoses et dysplasies cutanées.
II° Dermatoses inflammatoires.
III° Néoplasies cutanées.
IV° Dermatoses dysmétaboliques.

Il n'a malheureusement pas été possible, pour des motifs techniques, d'enregistrer les différentes interventions lors de la discussion, et c'est pourquoi elles sont absentes de ce volume. L'exposé objectif des cas présentés manque d'autre part de cette chaleur, de ce réalisme et de cette efficacité didactique qui sont le propre d'une émission Eidophore, où l'improvisation conserve ses droits.

Nous espérons cependant qu'à la lecture de cet ouvrage, les congressistes se replaceront par la pensée dans l'atmosphère vivante, et peut-être unique en son genre, des démonstrations Eidophore du XIIIe Congrès international de dermatologie à Munich.

Notre gratitude personnelle s'adresse tout particulièrement à chacun des collègues et confrères qui ont bien voulu prendre une part active aux travaux préparatoires et aux présentations de malades; puis aux membres tant féminins que masculins de l'équipe Eidophore, qui ont tenu compte avec une patience méritoire de nos exigences d'ordre objectif et qui ont su transformer des cliniciens en vedettes de la télévision; enfin à CIBA, qui édite sous une forme si attrayante l'ouvrage consacré aux cas présentés.

Les expériences recueillies au cours du XIIIe Congrès international de dermatologie ont prouvé – nous en sommes persuadé – que la télévision en couleurs est le meilleur système qui permette de présenter des malades atteints de dermatoses à une grande assemblée de spécialistes. Nous devons sans aucun doute nous familiariser encore davantage avec cette méthode afin d'améliorer la qualité et la portée de ces démonstrations. De toute façon, nous exprimons l'espoir et le souhait que nous disposerons à l'avenir aussi, pour nos congrès internationaux, de cet excellent instrument didactique qu'est la télévision en couleurs et sur grand écran.

O. BRAUN-FALCO, Munich

such masterly fashion that an extremely lively contact was maintained between the television studio and the auditorium. The patients presented were classified into the following groups:

I. Cases of genodermatosis and dysplasia.
II. Inflammatory skin disorders.
III. Neoplastic diseases of the skin.
IV. Skin conditions due to metabolic disturbances.

For technical reasons it was unfortunately not possible to record the discussions which took place during the telecast; they have therefore had to be omitted from the present volume. The sober and factual account given here of the findings relating to the patients presented fails to convey even a remote impression of the vivid, realistic, and instructive nature of these Eidophor demonstrations or of all the improvisations they involved.

We trust, however, that to those of our readers who actually attended the XIIIth International Dermatological Congress in Munich, this publication will serve to recall the distinctive atmosphere of the Eidophor demonstrations which formed such an interesting part of the proceedings.

At this point I should like to offer my sincerest thanks to all those colleagues who—often under great difficulties—actively assisted in the preparatory work and in the demonstrations themselves, as well as to the ladies and gentlemen of the Eidophor team, who so patiently complied with our many requests and succeeded in turning clinicians into "television stars", and—last but not least—to CIBA for having published this impressively produced report on the cases presented.

Our experiences with Eidophor at the XIIIth International Dermatological Congress have, I believe, shown that colour television is the best method by which to present patients suffering from skin diseases to a large audience of dermatologists. Of course, we shall have to learn more about this type of demonstration if we are to improve our approach; but at all events it is earnestly to be hoped that this system for projecting telecasts in colour on to a full-size screen—a system which has proved a first-class medium of instruction and demonstration—will in future be available for use at our international congresses.

O. BRAUN-FALCO, Munich

Congreso, dio gran animación al contacto entre el estudio y el auditorio. La clasificación de los pacientes presentados se llevó a cabo con arreglo a puntos de vista objetivos, abarcando los temas siguientes:

I. Genodermatosis y displasias cutáneas
II. Dermatosis inflamatorias
III. Neoplasias cutáneas
IV. Dermatosis metabólicas

Debido a motivos de orden técnico, no fue posible desafortunadamente conservar las observaciones hechas durante la discusión que tuvo lugar durante la transmisión directa, por lo que no se hallan en este volumen. La concisa exposición sobre el estado de los pacientes presentados, tal y como aquí se encuentra, tampoco puede facilitar una idea ni siquiera aproximada de lo animada, real e instructiva que resulta una emisión de Eidophor con todas sus improvisaciones.

A quienes participaron en el congreso, sin embargo, la lectura de este volumen les hará recordar sin duda la atmósfera particular y quizá única en que se desarrolló la gran demostración con Eidophor durante el XIII Congreso Dermatológico Internacional de Munich.

Quiero expresar también mi particular agradecimiento a todos los colegas que han contribuido personalmente a realizar los trabajos preparatorios y a efectuar la presentación de pacientes, así como a los componentes del equipo Eidophor que, con gran paciencia, atendieron nuestros deseos y supieron convertir a médicos en «estrellas de televisión». Finalmente quiero dar también las gracias a CIBA por la publicación tan atractiva del informe sobre los pacientes presentados.

Las experiencias reunidas en el XIII Congreso Dermatológico Internacional han demostrado que la televisión en color constituye el mejor método para presentar pacientes con afecciones cutáneas ante un gran auditorio de especialistas. No cabe duda de que debemos familiarizarnos más con este sistema de presentación de enfermos para perfeccionarnos en él. Dejando esto a un lado, es de esperar y de desear que, en el futuro, la proyección de imágenes televisadas en color sobre pantalla de gran tamaño se encuentre disponible en nuestros congresos internacionales como instrumento didáctico y demostrativo de primera clase.

O. BRAUN-FALCO, Munich

Genodermatosen und
Dysplasien

Génodermatoses et dysplasies
cutanées

Cases of genodermatosis and
dysplasia

Genodermatosis y displasias
cutáneas

Universitäts-Hautklinik Erlangen
(Direktor: Prof. Dr. O.P. HORNSTEIN)

HORNSTEIN, O.P.:

Erythrodermie congénitale ichthyosiforme bulleuse (Brocq) bei Mutter und Sohn

Ingeborg P., 34 Jahre (Mutter)
Rainer P., 8 Jahre (Sohn)

ANAMNESE DER MUTTER

Bei der Geburt sei die Haut «wie verbrüht» gewesen. Später Besserung, aber immer wieder Blasenschübe. Seit Kindheit starke Verhornung der Handflächen, Fußsohlen und anderer Druckstellen. Nach der Menarche Besserung. Einzige Geburt 1959, aus eugenischen Gründen keine weitere Nachkommenschaft.

ANAMNESE DES SOHNES

Im Januar 1959 termingerecht geboren, mit weißlichen Handflächen und Fußsohlen und einer Erosion am Knie. Wenige Tage später Erythrodermie mit generalisierten Blasen und hämorrhagischen Erosionen. Nach etwa zehn Wochen Besserung, allerdings immer wieder rezidivierende Blasenschübe an den Druckstellen des Körpers, besonders im Sommer. Seit einem Jahr nur noch vereinzelte Blasen, jedoch ständige Schuppung und Hyperkeratose, ähnlich wie bei der Mutter. Schulbeginn mit sechs Jahren, gute Intelligenz, im Wesen etwas zurückgezogen. Bisher keine schweren Kinderkrankheiten.

DERMATOLOGISCHER BEFUND

Die Veränderungen gleichen sich bei Mutter und Sohn weitgehend, wenn sie auch bei der Mutter etwas stärker ausgeprägt sind. An den Fußsohlen und Handtellern besteht eine diffuse wachsgelbe Hyperkeratose mit eigenartig wurmstichigem, von zahlreichen Grübchen durchlöchertem Relief. Sie greift auf die Fußränder, bei der Mutter disseminiert auch auf den rechten Fußrücken über, jedoch nicht auf die Handkanten. Im Bereich der Ellenbeugen und Kniekehlen, besonders in der Umgebung der Achselhöhlen, besteht gelblichbraune, unscharf begrenzte Hyperkeratose und Pachy-

Clinique dermatologique de l'Université d'Erlangen
(Directeur: Pr O.P. HORNSTEIN)

HORNSTEIN, O.P.:

Erythrodermie congénitale ichtyosiforme bulleuse (Brocq) chez mère et fils

Ingeborg P., 34 ans
Rainer P., 8 ans

ANAMNÈSE DE LA MÈRE

A la naissance, la peau aurait été comme «ébouillantée». Par la suite, amélioration, mais éruptions bulleuses récidivantes. Depuis l'enfance, kératinisation prononcée des paumes, des plantes et d'autres zones exposées aux pressions. Amélioration concomitante dès l'apparition des premières règles. Un seul accouchement en 1959; pour des motifs eugéniques, renonce à avoir d'autres enfants.

ANAMNÈSE DU FILS

Né à terme en janvier 1959; paumes et plantes blanchâtres, une érosion au genou. Quelques jours plus tard, érythrodermie avec éruption bulleuse généralisée et érosions hémorragiques. Au bout de dix semaines environ, amélioration; mais apparition, surtout en été, de bulles par poussées récidivantes aux points de frottement. Depuis une année, bulles isolées, mais desquamation et hyperkératose constantes comme chez la mère. Début de la scolarité à six ans, intelligence bonne, caractère un peu réservé. Pas de maladies infantiles graves jusqu'ici.

STATUS DERMATOLOGIQUE

Les lésions sont identiques dans une large mesure chez la mère et chez le fils, mais peut-être un peu plus prononcées chez la mère. Aux paumes des mains et aux plantes des pieds, hyperkératose diffuse d'un jaune cireux avec relief bizarre, comme «piqué des vers», dû à la présence de nombreuses fossettes. Cette hyperkératose gagne en direction des bords des pieds, chez la mère jusque sur le dos du pied droit, mais non point sur les bords des mains. Au niveau du pli du coude et du creux poplité, et surtout au pourtour des aisselles,

University Dermatological Clinic, Erlangen
(Director: Prof. O.P. Hornstein)

HORNSTEIN, O.P.:

Congenital bullous ichthyosiform erythrodermia (Brocq) in mother and son

Clínica Dermatológica de la Universidad de Erlangen
(Director: Prof. O.P. Hornstein)

HORNSTEIN, O.P.:

Eritrodermia congénita ictiosiforme ampollosa (Brocq) en madre e hijo

Ingeborg P., aged 34 years (mother)
Rainer P., aged 8 years (son)

CASE HISTORY OF THE MOTHER

Her skin at the time of birth is reported to have looked "as if it had been scalded". Its condition improved later, although crops of bullae appeared again and again. Hyperkeratinisation of the skin on the palms of the hands, soles of the feet, and other sites subject to pressure has been present since childhood. An improvement was noted after the menarche. Since the birth of her first and only child in 1959, the patient has avoided pregnancy for eugenic reasons.

CASE HISTORY OF THE SON

The son was born at term, in January 1959, with whitish palms and soles and a patch of eroded skin on the knee. A few days later, erythrodermia developed, marked by widespread eruption of bullae and haemorrhagic erosions. Though an improvement occurred after about 10 weeks, repeated crops of bullae have appeared at sites subject to pressure, especially in the summer. For the past year, only a few isolated bullae have been present, but—as in the case of the mother—desquamation and hyperkeratosis have been permanent features. The boy, a somewhat shy but intelligent child, started school at the age of six. He has so far had no serious childhood diseases.

DERMATOLOGICAL FINDINGS

The lesions, although rather more pronounced in the case of the mother, are largely identical in both patients. The soles and palms are affected by diffuse, waxy-yellow hyperkeratosis, the skin at these sites having a peculiar pitted and "worm-eaten" appearance. This hyperkeratosis extends to the edges of the feet—and, in the mother, has also spread upwards to the dor-

Ingeborg P., 34 años (madre)
Rainer P., 8 años (hijo)

ANAMNESIS DE LA MADRE

Desde el nacimiento, la piel ha tenido el aspecto como de «escaldada». Más adelante mejoría, pero erupciones ampollosas recidivantes. Desde la infancia, intensa queratodermia palmoplantar y en otras zonas sometidas a presión. Mejoría después de la menarquía. En 1959 único parto, sin más descendencia por razones eugénicas.

ANAMNESIS DEL HIJO

En enero de 1959 nació a término, presentando blanquecinas las palmas y plantas, así como una erosión en la rodilla. Pocos días después, eritrodermia con erupción ampollosa generalizada y erosiones hemorrágicas. Mejoría al cabo de unas diez semanas, si bien aparecen, particularmente durante el verano, brotes ampollosos continuos y recidivantes en las regiones sometidas a frotamiento. Desde hace un año, ampollas aisladas, aunque continúa la escamación y la hiperqueratosis, similares a las de la madre. Comenzó la escolaridad a los seis años, buena inteligencia, de carácter algo reservado. Hasta el presente sin enfermedades graves de la infancia.

SINTOMATOLOGÍA DERMATOLÓGICA

Las alteraciones en la madre y el hijo son idénticas en gran medida, pero quizás algo más pronunciadas en la madre. En las zonas palmoplantares existe una hiperqueratosis difusa cérea, con un peculiar relieve «agusanado» debido a los numerosos hoyuelos. Esta hiperqueratosis se extiende a los bordes de los pies, en la madre también de modo diseminado al dorso del pie derecho, pero no a los cantos de las manos. A nivel de las flexuras del codo y de los huecos poplíteos, particu-

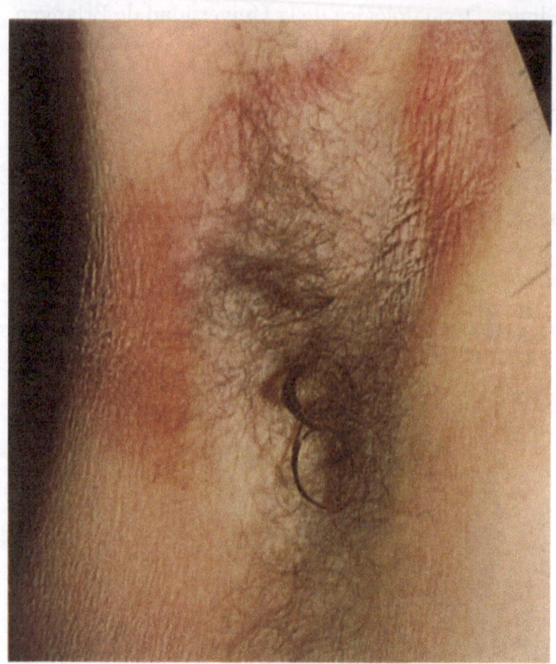

1

Akanthosis-nigricans-ähnliche axilläre Hyperkeratosen.

Hyperkératose axillaire rappelant l'acanthosis nigricans.

Axillary hyperkeratosis reminiscent of acanthosis nigricans.

Hiperqueratosis axilar semejante a la acantosis nigricans.

---

dermie, die im Bereich der vorderen und hinteren Axillarfalte papillär und leistenartig zusammengeschoben ist, ähnlich einer Akanthosis nigricans (Abb. 1). Auch an den Druckstellen der Unterwäsche ist die Haut streifig-bräunlich verfärbt und verdickt. Am Stamm, besonders in der Lenden- und Bauchregion zahlreiche schuppende, konfluierende Erytheme und schmutzig-bräunliche Pigmentierungen, zum Teil mit Blasenresten oder linsen- bis fingernagelgroßen, schlaffen oberflächlichen Blasen auf gerötetem Grund (Abb. 2). Haar- und Nagelwachstum ungestört.

ANDERE KLINISCHE BEFUNDE
Ophthalmologischer Befund o. B. Altersentsprechende Zahnentwicklung des Sohnes, aber erhebliche Zahnkaries. Bei der Mutter Oberkiefer-Vollprothese, Zahnkaries im Unterkiefer, keine Hypodontie.

HISTOLOGIE
Intraepidermale, innerhalb oder knapp unterhalb des verbreiterten Stratum granulosum lokalisierte Blase, deren Decke von verdickten orthokeratotischen Hornlamellen mit anhängenden, vakuolär geblähten Zellen,

lésions d'hyperkératose et de pachydermie de coloration brun jaunâtre, aux limites floues, qui, aux plis axillaires antérieur et postérieur, présentent une hypertrophie papillaire et la formation de crêtes cornées, rappelant l'acanthosis nigricans (fig. 1). Aux points de frottement des sous-vêtements, la peau est épaissie en bandes brunâtres. Au tronc, notamment aux régions lombaire et abdominale, nombreux placards érythémateux confluants, desquamants, ainsi que zones de pigmentation d'un brun sale, en partie avec vestiges de bulles ou présence de bulles superficielles flasques allant de la dimension d'une lentille à celle d'un ongle, sur fond érythémateux (fig. 2). La croissance du système pilaire et des ongles n'est pas perturbée.

AUTRES DONNÉES CLINIQUES
Organe de la vue s.p. Denture du fils correspondant à l'âge, mais carie prononcée. Chez la mère, prothèse totale à la mâchoire supérieure, carie à la mâchoire inférieure, pas d'hypodontie.

EXAMEN HISTOLOGIQUE
Bulle intraépidermique, localisée au milieu ou immé-

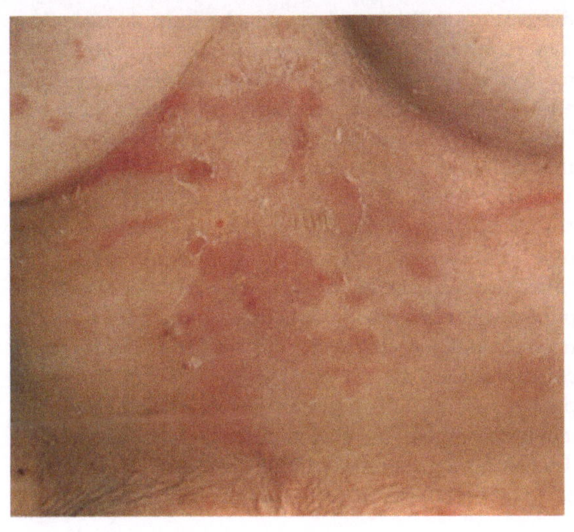

2

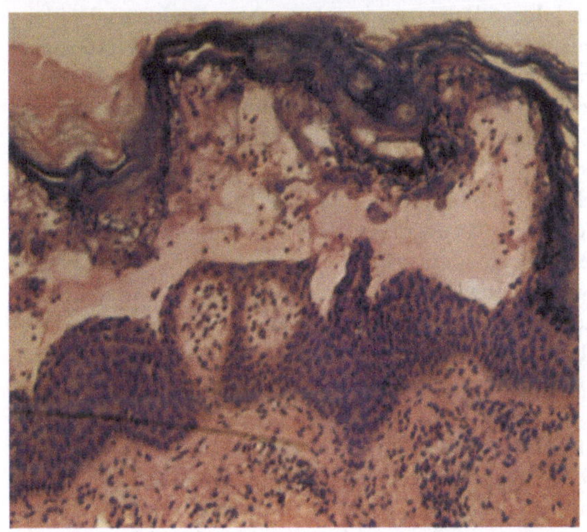

3

Hautveränderungen am Stamm der Mutter.

Lésions cutanées du tronc chez la mère.

Skin lesions on the trunk in the mother.

Lesiones cutáneas en el tronco de la madre.

Hochsitzende akantholytische Degenerationsblase mit «granulöser Degeneration».

Bulle de dégénérescence acantholytique avec «dégénérescence granuleuse».

Degenerative, acantholytic vesicle showing evidence of "granular degeneration".

Ampolla acantolítica elevada con «degeneración granulosa».

---

sum of the right foot—but has not involved the sides of the hands. At the elbows, in the popliteal fossa, and particularly in the axillary region, ill-defined areas of yellowish-brown hyperkeratosis and pachydermia can be seen; in the anterior and posterior folds of the axillae the skin is puckered into ridges similar to those encountered in acanthosis nigricans (Fig. 1). Thickening and brownish striate discoloration have also occurred at sites where the underclothing presses against the skin. On the trunk, especially in the lumbar and abdominal regions, can be seen numerous, confluent patches of scaly erythema and dirty-brownish pigmentation as well as, here and there, traces of ruptured bullae or flaccid, superficial vesicles—varying in size from a lentil to a fingernail—on a reddened background (Fig. 2). Growth of the hair and nails has not been affected.

OTHER CLINICAL FINDINGS
Ophthalmological status normal. Dental development in the child normal for his age, but severe caries. The mother wears a full denture in the upper jaw and has caries in the teeth of the lower jaw, none of which are missing.

larmente en la periferia de la axilas, lesiones de hiperqueratosis y de paquidermia pardoamarilla, de contornos poco delimitados, que en los pliegues axilares anterior y posterior presentan una hipertrofia papilar y formación de crestas córneas que recuerdan a la acantosis nigricans (fig. 1). En las zonas de frotamiento con la ropa interior, la piel está espesada en bandas parduscas. En el tronco, principalmente en las regiones lumbar y abdominal, numerosos eritemas confluentes descamativos, así como zonas de pigmentación de color pardo sucio, en parte con restos de ampollas o presencia de ampollas superficiales fláccidas, desde el tamaño de una lenteja al de una uña, sobre fondo eritematoso (fig. 2). El crecimiento del pelo y de las uñas está inalterado.

OTROS DATOS CLÍNICOS
Exploración oftalmológica sin particularidades. Dentadura del hijo conforme a la edad, pero caries dental considerable. La madre lleva una prótesis completa en el maxilar superior y tiene caries dentales en el inferior; desarrollo dentario normal.

und deren Basis aus akanthotisch verbreiterter Epidermis gebildet wird (Abb. 3). Diese zeigt Nester von vakuolär und granulär veränderten Zellen mit erhaltenen Kernen und deutlichem Nukleolus, wasserhellem Zytoplasma und einzelnen granulären Verdichtungen, während das Stratum granulosum durch stark basophile, grobschollige Partikel verbreitert erscheint. Angedeutetes Stratum lucidum als Übergang zur verbreiterten orthokeratotischen Hornschicht. Im Papillarkörper eine diskrete lympho-granulozytäre Entzündung mit etwas Ödem. Der Blaseninhalt besteht aus abgeschilferten, zum Teil vakuolisierten Epithelzellen und reichlich Neutrophilen und Eosinophilen.

THERAPIE UND VERLAUF
Die vorgesehene niedrig dosierte Langzeitbehandlung mit täglich 0,5 mg Betamethason zusammen mit symptomatischen Externa (an den Händen 10 %ige Salizyl-Vaseline unter Okklusivbedingungen, am Stamm 1 %ige Salizyl-Vaseline im Wechsel mit tannin- und corticosteroidhaltigen Salben) hat innerhalb von wenigen Wochen zur Unterdrückung neuer Blasen und zur deutlichen Keratolyse der Handteller und Fußsohlen geführt.

diatement au-dessous de la couche granuleuse qui est hypertrophique. Son plafond est constitué par des lamelles cornées orthokératosiques épaissies avec cellules adjacentes présentant une dilatation vacuolaire. Sa base est formée par un épiderme épaissi du type acanthosique (fig. 3), avec nids de cellules présentant des altérations vacuolaires et granulomateuses, au noyau conservé, au nucléole bien visible, au cytoplasme limpide; on distingue des amas granuleux denses. La couche granuleuse apparaît élargie par la présence de particules grossières, fortement basophiles. La couche transparente est ébauchée et forme transition avec la couche cornée élargie et orthokératosique. Le corps papillaire présente une inflammation lympho-granulocytaire discrète et un léger œdème. La bulle contient des cellules épithéliales exfoliées, en partie vacuolisées, et des neutrophiles et éosinophiles en abondance.

THÉRAPEUTIQUE ET ÉVOLUTION
Le traitement prolongé à petites doses de bétaméthasone (0,5 mg par jour) avec application simultanée de topiques au titre de thérapeutique symptomatique (vaseline salicylée à 10 % sous pansement occlusif aux mains, vaseline salicylée à 1 % au tronc alternant avec des pommades au tannin et au corticostéroïde) a empêché en peu de semaines la formation de nouvelles bulles et a entraîné une nette kératolyse des paumes et des plantes.

HISTOLOGY

An intra-epidermal vesicle located within or just beneath the thickened stratum granulosum: the dome of the vesicle consists of coarse, orthokeratotic horny lamellae with swollen vacuolated cells attached to them, whereas the base is composed of thickened acanthotic epidermis (Fig. 3). Within the base are pockets containing cells of vacuolated and granular appearance; the nucleus in these cells is intact and the nucleolus clearly visible; in the transparent cytoplasm, isolated granular densities are visible. The presence of coarse, strongly basophilic particles in the stratum granulosum makes the latter appear abnormally thick. Faint traces of the stratum lucidum are visible between the stratum granulosum and the thickened orthokeratotic horny layer. In the papillary bodies are signs of discrete lymphogranulocytic inflammation and slight oedema. The contents of the vesicle consist of desquamated epithelial cells, some of which are vacuolated, as well as of numerous neutrophils and eosinophils.

TREATMENT AND CLINICAL COURSE

Prolonged low-dosage therapy with 0.5 mg. betamethasone daily, together with symptomatic topical treatment (hands—10 % salicylic acid in vaseline, under occlusive dressings; trunk—1 % salicylic acid in vaseline, alternating with tannin and corticoid ointments), led within a few weeks to suppression of further vesiculation and to a marked reduction in the hyperkeratosis affecting the palms and soles.

EXAMEN HISTOLÓGICO

Ampolla intraepidérmica, localizada dentro o inmediatamente por debajo de la capa granulosa hipertrófica. Su techo está constituido por láminas córneas ortoqueratósicas, engrosadas por células adyacentes presentando dilatación vacuolar. La base está formada por una epidermis espesada de tipo acantósico (fig. 3), con nidos de células vacuolares y granulomatosas, que conservan el núcleo, de nucléolo bien visible, citoplasma límpido y algunas concentraciones granulosas. La capa granulosa aparece engrosada por partículas muy basófilas y aterronadas. El estrato lúcido es incipiente, a modo de transición a la capa córnea espesada y ortoqueratósica. En el cuerpo papilar se halla una discreta inflamación linfogranulocitaria y un ligero edema. La ampolla contiene células epiteliales exfoliadas, en parte vacuolizadas, así como neutrófilos y eosinófilos en abundancia.

TERAPÉUTICA Y EVOLUCIÓN

El tratamiento prolongado a pequeñas dosis de betametasona (0,5 mg. al día), junto con tópicos a título de terapéutica sintomática (en las manos vaselina salicilada al 10 % bajo vendaje oclusivo, en el tronco vaselina salicilada al 1 % alternando con pomadas conteniendo tanino y corticosteroides), ha logrado reprimir, en el plazo de pocas semanas, la formación de nuevas ampollas y ha producido una clara queratólisis en palmas y plantas.

Universitäts-Hautklinik Tübingen
(Direktor: Prof. Dr. W. Schneider)

Schneider, W.:

Erythrodermie ichthyosiforme congénitale bulleuse (Brocq)

Clinique dermatologique de l'Université de Tubingue
(Directeur: Pr W. Schneider)

Schneider, W.:

Erythrodermie congénitale ichtyosiforme bulleuse (Brocq)

Annerose D., 7 Jahre

FAMILIENANAMNESE

Nicht zu erheben, da Heimkind und die Eltern unerreichbar sind (Vater inzwischen verstorben).

SPEZIELLE ANAMNESE

Die Hautveränderungen bestehen seit Geburt und sind anfänglich als Ichthyosis congenita aufgefaßt worden. Erste klinische Behandlung in der Universitäts-Hautklinik Tübingen vom August 1961 bis zum Februar 1962. Es bestand damals eine universelle Erythrodermie mit lamellöser Abschuppung unter Einschluß des behaarten Kopfes. Die Behandlung erfolgte zunächst mit Vitamin A, ohne daß damit ein Erfolg zu erzielen war. Beim zweiten Aufenthalt in der Klinik (Oktober 1962 bis zum April 1964) wurden auch Corticoide und Antibiotika (Sigmamycin® und Leukomycin®) eingesetzt. Danach gewisse Besserung. Die Ablösung der dicken Hyperkeratosen gelang mit Vitamin-A-Säuresalbe (0,1 % in pH 5-Eucerin®). Die Affektion verlief ausgesprochen schubweise, innerhalb der erythrodermatischen Hautbezirke traten immer wieder Blasen auf.
Über sonstige Erkrankungen ist außer Windpocken nichts bekannt.

DERMATOLOGISCHER BEFUND

Es besteht jetzt eine universelle Hyperkeratose von schmutzig graugelbem Aussehen, die sich mechanisch leicht ablösen läßt und von bröckliger Konsistenz ist. Bei der Ablösung größerer zusammenhängender hyperkeratotischer Beläge kommt die darunter liegende erythematöse Epidermis zum Vorschein (Abb. 4). An einigen umschriebenen Stellen, besonders an den Unterschenkeln, ist es zum Verlust der Epidermis und zur Bildung von Erosionen gekommen, welche teils nässen, teils von schuppig-krustigen Auflagerungen bedeckt sind (Abb. 5). Die Haut des Gesichts ist trocken, gerötet, reich an Teleangiektasien. Auf dem behaarten Kopf findet sich eine asbestartige Schuppung.
Die elektrische Messung der Schweißsekretion mit Halbleitern an Wangen, Handinnenflächen, Unter-

Annerose D., 7 ans

ANAMNÈSE FAMILIALE

Elle ne peut être prise, car il s'agit d'une enfant assistée, et les parents ne peuvent être atteints (le père est décédé entre temps).

ANTÉCÉDENTS DERMATOLOGIQUES

Les lésions cutanées existent depuis la naissance et ont été étiquetées au début comme une ichtyose congénitale. Premier séjour à notre clinique d'août 1961 à février 1962. L'enfant présentait alors une érythrodermie généralisée s'accompagnant de desquamation lamellaire englobant même le cuir chevelu. Un traitement par la vitamine A resta sans succès. Lors du deuxième séjour à notre clinique, d'octobre 1962 à avril 1964, on administra en plus des corticostéroïdes et des antibiotiques (Sigmamycine® et Leucomycine®), et on enregistra une certaine amélioration. On réussit à décaper l'épaisse couche d'hyperkératose à l'aide de pommade à l'acide vitaminique A (0,1 % dans de l'Eucérine® de pH 5). La dermatose continue à évoluer par poussées, de nouvelles bulles apparaissant constamment dans les zones d'érythrodermie.
Aucune autre affection à l'anamnèse à part la varicelle.

STATUS DERMATOLOGIQUE

Actuellement, on observe une hyperkératose généralisée de coloration gris jaunâtre sale, de consistance friable, qu'on peut aisément enlever mécaniquement. Le décapage de couches hyperkératosiques entières fait apparaître l'épiderme érythémateux qu'elles cachaient (fig. 4). A certains endroits circonscrits, surtout aux jambes, l'épiderme s'est détaché, laissant place à des érosions tantôt suintantes, tantôt recouvertes de croûtelles et de squames (fig. 5). La peau du visage est sèche, rougie, riche en télangiectasies. Le cuir chevelu présente une desquamation ayant l'aspect de l'asbeste. Après séjour pendant une heure à la température de 35–36° C et à un degré hygrométrique de l'air de 60 %, la sécrétion sudorale au niveau des joues, des paumes des mains, des faces internes des avant-bras et du tho-

University Dermatological Clinic, Tübingen
(Director: Prof. W. SCHNEIDER)

SCHNEIDER, W.:

Congenital bullous ichthyosiform erythrodermia (Brocq)

Clínica Dermatológica de la Universidad de Tubinga
(Director: Prof. W. SCHNEIDER)

SCHNEIDER, W.:

Eritrodermia ictiosiforme congénita ampollosa (Brocq)

Annerose D., aged 7 years

FAMILY HISTORY
Not obtainable, as the child originated from an orphanage; her father had died and the mother could not be traced.

CASE HISTORY
Skin lesions had been present since birth, and the condition was initially diagnosed as ichthyosis congenita. During her first stay in hospital—at the University Dermatological Clinic in Tübingen from August 1961 to February 1962—the child was found to be suffering from universal erythrodermia which had also spread to the scalp and was associated with scaly desquamation. Treatment with vitamin A yielded no response. During her second period of hospitalisation, from October 1962 to April 1964, she was also given corticoids and antibiotics (Sigmamycin® and Leucomycin®), which elicited some improvement. The thick hyperkeratosis was successfully treated with an acid ointment containing vitamin A (0.1 % in Eucerin®, pH 5). The disease has run an intermittent course, marked by the repeated eruption of vesicles in the areas of skin affected by erythrodermia.
So far as is known, the child has had no other illnesses except chickenpox.

DERMATOLOGICAL FINDINGS
The child is now suffering from universal hyperkeratosis of dirty yellowish-grey appearance; the hyperkeratotic tissue, which is of brittle consistency, can easily be removed by scraping the skin. When a fairly large area has been scraped clean, the underlying erythematous epidermis becomes visible (Fig. 4). At certain circumscribed sites, particularly on the lower legs, the epidermis has been destroyed, resulting in areas of erosion which are either weeping or covered with scaly crusts (Fig. 5). The facial skin is dry, reddened, and affected with multiple telangiectases. Examination of the scalp reveals asbestos-like scaling. When sweat secretion from the cheeks, palms of the

Annerose D., 7 años

ANAMNESIS FAMILIAR
Imposible de establecer por ser del hospicio y desconocerse el paradero de la madre (el padre ha fallecido entretanto).

ANTECEDENTES DERMATOLÓGICOS
Las lesiones cutáneas existen desde el nacimiento y fueron consideradas al principio como ictiosis congénita. El primer tratamiento se efectuó en la Clínica Dermatológica de Tubinga desde agosto de 1961 a febrero de 1962. La niña presentaba entonces una eritrodermia universal con descamación laminar, incluso del cuero cabelludo. El tratamiento con vitamina A no obtuvo éxito. Durante su segunda estancia en nuestra clínica, de octubre de 1962 a abril de 1964, se le administraron además corticosteroides y antibióticos (Sigmamicina® y Leucomicina®), obteniéndose cierta mejoría. El desprendimiento de la espesa capa hiperqueratósica se consiguió con pomada ácida de vitamina A (al 0,1 % en Eucerina®, pH 5). La dermatosis continuó evolucionando a brotes, y dentro de las zonas eritrodermatósicas aparecían ampollas constantemente.
A excepción de la varicela no se tiene conocimiento de otras enfermedades.

SINTOMATOLOGÍA DERMATOLÓGICA
Existe actualmente una hiperqueratosis generalizada, de color gris amarillento sucio, consistencia frágil y fácil de desprender mecánicamente. Al eliminar grandes áreas hiperqueratósicas, aparece la epidermis eritematosa subyacente (fig. 4). En algunos lugares circunscritos, particularmente en las pantorrillas, se ha producido la pérdida de la epidermis, formándose erosiones en parte exudativas y en parte cubiertas por escamas y costras (fig. 5). La piel de la cara es seca, enrojecida y rica en telangiectasias. El cuero cabelludo presenta una descamación asbestiforme.
Tras haber permanecido una hora a la temperatura de 35 a 36° C con un 60 % de humedad relativa, en la me-

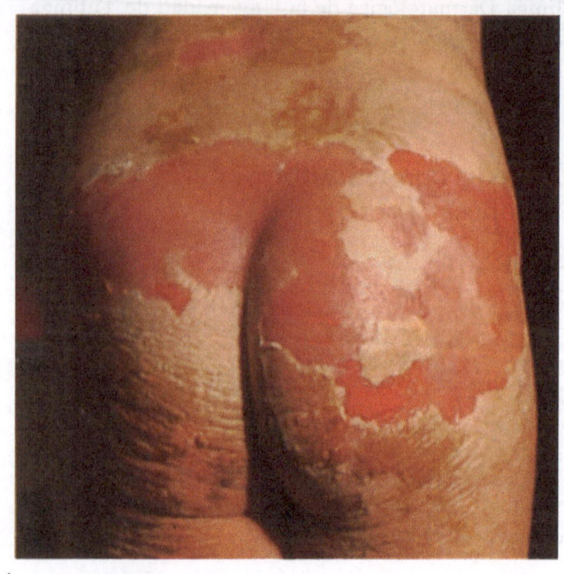

4

Flächenhaft abgelöste Hyperkeratosen mit darunter-
liegender erythematöser Epidermis.

Lésions d'hyperkératose exfoliées en surface, recouvrant un épiderme érythémateux.

Hyperkeratotic tissue with large areas of underlying
epidermal erythema visible.

Extensas hiperqueratosis poco adherentes, con epidermis eritematosa subyacente.

---

arminnenseiten und Brust ergab nach einstündigem
Aufenthalt in einer Temperatur von 35 bis 36° C bei
60 % Luftfeuchtigkeit gegenüber hautgesunden Kon-
trollen deutlich herabgesetzte Werte.

ANDERE BEFUNDE
Der Intelligenzquotient liegt bei 101, was als normal
anzusehen ist. Es ist jetzt Einschulung in eine Volksschule vorgesehen, nachdem die anfänglich bestehende
und wohl zum großen Teil auf die Heimunterbringung
zurückzuführende geistige Retardierung überwunden
ist. Die Röntgenuntersuchung des Handskeletts und
verschiedener langen Röhrenknochen ergab keine
krankhaften Veränderungen.

HISTOLOGIE
Feingeweblich findet sich eine hyperplastische und
akanthotisch verbreiterte Epidermis, die von einer
mächtigen orthokeratotischen Hyperkeratose mit lok-
kerem, lamellär geschichtetem Aufbau bedeckt ist.
Ausgesprochene retikuläre Degeneration im Stratum
Malpighi mit Ausbildung kleiner intraepidermaler
Bläschen. Das Stratum granulosum ist verbreitert mit
klumpigen Zusammenballungen des Keratohyalins.
Degenerative Veränderungen in der oberen Stachel-
zellschicht in Form der sog. granulösen Degeneration.

VERLAUF
Bei dem seit dem zweiten Lebensjahr beobachteten
Kind haben sich die Hauterscheinungen im ganzen
gebessert. Insbesondere sind seit mehreren Jahren
keine Blasen mehr aufgetreten.

rax, à l'électrométrie au moyen de semi-conducteurs,
est nettement abaissée par rapport aux régions in-
tactes de la peau.

EXAMEN GÉNÉRAL
Le quotient intellectuel est de 101, et doit être considéré
comme normal. On envisage maintenant de faire en-
trer la fillette à l'école communale, puisque le retard
de développement mental constaté au début et probablement dû en grande partie au séjour à l'asile, a
été comblé. A la radiographie des os de la main et de
plusieurs os longs, on ne remarque rien de pathologique.

EXAMEN HISTOLOGIQUE
On observe un épiderme hyperplasique et épaissi par
l'acanthose, recouvert par une hyperkératose orthokératosique très prononcée à structure stratifiée lamellaire
lâche. Dégénérescence réticulaire marquée du corps
muqueux de Malpighi, avec formation de petites vésicules intra-épidermiques. La couche granuleuse est
épaissie et présente des amas grumeleux de kératohya-
line. Altérations dégénératives de la couche supérieure
des cellules étoilées de Langerhans sous forme de dégénérescence granuleuse.

ÉVOLUTION
Chez cette enfant observée depuis l'âge d'un an, les
lésions cutanées se sont dans l'ensemble améliorées.
Depuis plusieurs années, il n'est notamment plus ap-
paru de bulles.

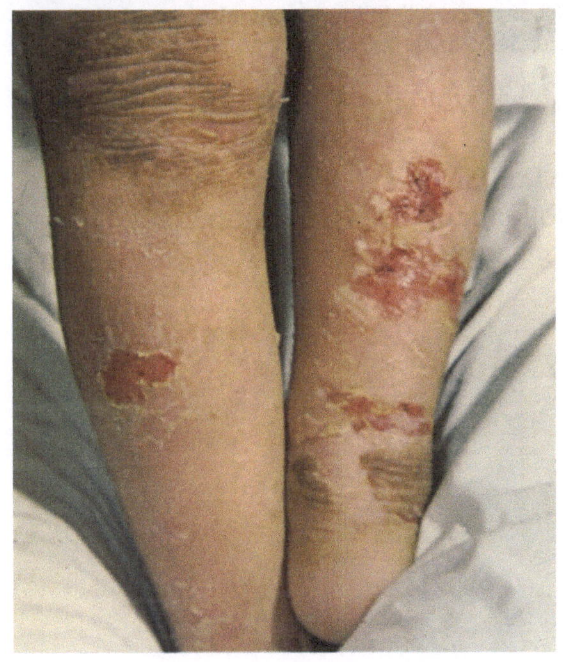

Umschriebene nässende Erosionen an den Stellen der abgelösten Hyperkeratosen.

Erosions suintantes circonscrites remplaçant les lésions exfoliées d'hyperkératose.

Circumscribed areas of weeping erosion at sites from which the hyperkeratotic tissue has been removed.

Erosiones exudativas circunscritas en los lugares en que se han desprendido las hiperqueratosis.

5

---

hands, inner surfaces of the forearms, and chest was measured electrically (using semi-conductors) after one hour at a room temperature of 35–36° C and a relative humidity of 60 %, the values recorded proved to be significantly lower than in the case of healthy controls.

OTHER FINDINGS

The child's intelligence quotient is normal, i.e. 101. Now that her mental retardation—which was probably due largely to the fact of her having been raised in an orphanage—has been overcome, it is proposed to send her to an ordinary primary school. X-ray examination of the hands and of various long bones disclosed no evidence of pathological changes.

HISTOLOGY

The histological picture is characterised by hyperplastic and acanthotic thickening of the epidermis, the latter being covered with a loose but massive layer of stratified horny tissue (orthokeratotic hyperkeratosis). The stratum germinativum shows marked signs of reticular degeneration, associated with the presence of small intra-epidermal vesicles. The stratum granulosum is abnormally thick and contains lumpy agglomerations of keratohyalin. Degenerative changes, in the form of so-called granular degeneration, have occurred in the upper prickle-cell layer.

CLINICAL COURSE

Since the child first came under observation during the second year of her life, the condition of the skin has on the whole improved. In particular, there have been no further eruptions of bullae for several years.

dición eléctrica con semiconductores de la secreción sudoral en mejillas, palmas, caras internas del antebrazo y pecho, se obtuvieron valores más bajos que en las zonas intactas de la piel.

EXAMEN GENERAL

El cociente de inteligencia es de 101, lo que puede considerarse como normal. Está prevista su escolarización por haber superado el retraso mental existente en un principio, atribuible en gran parte al haber vivido en un hospicio. La exploración radiológica del esqueleto de la mano y de diversos huesos largos no evidenció ninguna alteración patológica.

EXAMEN HISTOLÓGICO

Epidermis hiperplásica y engrosada por acantosis, cubierta por una hiperqueratosis ortoqueratósica muy pronunciada de estructura estratificada laminar laxa. Acusada degeneración reticular del cuerpo mucoso de Malpighi, con formación de pequeñas vesículas intraepidérmicas. La capa granulosa está engrosada y presenta aglomerados de queratohialina. Alteraciones degenerativas en la capa superior de células espinosas de Langerhans, en forma de degeneración granulosa.

EVOLUCIÓN

En esta niña sometida a observación desde que contaba un año de edad, han mejorado en conjunto las lesiones cutáneas. Desde hace varios años no han aparecido más ampollas.

Dermatologische Klinik und Poliklinik der Universität München (Direktor: Prof. Dr. O. Braun-Falco)

MEINHOF, W.:

Morbus Darier (Dyskeratosis follicularis)

Karl-Heinz E., 38 Jahre

FAMILIENANAMNESE

In der Aszendenz und bei den Geschwistern ist kein Morbus Darier bekannt. Zwei Kinder leiden an der gleichen Erkrankung mit Manifestation im 13. bzw. 14. Lebensjahr.

EIGENANAMNESE

1964 Magenblutung, 1966 Ulcus ventriculi.

SPEZIELLE ANAMNESE

Erste Hautveränderungen während der Pubertät. Mehrfache stationäre Behandlungen in unserer Klinik (1940, 1947, 1954). 1947 Therapie mit Röntgenfernbestrahlung. 1954 Behandlung mit Röntgenteilbestrahlungen und Vitamin A. Seit dieser Zeit fast ständig Vitamin-A-Behandlung. Es besteht eine ausgesprochene Neigung zur Verschlechterung nach Sonnenlichtexposition.

DERMATOLOGISCHER BEFUND

Betroffen sind die seitlichen Halspartien (Abb. 6), die obere Brustregion, die tiefer gelegenen Abschnitte der ventralen Seite des Rumpfes mit Bevorzugung der seitlichen Regionen, die Leistenbeugen, der Rücken, die Streckseiten der Extremitäten, vor allem der Unterschenkel und Hände, sowie die Kniekehlen.
Die Veränderungen bestehen aus flachen keratotischen Papeln von wenigen Millimetern im Durchmesser. Überwiegend finden sich einzelstehende, disseminierte Papeln mit rotbrauner Färbung. In den stärker betroffenen Regionen treten die Papeln zu großflächigen, teils braunrot gefärbten, teils durch keratotische Auflagerungen graubraun erscheinenden Herden zusammen, in denen jedoch die einzelnen Papeln meist noch gut zu erkennen sind. Vereinzelt kommen krustöse Auf-

Clinique et policlinique dermatologiques de l'Université de Munich (Directeur: Pr O. Braun-Falco)

MEINHOF, W.:

Maladie de Darier (dyskératose folliculaire, psorospermose folliculaire végétante)

Karl-Heinz E., 38 ans

ANAMNÈSE FAMILIALE

Aucun cas de maladie de Darier n'est signalé chez les ascendants et les collatéraux. Deux enfants sont atteints de la même dermatose apparue à l'âge de 13 et de 14 ans.

ANTÉCÉDENTS PERSONNELS

Hématémèse en 1964, ulcère gastrique en 1966.

ANTÉCÉDENTS DERMATOLOGIQUES

Premières lésions cutanées à la puberté. Plusieurs séjours à notre clinique (1940, 1947, 1954). Depuis 1947, traité par radiothérapie à distance. En 1954, radiothérapie partielle et vitamine A. Depuis lors, vitaminothérapie A presque constante. Tendance accusée à l'aggravation après exposition au soleil.

STATUS DERMATOLOGIQUE

Les lésions atteignent les faces latérales du cou (fig. 6), le haut du thorax, les segments inférieurs de la face antérieure du tronc avec prédilection pour les zones latérales, les plis de l'aine, le dos, les faces d'extension des extrémités, notamment des jambes et des mains, les creux poplités.
Elles consistent en papules kératosiques planes de quelques millimètres de diamètre, en prédominance disséminées et de couleur rouge brunâtre. Aux régions les plus atteintes, les papules confluent en nappes étendues, de couleur tantôt brun rougeâtre, tantôt brun grisâtre par suite de la superposition de couches kératosiques. On peut cependant distinguer encore les papules. Çà et là, les lésions se recouvrent de croûtes avec érythème de la peau avoisinante. Aux pulpes des doigts, on remarque une solution de continuité des plis papillaires. Onychorrhexis des doigts.

University Dermatological Clinic and Policlinic, Munich (Director: Prof. O. Braun-Falco)

Meinhof, W.:

Darier's disease (dyskeratosis follicularis)

Clínica y Policlínica Dermatológicas de la Universidad de Munich (Director: Prof. O. Braun-Falco)

Meinhof, W.:

Enfermedad de Darier (disqueratosis folicular)

Karl-Heinz E., aged 38 years

FAMILY HISTORY
No record of Darier's disease in any of the patient's antecedents or siblings. Two of his children are suffering from the same condition, which set in during the 13th and 14th year of life, respectively.

OTHER KNOWN DISEASES
Gastric haemorrhage 1964; gastric ulcer 1966.

CASE HISTORY
Skin lesions first appeared at puberty. The patient was admitted to our clinic for treatment on several occasions (1940, 1947, 1954). In 1947 he received radiotherapy, and in 1954 local x-ray treatment combined with vitamin A. Since then he has been undergoing treatment with vitamin A almost continuously. His condition shows a marked tendency to become aggravated following exposure to sunlight.

DERMATOLOGICAL FINDINGS
The areas affected are the lateral aspects of the neck (Fig. 6), the upper thorax, the lower portion of the ventral surface of the trunk including particularly the lateral aspects, the groin, the back, the extensor surfaces of the extremities (especially on the lower legs and hands), and the popliteal region.
The lesions consist of flat keratotic papules measuring only a few millimetres in diameter. For the most part these occur as single, disseminated papules of reddish-brown colour. In the more severely affected areas, the papules are so numerous as to form large patches which are brownish-red in colour or—owing to the presence of keratotic tissue on the skin surface—have a greyish-brown appearance, but in which the individual papules are as a rule still clearly distinguishable. At some

Karl-Heinz E., 38 años

ANAMNESIS FAMILIAR
Entre los ascendientes y hermanos no se conoce ningún caso de enfermedad de Darier. Dos hijos padecen la misma afección, que se manifestó a la edad de 13 y 14 años respectivamente.

ANTECEDENTES PERSONALES
En 1964 gastrorragia, en 1966 úlcera gástrica.

ANTECEDENTES DERMATOLÓGICOS
Primeras lesiones cutáneas durante la pubertad. Varios tratamientos hospitalarios en nuestra clínica (1940, 1947, 1954). En 1947 radioterapia a distancia. En 1954 radioterapia parcial y vitamina A. Desde entonces tratamiento con vitamina A casi continuamente. Muestra gran tendencia a empeorar tras haber estado expuesto a la luz solar.

SINTOMATOLOGÍA DERMATOLÓGICA
Las lesiones afectan a las partes laterales del cuello (fig. 6), la región torácica superior, los segmentos inferiores de la parte anterior del tronco, con predilección por las zonas laterales, los pliegues inguinales, la espalda, las caras de extensión de las extremidades, principalmente de las pantorrillas y manos, así como los huecos poplíteos.
Las alteraciones están constituidas por pápulas queratósicas planas, de pocos milímetros de diámetro. Dominan las pápulas diseminadas de coloración rojo parda. En las regiones más afectas, las pápulas confluyen hasta formar focos extensos, tanto de color pardo rojizo como gris pardusco, debido a la superposición de capas queratósicas, a pesar de lo cual pueden distinguirse todavía las pápulas. En forma aislada existen estratificaciones costrosas con intenso eritema de la piel cir-

Dyskeratosis follicularis.

Dyskératose folliculaire.

Dyskeratosis follicularis.

Disqueratosis folicular.

---

lagerungen vor mit stärkerer entzündlicher Rötung der umgebenden Haut. An den Fingerbeeren sind Unterbrechungen der Papillarleisten nachzuweisen. Onychorrhexis der Fingernägel.

VERLAUF
Behandlung fast ständig mit Vitamin A in wechselnder Dosierung (50000 bis 300000 I.E.) je nach Schweregrad der Erscheinungen. Örtliche Behandlung mit Corticosteroidsalben. Durch die Therapie gelingt es, stärkere Schübe abzufangen und die Hauterscheinungen zu reduzieren. Keine völlige Heilung.

ÉVOLUTION
Traitement pour ainsi dire continu par la vitamine A per os, à raison de 50000–300000 U.I. selon le degré de gravité des lésions. Corticothérapie locale (pommades). Grâce à la thérapeutique, on parvient à éviter des poussées violentes et à réduire les lésions. Pas de guérison complète.

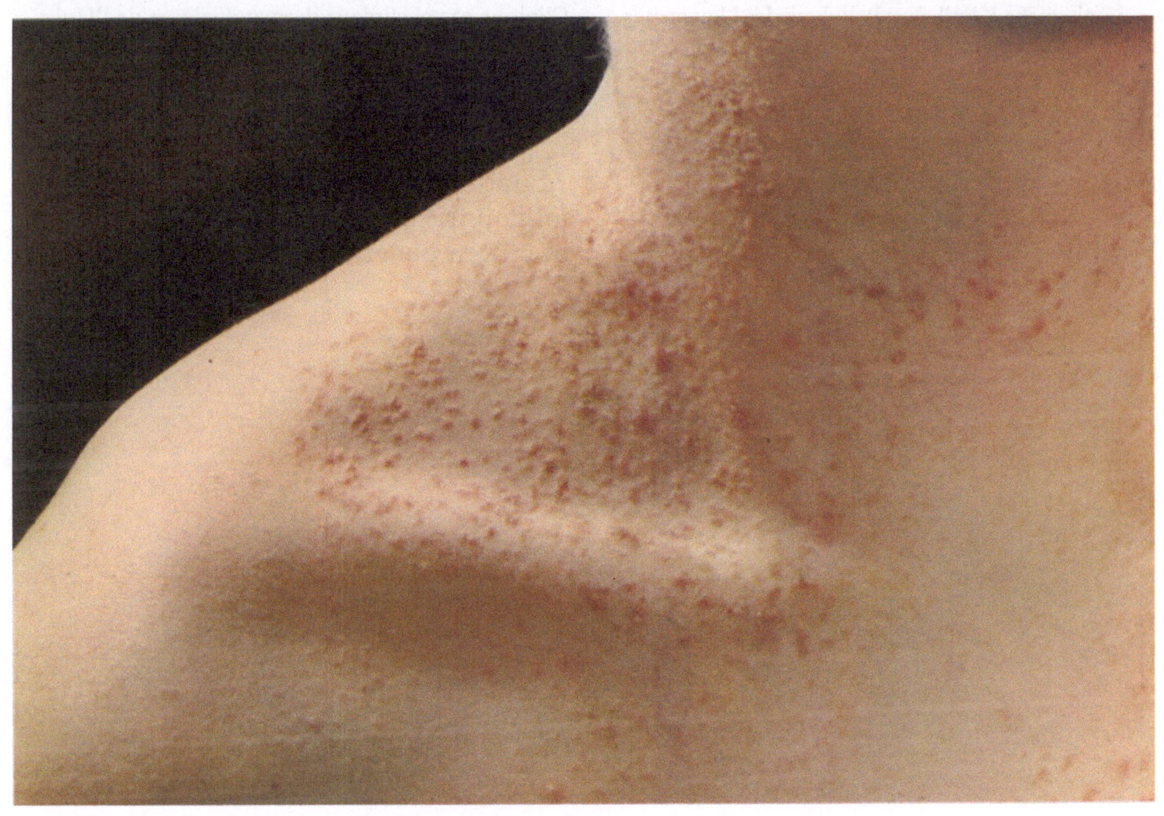

6

sites, crusts are present, the skin surrounding them being relatively red and inflamed. On the fingertips the ridges of the skin are interrupted at various points, and the fingernails are split.

CLINICAL COURSE
The patient has been given almost continuous treatment with vitamin A in doses (50,000 to 300,000 I.U.) varying according to the severity of the lesions. Corticoid ointments have also been applied locally. With this treatment, it has been found possible to ward off acute attacks and to keep the condition under control, but not to achieve a complete cure.

cundante. En las yemas de los dedos pueden comprobarse interrupciones de las estrías papilares. Onicorrexis en los dedos de las manos.

EVOLUCIÓN
Tratamiento casi continuo con vitamina A, variando la dosificación de 50.000 a 300.000 U.I. según la gravedad de las lesiones. Corticoterapia local con pomadas. Gracias a la medicación se logra detener los brotes violentos y reducir las lesiones cutáneas; sin curación completa.

Dermatologische Klinik und Poliklinik der Universität München (Direktor: Prof. Dr. O. Braun-Falco)

Clinique et policlinique dermatologiques de l'Université de Munich (Directeur: Pr O. Braun-Falco)

Bandmann, H.-J., und A. Schmid:

Hyperkeratosis follicularis et parafollicularis in cutem penetrans (Morbus Kyrle)

Bandmann, H.-J. et A. Schmid:

Maladie de Kyrle (hyperkeratosis follicularis et parafollicularis in cutem penetrans)

Therese W., 55 Jahre

Therese W., 55 ans

FAMILIENANAMNESE

Zwei von zehn noch lebenden Geschwistern sollen Knötchen und braune Flecken an den Beinen haben. Zwei erwachsene Kinder der Patientin sind gesund.

SPEZIELLE ANAMNESE

Die vorzustellende Dermatose besteht angeblich seit fünf Jahren, sie hat an den Unterschenkeln mit vereinzelt stehenden Knötchen begonnen, die seither an Zahl und Größe zugenommen haben sollen. Bis auf die zu schildernden krankhaften Hautveränderungen ist die Patientin gesund.

DERMATOLOGISCHER BEFUND

Befallen sind die Regio glutaea links und die distalen Anteile beider unteren Extremitäten mit einer Bevorzugung der Beugeseiten. Man sieht gluteal eine etwa bohnengroße, braungelbliche, unregelmäßig aber scharf begrenzte kegelförmige Hyperkeratose, die fest in eine leicht gerötete Haut eingelassen ist (Abb. 7). Dieses Randerythem erscheint relativ deutlich und polyzyklisch begrenzt. Die Unterschenkel zeigen zahlreiche stecknadelkopf- bis linsengroße follikuläre brau-

ANAMNÈSE FAMILIALE

Sur dix frères et sœurs encore en vie, deux auraient présenté des nodules et des taches brunes aux jambes. Deux enfants adultes en bonne santé.

ANTÉCÉDENTS DERMATOLOGIQUES

La dermatose en cause aurait débuté il y a cinq ans par des nodules disséminés aux jambes. Ces lésions auraient augmenté en nombre et en importance. A part sa dermatose, le sujet est en bonne santé.

STATUS DERMATOLOGIQUE

Les lésions atteignent la région fessière gauche et les segments distaux des deux jambes avec prédilection pour la face de flexion. A la fesse, papule hyperkératosique conique, des dimensions d'une fève, de couleur brun jaunâtre, aux contours irréguliers mais nets, bien implantée dans une peau rougeâtre (fig. 7). Cet érythème marginal est relativement bien délimité et ses contours sont polycycliques. Les jambes présentent de nombreuses papules folliculaires hyperkératosiques, d'une grosseur allant d'une tête d'épingle à une lentille, de couleur brune ou jaunâtre, implantées soit en

University Dermatological Clinic and Policlinic, Munich (Director: Prof. O. Braun-Falco)

Bandmann, H.-J., and A. Schmid:

Hyperkeratosis follicularis et parafollicularis in cutem penetrans (Kyrle's disease)

Therese W., aged 55 years

FAMILY HISTORY

Two of ten siblings still alive are said to have nodules and brownish spots on their legs. The patient's two adult children are healthy.

CASE HISTORY

The patient's present skin disease is reported to have set in 5 years ago, beginning with the appearance, on the lower legs, of discrete nodules which have since increased in number and size. Apart from her skin lesions, the patient is healthy.

DERMATOLOGICAL FINDINGS

The areas affected comprise the left buttock and the distal portions of both legs, including particularly their flexor surfaces. Visible on the buttock is a cone-shaped patch of hyperkeratosis which, though of irregular outline, is sharply circumscribed; it is of brownish-yellow colour, approximately the size of a bean, and firmly imbedded in an area of mildly reddened skin (Fig. 7). This marginal erythema is relatively clear-cut and of polycyclic configuration. The lower legs are studded with numerous brownish to yellowish follicular spots of

Clínica y Policlínica Dermatológicas de la Universidad de Munich (Director: Prof. O. Braun-Falco)

Bandmann, H.-J. y A. Schmid:

Enfermedad de Kyrle (hiperqueratosis follicularis et parafollicularis in cutem penetrans)

Therese W., 55 años

ANAMNESIS FAMILIAR

Se dice que dos de los diez hermanos y hermanas, que aún viven, tienen nódulos y manchas pardas en las piernas. Dos hijos adultos de la paciente son sanos.

ANTECEDENTES DERMATOLÓGICOS

La dermatosis existe desde hace cinco años y comenzó por nódulos diseminados en las pantorrillas, que han ido aumentando en número y tamaño. A excepción de la dermatosis que va a describirse, la paciente está sana.

SINTOMATOLOGÍA DERMATOLÓGICA

Están afectadas la región glútea izquierda y los segmentos distales de ambas extremidades inferiores, con preferencia las superficies de flexión. En la región glútea se observa una hiperqueratosis cónica del tamaño de una haba, de color pardo amarillento, de contornos irregulares pero netos y bien implantada en la piel circundante, ligeramente enrojecida (fig. 7). Dicho eritema marginal está relativamente bien delimitado y sus contornos son policíclicos. Las pantorrillas presentan numerosas pápulas foliculares hiperqueratósicas pardas hasta amarillentas, desde el tamaño de una

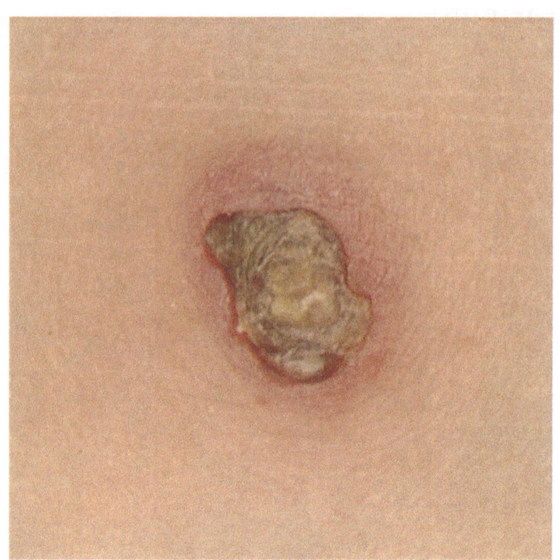

7

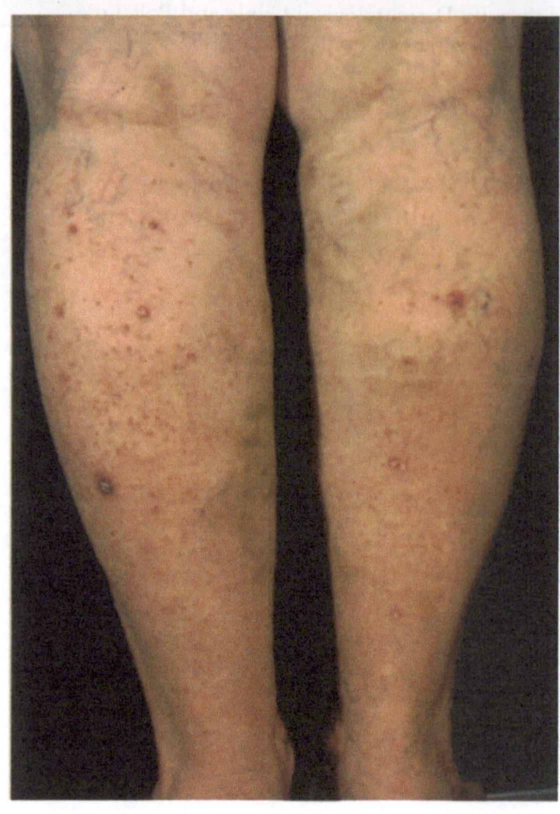

8

Zirka bohnengroße, von kegeliger Hyperkeratose gebildete Papel.

Papule d'hyperkératose de forme conique, de la dimension d'une fève.

Approximately bean-sized papule composed of cone-shaped hyperkeratotic tissue.

Pápula, del tamaño aproximado de una haba, formada por hiperqueratosis cónica.

Verteilung der isoliert stehenden Papeln auf der Haut der Unterschenkelbeugeseite.

Répartition des papules isolées sur la peau de la face de flexion de la jambe.

Isolated papules distributed over the skin on the flexor surface of the lower leg.

Distribución de las pápulas aisladas sobre la piel de la cara de flexión de las pantorrillas.

---

ne bis gelbliche Hyperkeratosen, die in ähnlicher Weise entweder in die unveränderte Haut oder in eine erythematöse, gelegentlich etwas infiltrierte Haut eingelassen sind (Abb. 8).

HISTOLOGIE
Follikuläre Hyperkeratose, im proximalen Bereich parakeratotisch. Unter der Basis dieser Hyperkeratosen ist an der einen Seite die Epidermis vollständig geschwunden. Dort sieht man jenseits einer nekrobiotischen Zone ein chronisch entzündliches Infiltrat im subepidermalen Korium (Abb. 9).

peau saine, soit sur une peau érythémateuse et, çà et là, légèrement infiltrée (fig. 8).

EXAMEN HISTOLOGIQUE
Hyperkératose folliculaire, parakératosique au niveau proximal, sous laquelle l'épiderme a complètement disparu d'un côté. On remarque, au-delà d'une zone nécrotique, un infiltrat inflammatoire chronique siégeant dans le chorion sous-épidermique (fig. 9).

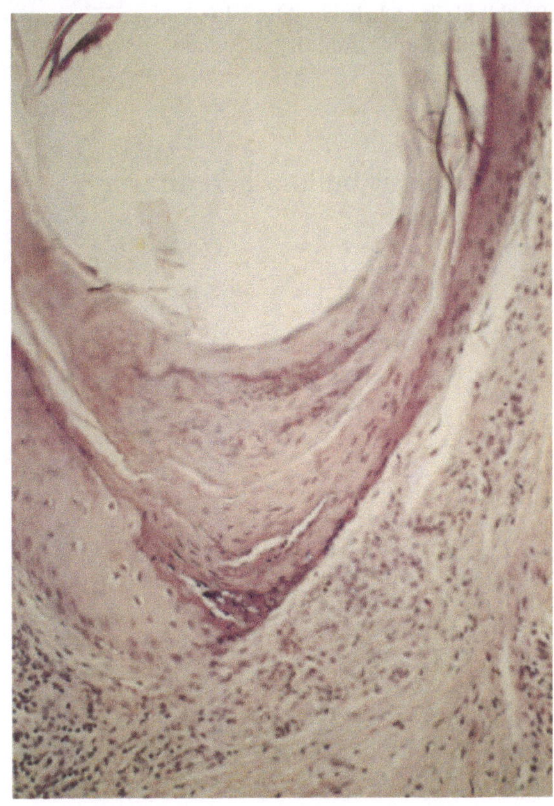

9

Mikroskopisches Bild der Hyperkeratosis in cutem penetrans.

Aspect microscopique de l'hyperkeratosis in cutem penetrans.

Microscopic picture of hyperkeratosis in cutem penetrans.

Imagen microscópica de la hiperqueratosis in cutem penetrans.

---

hyperkeratosis which vary from pinhead to lentil size and are imbedded in skin that is either of normal appearance or reddened and sometimes slightly infiltrated (Fig. 8).

HISTOLOGY
Follicular hyperkeratosis, with evidence of parakeratosis in the proximal region. Beneath the base of this hyperkeratotic tissue, complete atrophy of the epidermis has occurred on one side; here, beyond a necrobiotic zone, a chronic inflammatory infiltrate can be seen in the subepidermal corium (Fig. 9).

cabeza de alfiler hasta el de una lenteja, implantadas tanto en piel sana como en piel eritematosa, a veces ligeramente infiltrada (fig. 8).

EXAMEN HISTOLÓGICO
Hiperqueratosis folicular, paraqueratósica, en la región proximal, debajo de la cual ha desaparecido por completo la epidermis en uno de los lados. Más allá de la zona necrótica se observa un infiltrado inflamatorio crónico situado en el corion subepidérmico (fig. 9).

Hautklinik der Christian-Albrechts-Universität
zu Kiel (Direktor: Prof. Dr. A. PROPPE)

PROPPE, A.:

Epidermolysis bullosa hereditaria dystrophica

Clinique dermatologique de l'Université
Christian-Albrecht, Kiel (Directeur: Pr A. PROPPE)

PROPPE, A.:

Epidermolyse bulleuse dystrophique héréditaire (pemphigus successif à kystes épidermiques)

Michael O., 10 Jahre
Stephan O., 4 Jahre

Michael O., 10 ans
Stephan O., 4 ans

FAMILIENANAMNESE

Zwei Brüder mit charakteristischer Epidermolysis bullosa hereditaria dystrophica Hallopeau-Siemens. Der ältere ist 10, der jüngere 3 ¾ Jahre alt. Die Eltern erscheinen gesund. Auch in der weiteren Aszendenz sind ähnliche Veränderungen in der Familienüberlieferung nicht bekannt. Bemerkenswerterweise ist ein Kind aus der zweiten Ehe der Mutter bisher hautgesund geblieben.

SPEZIELLE ANAMNESE

Bei beiden Kindern traten die Blasen wenige Tage nach der Geburt auf. Die dystrophischen Nagelveränderungen sind unverkennbar (Abb. 10). Bei dem älteren Knaben wurden vor Jahresfrist Schmelzbildungsfehler an den Zähnen als Symptom der erblichen Hautkrankheit festgestellt.
Den älteren Knaben beobachten wir seit Oktober 1958. Er war damals 1 ¾ Jahre alt. Die Neigung zur Blasenbildung hat deutlich nachgelassen (Abb. 11). Das ist bei dem jüngeren Bruder noch nicht der Fall (Abb. 12 und 13). Dieser kam 1965 in die Klinik, weil die Blasen stark impetiginisiert waren; auch hatte er damals sep-

ANAMNÈSE FAMILIALE

Deux frères atteints d'épidermolyse bulleuse dystrophique héréditaire du type Hallopeau-Siemens; l'aîné a 10 ans, le cadet 3 ans et 9 mois. Les parents semblent être en bonne santé. On ne se souvient pas qu'un ascendant ait présenté une dermatose analogue. Un enfant du second lit de la mère est resté jusqu'à présent indemne à ce propos.

ANTÉCÉDENTS DERMATOLOGIQUES

Chez les deux frères, les bulles sont apparues quelques jours après la naissance. Les altérations dystrophiques des ongles sont caractéristiques (fig. 10). On a découvert il y a un an chez l'aîné un défaut de la formation de l'émail, signe d'affection héréditaire.
Nous suivons l'aîné depuis octobre 1958. Il avait alors 1 ans et 9 mois. La tendance à la formation de bulles a nettement diminué (fig. 11). Cela n'est pas encore le cas chez le cadet (fig. 12 et 13), qui a été hospitalisé dans notre clinique en 1965, parce que les bulles avaient subi une impétiginisation marquée; la température était d'ailleurs de type septicémique. Une année plus tard, il a été transféré en pédiatrie. Une surinfection à strep-

Dermatological Clinic of the Christian Albrecht University, Kiel (Director: Prof. A. PROPPE)

Clínica Dermatológica de la Universidad Christian Albrecht de Kiel (Director: Prof. A. PROPPE)

PROPPE, A.:

Hereditary epidermolysis bullosa dystrophica

PROPPE, A.:

Epidermólisis ampollosa hereditaria distrófica

Michael O., aged 10 years
Stephan O., aged 4 years

Michael O., 10 años
Stephan O., 4 años

FAMILY HISTORY
Both of the two brothers present typical signs of hereditary epidermolysis bullosa dystrophica (Hallopeau-Siemens). Their parents appear to be healthy, and no similar cases are known among their antecedents. Curiously enough, a child born of the same mother by a second husband has so far been free of skin disease.

CASE HISTORY
Both patients developed bullae a few days after they were born. The dystrophic changes affecting the nails are quite unmistakable (Fig. 10). One year ago, the elder brother was found to be suffering from defective enamel formation, a dental sign which is associated with this hereditary skin disease.
The elder boy has been under our observation since October 1958, when he was 1 ¾ years old. There has been a marked decrease in the tendency to blistering (Fig. 11), but no such decrease has yet become apparent in the case of the younger brother (Figs 12 and 13). The latter was brought to our clinic in 1965, because his bullae were severely impetiginised and he was running a high temperature; one year later he was admitted to

ANAMNESIS FAMILIAR
Dos hermanos afectos de epidermólisis ampollosa hereditaria distrófica de Hallopeau-Siemens; el mayor tiene 10 años y el menor 3 años y 9 meses. Los padres parecen estar sanos; no recuerdan la existencia de alteraciones similares entre los demás ascendientes. Es digno de mención el que un hijo del segundo matrimonio de la madre haya quedado indemne hasta el presente.

ANTECEDENTES DERMATÓLOGICOS
En ambos hermanos aparecieron las ampollas a los pocos días de haber nacido. Son características las alteraciones distróficas de las uñas (fig. 10). Hace un año que se comprobaron, en el mayor, defectos en la formación del esmalte dental como síntoma de la afección hereditaria.
Al niño mayor le observamos desde octubre de 1958, cuando contaba un año y 9 meses de edad. Ha disminuido claramente la tendencia a la formación de ampollas (fig. 11), lo que todavía no puede decirse del hermanito (figs. 12 y 13). Este vino a la clínica en 1965, debido a que las ampollas estaban muy impetiginizadas; entonces padecía también fiebre séptica. Un año

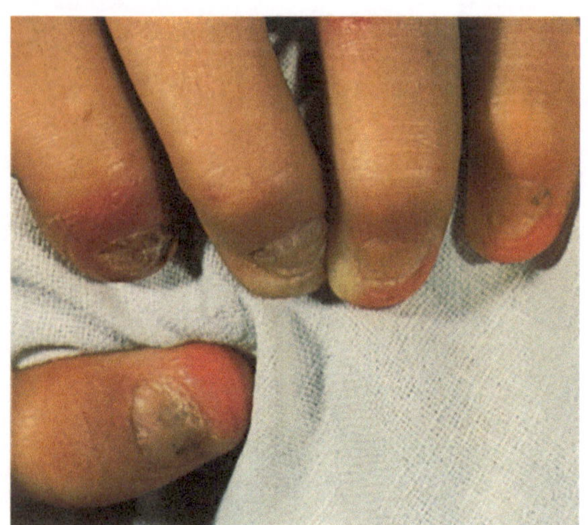

10

Onychodystrophie.

Dystrophie unguéale.

Onychodystrophy.

Onicodistrofia.

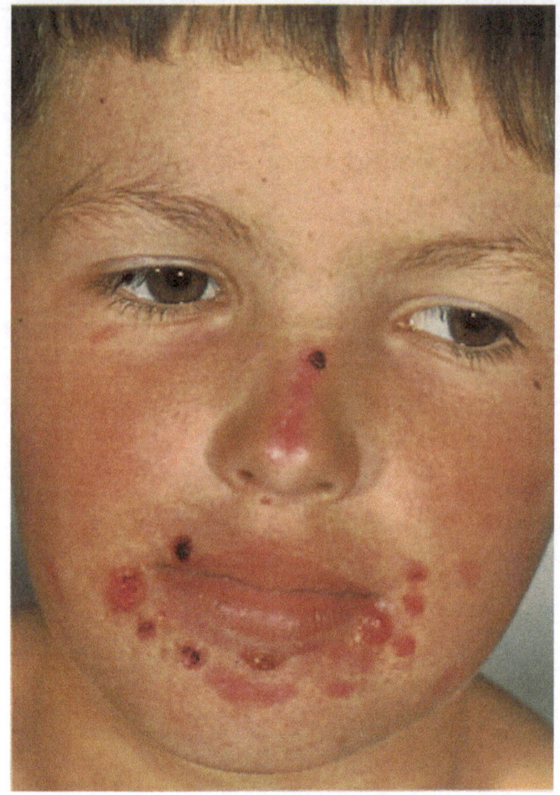

11

Impetiginisierte Erosionen und Blasen beim älteren Bruder.

Bulles et érosions impétiginisées chez l'aîné des garçons.

Impetiginised erosions and bullae in the elder brother.

Erosiones impetiginizadas y ampollas en el hermano mayor.

---

tische Temperaturen. Ein Jahr später wurde er in die Kinderklinik eingewiesen. Die erneute Superinfektion mit hämolysierenden Streptokokken hatte zu einer rezidivierenden Nephritis geführt.

DERMATOLOGISCHER BEFUND
Beim älteren Knaben finden sich Schmelzbildungsfehler an allen Zähnen, dystrophische Nägel an allen Fingern und Zehen, Blasen und impetiginisierte Erosionen überall am Integument, vorwiegend an beiden Unterschenkeln, beim jüngeren ebenfalls dystrophische Nägel, Blasen und impetiginisierte Erosionen vor allem im Gesicht, aber auch sonst am ganzen Körper.

tocoques hémolytiques avait entraîné une néphrite récidivante.

STATUS DERMATOLOGIQUE
Chez l'aîné des garçons, malformations de l'émail présentes à toutes les dents, ongles dystrophiques à tous les doigts et à tous les orteils, bulles et érosions impétiginisées généralisées sur tout le tégument, prononcées surtout aux deux jambes. Chez le cadet, ongles également dystrophiques, bulles et érosions impétiginisées généralisées, surtout accentuées au visage.

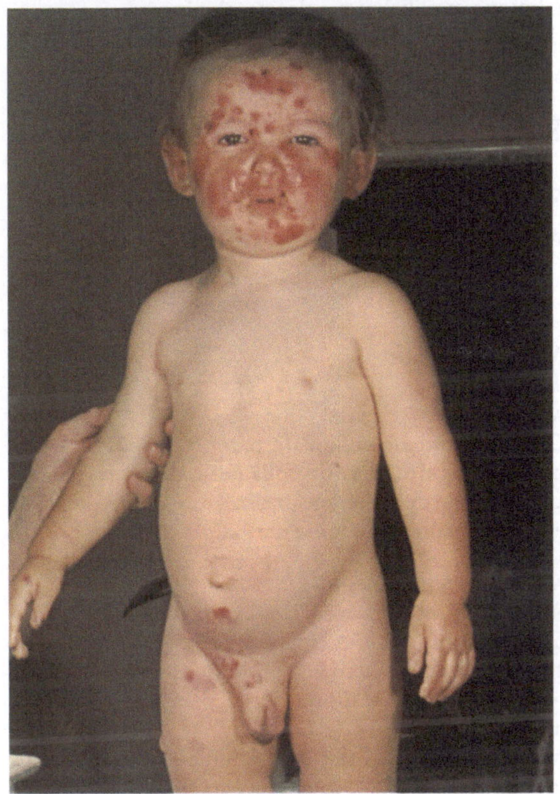

Übersicht über den Befund beim jüngeren Bruder.

Ensemble des lésions observées chez le cadet des garçons.

General picture of the condition of the skin in the younger brother.

Estado general de la piel en el hermano menor.

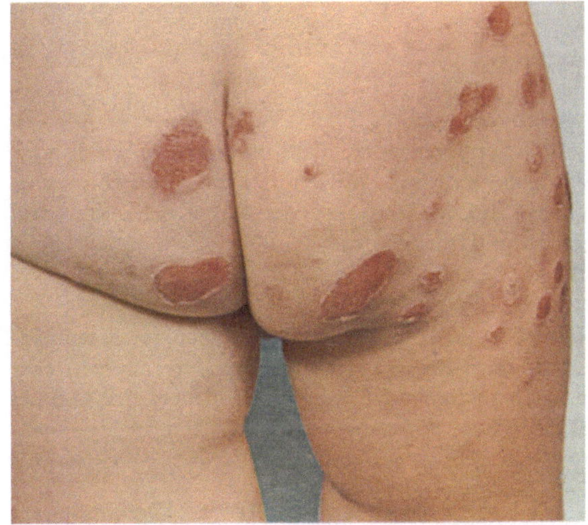

Erosionen mit Kollerette beim jüngeren Bruder.

Erosion à collerette chez le cadet des garçons.

Erosions *en collerette* in the younger brother.

Erosiones en collar en el hermano menor.

---

the Children's Hospital, renewed secondary infection with haemolytic streptococci having resulted in recurrent nephritis.

DERMATOLOGICAL FINDINGS

In the elder boy, all the teeth show defective enamel formation, the nails of all the fingers and toes are dystrophic, and bullae and impetiginised erosions are scattered over the entire body surface, including particularly the lower legs; his younger brother also has dystrophic nails, as well as bullae and impetiginised erosions which, though most numerous on the face, are also present on various other parts of the body.

más tarde ingresó en la clínica pediátrica. La superinfección con estreptococos hemolíticos condujo a una nefritis recidivante.

SINTOMATOLOGÍA DERMATOLÓGICA

El chico mayor presenta trastornos de la formación del esmalte en todos los dientes, uñas distróficas en todos los dedos de las manos y de los pies, ampollas y erosiones impetiginizadas distribuidas por todo el tegumento, particularmente en ambas pantorrillas. El hermano menor presenta asimismo uñas distróficas, ampollas y erosiones impetiginizadas en todo el cuerpo, pero sobre todo en la cara.

Dermatologische Klinik und Poliklinik
der Philipps-Universität Marburg a. d. Lahn
(Ehem. Direktor: Prof. Dr. O. Braun-Falco)

BRAUN-FALCO, O., und S. MARGHESCU:

Bloom-Syndrom (kongenitales teleangiektatisches Erythem)

Martin K., 3 Jahre

FAMILIENANAMNESE
Drittes Kind gesunder, nicht blutsverwandter Eltern. Vater normal groß, Mutter 153 cm groß. Ein sechsjähriger Bruder und eine vierjährige Schwester sind gesund und normal groß.

EIGENE ANAMNESE
Geburt nach komplikationslosem Schwangerschaftsverlauf etwa 4 bis 6 Wochen vor dem errechneten Termin. Geburtsgewicht 1350 g, Größe bei der Geburt 40 cm (beide Werte deutlich unter den für eine mutmaßliche Schwangerschaftsdauer von 34 Wochen gültigen Normwerten).
Von der Säuglingszeit an schlecht gegessen, mit 9 Monaten frei gesessen und mit 18 Monaten begonnen, frei zu laufen und zu sprechen. Mit 2 Jahren: Länge 74 cm, Gewicht 6,5 kg, Kopfumfang 43,5 cm (die Werte entsprechen einem Entwicklungsalter von etwa 9 Monaten). Knochenalter retardiert. Entwicklungsquotient nach Bühler-Hetzer: 0,6.

DERMATOLOGISCHER BEFUND
Sonnenempfindliches teleangiektatisches Erythem über beiden Wangen und über dem Nasenrücken: kleinfleckig, zu einem grobmaschigen Netz konfluierend (Abb. 14). Gleichfalls befallen: Schläfen, laterale Stirnanteile, rechte Ohrmuschel, rechte Hand- und Fingerrücken.
Naevi spili: rechts vom Bauchnabel, Nackenbereich. Hautanhangsgebilde: lückenloses, rotes Haar auf klinisch nicht veränderter Kopfhaut. Augenbrauen und Wimpern unauffällig. Nägel frei von pathologischen Veränderungen. Talg- und Schweißdrüsenfunktion klinisch normal.

ANDERE BEFUNDE
Stark dystrophischer, zierlich gebauter Junge (Abb. 15) mit schmalem länglichem Schädel und hoher Stimme. Leistenhernie rechts. Beide Hoden im Leistenkanal tastbar. Innere Organe, einschließlich Augen, frei von pathologischen Veränderungen.

LABORWERTE
BSG, Blutbild, Thrombozytenzahl, Harnbefund (einschließlich Aminosäuren- und Zuckerchromatogramm, Serumbilirubin, Harnstoff-N, alkalische Phosphatase,

Clinique et policlinique dermatologiques
de l'Université Philipp, Marbourg sur-la-Lahn
(Directeur à l'époque: Pr O. Braun-Falco)

BRAUN-FALCO, O. et S. MARGHESCU:

Syndrome de Bloom (érythème télangiectasique congénital)

Martin K., 3 ans

ANAMNÈSE FAMILIALE
C'est le troisième enfant de parents en bonne santé, non consanguins. Père de taille normale, mère 153 cm. Un frère âgé de six ans et une sœur de quatre ans sont en bonne santé et de taille normale.

ANTÉCÉDENTS PERSONNELS
Après une grossesse sans histoire, accouchement 4–6 semaines avant terme. A la naissance poids 1350 g, taille 40 cm, chiffres nettement au-dessous de la normale pour une grossesse d'une durée probable de 34 semaines.
Nourrisson, s'alimentait mal. A 9 mois s'est assis spontanément, à 18 mois a commencé spontanément à marcher et à parler. A 2 ans, taille 74 cm, poids 6,5 kg, tour de tête 43,5 cm, ce qui correspond à un âge de 9 mois environ. Ossification retardée. Quotient de développement selon Bühler-Hetzer: 0,6.

STATUS DERMATOLOGIQUE
Erythème télangiectasique héliosensible des deux joues et de l'arête du nez, à petites taches confluant en une formation réticulaire à mailles lâches (fig. 14). Les lésions sont réparties également sur les tempes, les bords externes du front, le pavillon de l'oreille droite, le dos de la main et la face d'extension des doigts à droite. Nævi spili (taches hépatiques) à droite de l'ombilic et à la nuque.
Annexes de la peau: chevelure rouge, sans clairières, sur un cuir chevelu sans altérations cliniques. Sourcils et cils s.p. Les ongles ne présentent rien de pathologique, de même que les glandes sébacées et sudoripares.

EXAMEN GÉNÉRAL
Garçonnet gracile, en mauvais état de nutrition (fig. 15), au crâne étroit et allongé, à la voix haute. Hernie inguinale droite. Les deux testicules sont palpables au niveau du canal inguinal. Viscères et organe de la vue sont exempts de modifications pathologiques.

EXAMENS DE LABORATOIRE
Vitesse de sédimentation, formule sanguine, nombre de thrombocytes, urine (y compris chromatogramme des acides aminés et des sucres), bilirubine sérique, azote uréique, phosphatase alcaline, cholestérol et ionogramme du sérum: valeurs normales. Test de la porphyrine urinaire négatif.

Dermatological Clinic and Policlinic of Philipp's
University, Marburg an der Lahn
(former Director: Prof. O. Braun-Falco)

BRAUN-FALCO, O., and S. MARGHESCU:

Bloom's syndrome (congenital telangiectatic erythema)

Martin K., aged 3 years

FAMILY HISTORY

The patient is the third child born of healthy parents who are not related by blood. The father is of normal stature and the mother's height is 153 cm. (= approx. 5 feet). The patient's 6-year-old brother and 4-year-old sister are both healthy and of normal height for their age.

CASE HISTORY

The child was born some 4 to 6 weeks prior to term after a normal pregnancy. At birth its weight was 1,350 g. and it measured 40 cm. (= approx. 16 inches) in length, both figures being well below the normal values for an infant born after a 34-week pregnancy.

From early infancy the child had a poor appetite; it was able to sit at 9 months, and began to walk and talk at 18 months. At the age of 2 years its height was 74 cm. (= approx. 29 inches), its weight 6.5 kg., and the circumference of its head 43.5 cm., these figures corresponding to a developmental age of about 9 months. The child's bone development is retarded and its developmental quotient, calculated by the Bühler-Hetzer method, is 0.6.

DERMATOLOGICAL FINDINGS

Both cheeks and the dorsum of the nose are covered with telangiectatic erythematous areas which are sensitive to sunlight; these areas consist of small macules, coalescing to form a coarse network (Fig. 14). Also affected are the temples, the lateral regions of the forehead, the auricle of the right ear, and the back and fingers of the right hand.

Smooth flat naevi to the right of the umbilicus and at the nape of the neck.

Cutaneous appendages: the patient has a full head of red hair, and the skin of the scalp is of normal appearance, as are also the eyebrows and eyelashes. The nails show no pathological changes. Sebaceous and sweat glands normal.

OTHER FINDINGS

A severely dystrophic child of delicate build (Fig. 15), with a narrow, elongated skull and a high-pitched voice. Inguinal hernia on the right side. Both testes palpable in the inguinal canal. No pathological changes of the internal organs or eyes.

Clínica y Policlínica Dermatólogicas de la
Universidad Philipp de Marburgo (antiguo
Director: Prof. O. Braun-Falco)

BRAUN-FALCO, O. y S. MARGHESCU:

Síndrome de Bloom (eritema congénito telangiectásico)

Martin K., 3 años

ANAMNESIS FAMILIAR

Tercer hijo de padres sanos no consanguíneos. El padre es de talla normal, la madre mide 153 cm. Un hermano de seis años de edad y la hermana de cuatro son sanos y de estatura normal.

ANTECEDENTES PERSONALES

Nacimiento de cuatro a seis semanas antes de la fecha calculada, tras un embarazo exento de complicaciones. Peso al nacer 1.350 g., talla 40 cm. (valores claramente inferiores a los normales para un embarazo de 34 semanas de duración probable).

Desde el período de lactancia ha comido mal; a los 9 meses se sentaba solo y a los 18 meses comenzó a caminar y a hablar. A los dos años medía 74 cm., pesaba 6,5 kg. y el perímetro craneal era de 43,5 cm., lo que corresponde a una edad de 9 meses. Osificación retrasada. Cociente de desarrollo según Bühler-Hetzer: 0,6.

SINTOMATOLOGÍA DERMATOLÓGICA

Eritema telangiectásico heliosensible en ambas mejillas y en el dorso de la nariz, constituido por manchas pequeñas confluentes formando una red de malla ancha (fig. 14). Están afectadas igualmente las sienes, las regiones laterales de la frente, el pabellón de la oreja derecha, el dorso de los dedos y de la mano derecha.

Nevus planos a la derecha del ombligo y en la nuca. Faneras: pelo rojo, sin lagunas, sobre un cuero cabelludo sin alteraciones clínicas. Pestañas, cejas y uñas sin particularidades. La función de las glándulas sebáceas y sudoríparas es clínicamente normal.

EXAMEN GENERAL

Niño muy distrófico, de constitución delicada (fig. 15), cráneo estrecho y alargado, así como voz aguda. Hernia inguinal derecha. Ambos testículos son palpables en el conducto inguinal. Organos internos y ojos sin modificaciones patológicas.

EXÁMENES DE LABORATORIO

Son normales la V.S.G., el cuadro hemático, el número de trombocitos, la orina (inclusive el cromatograma de aminoácidos y sácaros), la bilirrubina sérica, el nitrógeno ureico, la fosfatasa alcalina, la colesterina y el ionograma sérico. Prueba negativa de la porfirina urinaria.

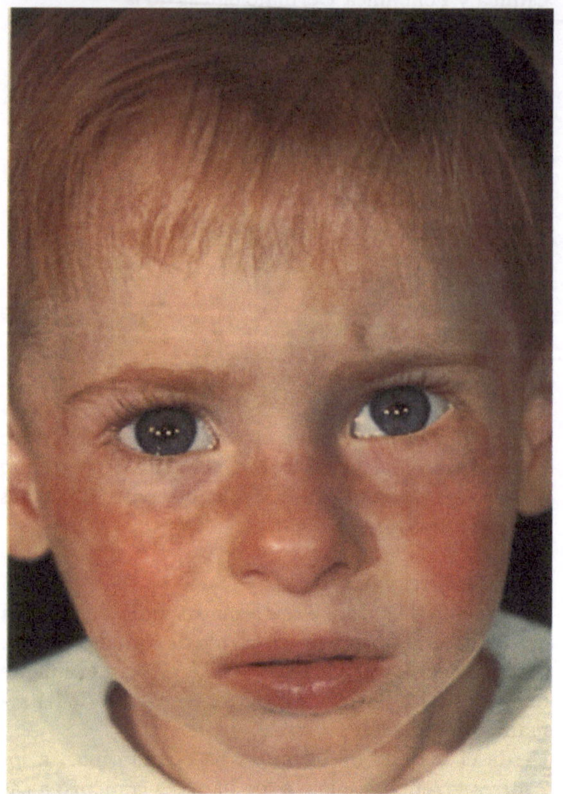

14

Teleangiektatisches Erythem im Gesichtsbereich.

Erythème télangiectasique du visage.

Telangiectatic erythema of the face.

Eritema telangiectásico en la cara.

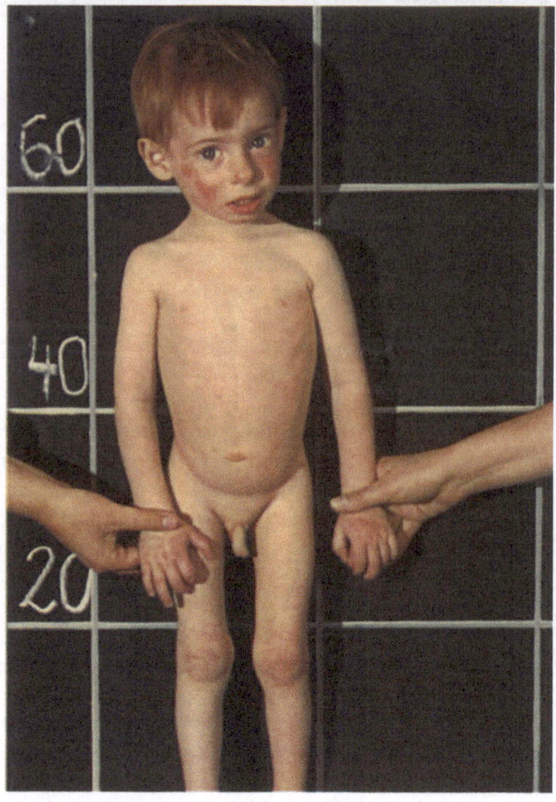

15

Retardiertes Wachstum, zierlicher Körperbau, Dystrophie.

Retard de croissance, constitution gracile, dystrophie.

Retarded growth, delicate physique, and dystrophy.

Retraso en el desarrollo, constitución delicada, distrofia.

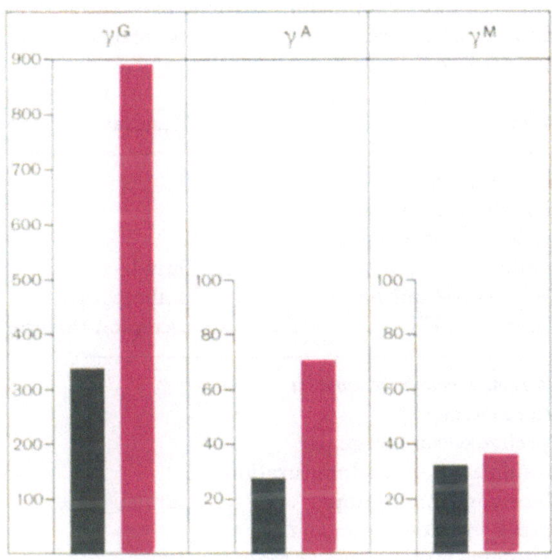

16

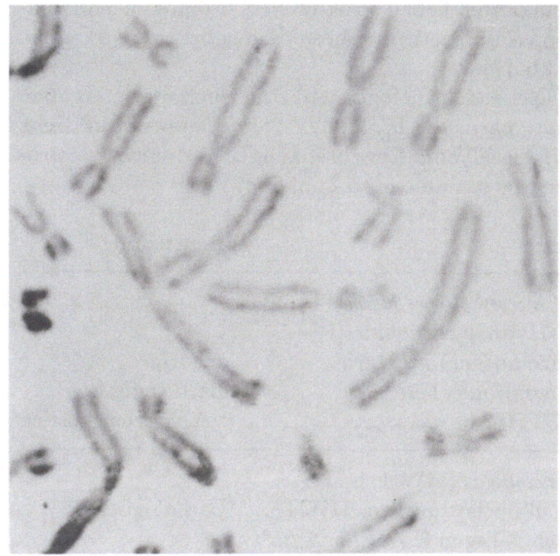

17

Immunglobulinspiegel im Serum eines Patienten mit
Bloom-Syndrom und eines gleichaltrigen Vergleichs-
kollektivs.
■ = Bloom-Syndrom, Mittelwert von 3 Bestim-
mungen.
■ = Vergleichskollektiv, Mittelwert von 33 ge-
sunden Probanden (nach STIEHM und FUDEN-
BERG, 1966).

Taux sérique d'immunoglobulines chez un malade
atteint de syndrome de Bloom et chez une collectivité
du même âge.
■ = Syndrome de Bloom: moyenne de 3 dosages.
■ = Témoins: moyenne de 33 sujets en bonne
santé (d'après STIEHM et FUDENBERG, 1966).

Serum immunoglobulins in a patient with Bloom's
syndrome, in comparison with a control group of the
same age.
■ = Bloom's syndrome, mean value from 3 determinations.
■ = Comparison group, mean value from 33
healthy children (from STIEHM and FUDEN-
BERG, 1966).

Nivel sérico de inmunoglobulinas de un paciente con
síndrome de Bloom y en testigos de la misma edad.
■ = Síndrome de Bloom, promedio de 3 determi-
naciones.
■ = Grupo testigo, promedio de 33 sujetos sanos
(según STIEHM y FUDENBERG, 1966).

Chromosomenbrüche.

Disjonction chromosomique.

Chromosome breaks.

Disyunciones cromosómicas.

Cholesterin und Serumionogramm normal. Porphyrin-Probe im Urin negativ.

SPEZIELLE LABORUNTERSUCHUNGEN
1. Die immunologischen Untersuchungen zeigten deutlich erniedrigte Serumwerte für die Immunoglobuline γG und γA (Abb. 16).
2. Die zytogenetischen Untersuchungen peripherer Leukozyten ließen strukturelle Chromosomenanomalien, insbesondere Chromosomenbrüche, erkennen (Abb. 17).
3. Die endokrinologischen Untersuchungen ergaben eine partielle Hypophysenvorderlappeninsuffizienz mit Ausfall oder Einschränkung der adrenocorticotropen und somatotropen Funktion:

Teste	Beurteilung
Adrenocorticotropes Hormon	
17-Hydroxycorticoide (PS-Chromogene) im Harn	niedrig
Metopiron®-Test	pathologisch
ACTH-Test	verzögerter Anstieg
Somatotropin (HWH; STH)	
Insulinbelastung: vor HWH ...	pathologisch
nach 5 Tagen HWH (2 mg/m²/ die i.m.) Wachstumshormon-Test	pathologisch
Thyreotropin	
PBJ	normal
T₃-in-vitro-Test	normal

Nach KEUTEL, MARGHESCU und TELLER, 1967

PS-Chromogene = Porter-Silber-Chromogene
HWH = Humanes Wachstumshormon ($\simeq$ STH)
PBJ = Proteingebundenes Jod
T₃ = Trijodthyronin
ACTH = Adrenocorticotropes Hormon

HISTOLOGIE
Biopsie linke Wange: mehrere, z.T. dilatierte Blutgefäße im oberen Korium. Sonst kein auffällig pathologischer Befund.

VERLAUF
Stationärer Verlauf. Bis jetzt keine Therapie.

EXAMENS DE LABORATOIRE SPÉCIAUX
1° Les tests immunologiques se sont soldés par des valeurs nettement abaissées des immunoglobulines γG et γA du sérum (fig. 16).
2° Les examens cytogénétiques des leucocytes du sang périphérique ont mis en évidence des anomalies chromosomiques, notamment de disjonction (fig. 17).
3° Les épreuves endocrinologiques ont décelé une insuffisance antéhypophysaire partielle avec carence ou suppression des sécrétions d'hormones corticotrope et somatotrope:

Tests	Résultat
Hormone corticotrope	
17-hydroxycorticostéroïdes urinaires (chromogènes de Porter et Silber)	taux bas
Test à la Métopirone®	pathologique
Test à l'ACTH	ascension ralentie
Hormone somatotrope humaine (ou de croissance)	
Epreuve de surcharge par l'insuline: avant l'administration d'hormone somatotrope...	pathologique
après 5 jours de traitement par l'hormone somatotrope (2 mg/m²/ 24 h en i.-m.) = test à l'hormone de croissance...	pathologique
Hormone thyréotrope	
Test à l'iode lié aux protéines ...	normal
Test à la tri-iodothyronine	normal

D'après KEUTEL, MARGHESCU et TELLER, 1967.

EXAMEN HISTOLOGIQUE
Biopsie de la joue gauche: plusieurs vaisseaux, dont quelques-uns dilatés, dans la couche papillaire du derme. Sinon rien de pathologique.

ÉVOLUTION
Stationnaire. Aucune thérapeutique à ce jour.

GENERAL LABORATORY TESTS

E.S.R., blood picture, platelet count, urine examination (including amino-acid and sugar chromatograms), serum bilirubin, B.U.N., alkaline phosphatase, cholesterol, and serum electrolytes normal. Urinary porphyrin test negative.

SPECIAL LABORATORY TESTS

1. Immunological tests showed markedly low levels for the serum immunoglobulins γG and γA (Fig. 16).
2. Cytogenetic examination of the peripheral leucocytes disclosed structural anomalies in the chromosomes, including particularly chromosome breaks (Fig. 17).
3. Endocrinological tests revealed partial insufficiency of the anterior pituitary, A.C.T.H. and growth hormone production being either absent or abnormally low:

Tests	Assessment
Adrenocorticotrophic hormone	
17-hydroxycorticoids	
(P.S. chromogens) in the urine	low
Metopirone® test	pathological
A.C.T.H. test	subnormal adrenal response
Somatotrophin (H.G.H.; S.T.H.)	
Insulin tolerance: before	
administration of H.G.H. ...	pathological
after 5 days of treatment with	
H.G.H. (2mg./sq. metre daily	
i. m.) = growth hormone test .	pathological
Thyrotrophin	
P.B.I.	normal
T$_3$ *in vitro* test	normal

From KEUTEL, MARGHESCU, and TELLER, 1967

P.S. chromogens = Porter-Silber chromogens
H.G.H. = Human growth hormone (≅ S.T.H.)
P.B.I. = Protein-bound iodine
T$_3$ = Tri-iodothyronine

HISTOLOGY

Biopsy of the left cheek: several blood vessels—some of them dilated—in the upper corium. Otherwise no frankly pathological findings.

CLINICAL COURSE

Condition stationary. No treatment has yet been attempted.

EXÁMENES ESPECIALES DE LABORATORIO

1.° Las pruebas inmunológicas evidenciaron valores bajos de las inmunoglobulinas γG y γA del suero (fig. 16).
2.° Mediante los exámenes citogenéticos de los leucocitos periféricos pudieron reconocerse anomalías cromosómicas, particularmente disyunciones (fig. 17).
3.° De las pruebas endocrinológicas se desprende una insuficiencia antehipofisaria parcial con limitación o supresión de las funciones adrenocorticotropa y somatotropa.

Pruebas	Valoración
Hormona adrenocorticotropa	
17-hidroxicorticoides	
(cromógenos de PS) en la orina	baja
test de la Metopirona®	patológica
test de la ACTH	aumento retardado
Somatotropina (HGH; STH)	
carga de insulina: antes de	
HGH	patológica
tras 5 días de HGH	
(2 mg./m.²/ día i.m.)	
test de la somatotropina	patológica
Tirotropina	
PBI	normal
test *in vitro* de T$_3$	normal

Según KEUTEL, MARGHESCU y TELLER, 1967.

Cromógenos de PS = cromógenos de Porter-Silber
HGH = hormona humana del crecimiento (≅ STH)
PBI = yodo unido a las proteínas
T$_3$ = triyodotironina
ACTH = hormona adrenocorticotropa

EXAMEN HISTOLÓGICO

Biopsia de la mejilla izquierda: varios vasos, en parte dilatados, en la capa papilar de la dermis. Çarente de ótros datos patológicos.

EVOLUCIÓN

Estacionaria. Sin tratamiento hasta el presente.

Universitäts-Hautklinik Bonn
(Direktor: Prof. Dr. A. Leinbrock)

Clinique dermatologique de l'Université de Bonn
(Directeur: Pr A. Leinbrock)

KLINGMÜLLER, G.:

Tricho-rhino-phalangeales Syndrom

KLINGMÜLLER, G.:

Syndrome tricho-rhino-phalangien

Liesel K., 28 Jahre

FAMILIENANAMNESE

Familie o.B., keine Konsanguinität der Eltern. Die zwei Töchter, geboren 1939 und 1941, weisen gleichförmige Abweichungen auf. Vorgestellt wird die ältere der beiden.

EIGENANAMNESE

Normale Entwicklung, aber auffallend spärlicher Haarwuchs, trockene Haut. Ab 6. Lebensjahr Hervortreten gröberer Gesichtszüge mit Abweichungen der Finger im 2. Gelenk nach ulnar. 1954 erstmals in der Hautklinik Bonn wegen mangelnden Haarwuchses. Allgemeinbefund o.B.

DERMATOLOGISCHER BEFUND

«Zentrale Gesichtsblässe». Becken-Hüften-Bereich betont ausladend, vermehrter Fettansatz, ausgedehnte Striaebildungen.

Haare schütter; nur wenig einzelstehende, dünne, weiche Haare, höchstens 15 cm lang (Abb. 18). Kopfhaut talgig-fettig. Hertoghe-Zeichen, spärliche Lanugobehaarung. Haut seidenweich, zart. Schweißabsonderung normal. Ohren teils eingerollt.

Beidseits symmetrische Abweichungen der 2., 3. und 4. Finger im Mittelgelenk nach ulnar um 22° mit spitzsattelförmigen Zapfenepiphysen (Abb. 19 und 20). Bradyonychie der Daumenendglieder. 5. Finger brachymetakarpal. 1., 4. und 5. Zehe brachymetatarsal. Im Vordergrund stehen: Hypotrichose, die «Birnennase» und phalangeale Abweichungen nach ulnar. Inzwischen wurden weitere Probanden von GIEDION (1), VAN DER WERFFTEN BOSCH (2 Geschwister), SILVERMAN (1) und KOSLOWSKI (2) bekannt.

Ein rezessiver Erbgang wäre ebenso denkbar wie exogen in utero wirksame Faktoren.

Liesel K., 28 ans

ANAMNÈSE FAMILIALE

Rien de particulier. Parents non consanguins. Leurs deux filles, nées en 1939 et en 1941, ont des anomalies identiques. C'est l'aînée que l'on présente.

ANTÉCÉDENTS PERSONNELS

Développement normal, mais cheveux rares, peau sèche. A partir de la sixième année, les traits du visage se font grossiers, les doigts sont déviés du côté interne à l'articulation phalange-phalangine. Consulte pour la première fois notre clinique en 1954 pour hypotrichose. Etat général s.p.

STATUS DERMATOLOGIQUE

Pâleur «centrale» du visage. Régions coxo-pelviennes débordantes, adiposité considérable, formation étendue de stries.

Cheveux clairsemés, minces, souples, d'une longueur de 15 cm au maximum (fig. 18). Cuir chevelu gras, séborrhéique. Syndrome de Hertoghe. Lanugo rare. Peau délicate et veloutée. Sécrétion sudorale normale. Oreilles en partie enroulées.

Des deux côtés, il existe une déviation de 22° du côté interne au niveau de la deuxième articulation interphalangienne de l'index, du médian et de l'annulaire. Epiphyses en forme de selle (fig. 19 et 20). Déformation de la phalangette des pouces. Auriculaires à métacarpiens courts. Ier, IVe et Ve orteils à métatarsiens brefs.

Au premier plan: hypotrichose, nez «en poire», déviations phalangiennes en direction du côté interne. Entre temps, d'autres auteurs ont publié des cas analogues: GIEDION (1), VAN DER WERFFTEN BOSCH (2, frère et sœur), SILVERMAN (1) et KOSLOWSKI (2). On pourrait incriminer aussi bien un mode récessif de

University Dermatological Clinic, Bonn
(Director: Prof. A. LEINBROCK).

KLINGMÜLLER, G.:

Tricho-rhino-phalangeal syndrome

Liesel K., aged 28 years

FAMILY HISTORY

There is no history of any similar disease in the patient's family, nor are her parents related by blood. The patient is the elder of 2 daughters, born in 1939 and 1941, who both show the same abnormalities.

CASE HISTORY

The patient developed normally as an infant, although her skin was dry and her hair very sparse. During the 6th year of her life the facial features coarsened and the fingers developed deviations at the 2nd joint. It was in 1954 that she paid her first visit to the Dermatological Clinic in Bonn, to which she had been referred because of her defective hair growth. Result of general examination: N.A.D.

DERMATOLOGICAL FINDINGS

"Central facial pallor". Pelvis and hips wide and adipose, extensive striae.
Hair sparse, i.e. only a few, thin, soft hairs not exceeding 15 cm. (= approx. 6 inches) in length (Fig. 18). Greasy scalp. Hertoghe's sign; lanugo hair sparse. Skin delicate and satiny. Sweat secretion normal. Ear edges partially rolled in.
The index, middle, and ring fingers of both hands show a 22° symmetrical deviation in an ulnar direction at the middle joints, the epiphyses of which are shaped like a pointed saddle (Figs 19 and 20). Racquet deformity of the terminal phalanges of the thumbs; little finger brachymetacarpal; 1st, 4th, and 5th toes brachymetatarsal.
The most distinctive features of the clinical picture are the hypotrichosis, the "pear nose", and the ulnar deviation of the phalanges.
Further cases of this kind have meanwhile been report-

Clínica Dermatológica de la Universidad de Bonn
(Director: Prof. A. LEINBROCK)

KLINGMÜLLER, G.:

Síndrome tricorrinofalángico

Liesel K., 28 años

ANAMNESIS FAMILIAR

Familia normal, padres no consanguíneos. Las dos hijas, nacidas en 1939 y 1941, muestran anomalías idénticas. Se presenta a la de mayor edad.

ANTECEDENTES PERSONALES

Desarrollo normal, pero llama la atención el escaso crecimiento del pelo; piel seca. A los 5 años se tornan burdos los rasgos faciales; desviación ulnar de las segundas falanges de la mano. En 1954 vino por primera vez a la Clínica Dermatológica de Bonn a causa de la hipotricosis. Estado general sin particularidades.

SINTOMATOLOGÍA DERMATOLÓGICA

Palidez facial central. Región isquiopélvica sobresaliente, adiposidad aumentada, extensa formación de estrías.
Cabellos ralos, finos, blancos, a lo sumo de 15 cm. de longitud (fig. 18). Cuero cabelludo graso, sebáceo. Signo de Hertoghe, lanugo escaso. Piel delicada y sedosa. Sudoración normal. Orejas en parte enrolladas. En ambas manos desviación cubital simétrica de 22° de los dedos índice, cordial y anular en la falange media, con epífisis papilares en forma de silla puntiaguda (figs 19 y 20). Bradioniquia de los pulgares. Meñique braquimetacarpiano. Dedos primero, cuarto y quinto del pie braquimetatarsianos.
Merecen destacarse la hipotricosis, la nariz piriforme y las desviaciones cubitales de las falanges.
Entretanto se han conocido otros casos: GIEDION (1), VAN DER WERFFTEN BOSCH (2 hermanos), SILVERMAN (1) y KOSLOWSKI (2).
Un factor hereditario recesivo sería tan posible como factores exógenos activos en la fase intrauterina.

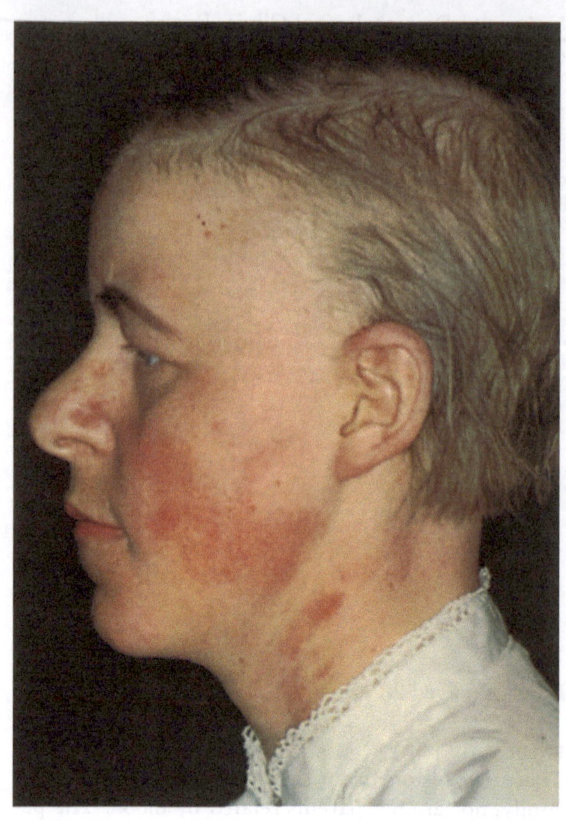

18

Tricho-rhino-phalangeales Syndrom.

Syndrome tricho-rhino-phalangien.

Tricho-rhino-phalangeal syndrome.

Síndrome tricorrinofalángico.

LITERATUR
KLINGMÜLLER, G.: Über eigentümliche Konstitutions-
anomalien bei 2 Schwestern und ihre Beziehungen zu
neueren entwicklungspathologischen Befunden. Hautarzt 7, 105, 1956.
GIEDION, A.: Das tricho-rhino-phalangeale Syndrom.
Helvet. paediatr. acta 21, 475, 1966.

transmission héréditaire que l'influence de facteurs
exogènes à la phase intra-utérine.

BIBLIOGRAPHIE
KLINGMÜLLER, G.: Über eigentümliche Konstitutions-
anomalien bei 2 Schwestern und ihre Beziehungen zu
neueren entwicklungspathologischen Befunden. Hautarzt 7, 105, 1956.
GIEDION, A.: Das tricho-rhino-phalangeale Syndrom.
Helvet. paediatr. acta 21, 475, 1966.

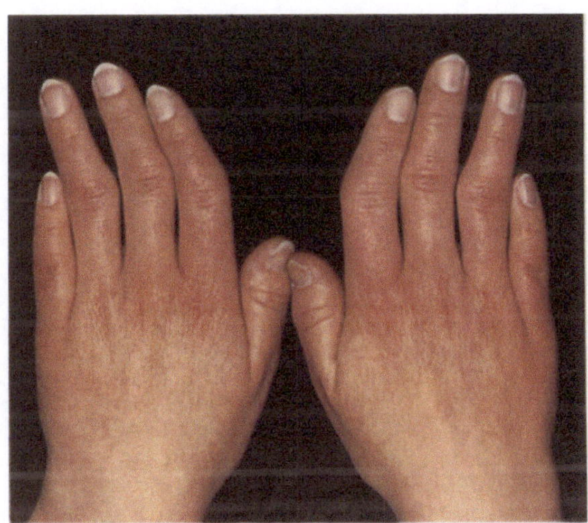

19

Symmetrische Abweichungen der Finger nach ulnar.
Bradyonychie der Daumenendglieder.

Déviations symétriques des doigts en direction interne.
Brachyonychie de la phalangette des pouces.

Symmetrical deviation of the fingers in an ulnar direction; racquet deformity of the terminal phalanges of
the thumbs.

Desviaciones cubitales simétricas de los dedos. Bradioniquia de la falange distal del pulgar.

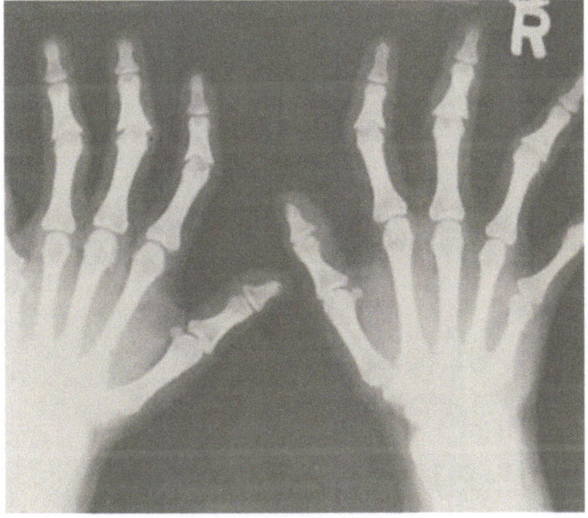

20

Röntgenbild. Spitzsattelförmige Zapfenepiphysen vom
2., 3. und 4. Finger im 2. Gelenk.

Radiographie. Epiphyses en forme de selle de la deuxième articulation interphalangienne de l'index, du
médius et de l'annulaire.

X-ray photograph revealing pointed saddle-shaped
epiphyses in the 2nd joint of the index, middle, and
ring fingers.

Radiografía: exostosis epifisaria en forma de silla puntiaguda en la segunda articulación de los dedos índice,
cordial y anular.

---

ed by GIEDION (1), VAN DER WERFFTEN BOSCH (2 siblings), SILVERMAN (1), and KOSLOWSKI (2).
A recessive inherited characteristic or exogenous factors operative *in utero* would both appear to offer
equally plausible explanations for the patient's condition.

REFERENCES
KLINGMÜLLER, G.: Über eigentümliche Konstitutions-
anomalien bei 2 Schwestern und ihre Beziehungen zu
neueren entwicklungspathologischen Befunden. Hautarzt *7*, 105, 1956.
GIEDION, A.: Das tricho-rhino-phalangeale Syndrom.
Helvet. paediatr. acta *21*, 475, 1966.

BIBLIOGRAFÍA
KLINGMÜLLER, G.: Über eigentümliche Konstitutions-
anomalien bei 2 Schwestern und ihre Beziehungen zu
neueren entwicklungspathologischen Befunden. Hautarzt 7, 105, 1956.
GIEDION, A.: Das tricho-rhino-phalangeale Syndrom.
Helvet. paediatr. acta 21, 475, 1966.

Hautklinik der Städtischen Krankenanstalten
Nürnberg (Vorstand: Prof. Dr. G. Weber)

Weber, G.:

Lipodystrophia progressiva (Simons)

Clinique dermatologique des Hôpitaux de la ville
de Nuremberg (Directeur: Pr G. Weber)

Weber, G.:

Lipodystrophie progressive (maladie de Barraquer-Simons)

Norbert B., 26 Jahre

EIGENANAMNESE

Als Kleinkind Masern und Keuchhusten. 1960 erster epileptischer Anfall mit Kollaps, Bewußtseinsverlust und Amnesie, ohne Zungenbiß. Juli 1965 epileptischer Anfall mit tonisch-klonischen Muskelkrämpfen, Zungenbiß und retrograder Amnesie. September 1965 dritter epileptischer Anfall. Neurologisch o.B. März 1967 vierter epileptischer Anfall ohne retrograde Amnesie bzw. Zungenbiß.

SPEZIELLE ANAMNESE

1957, im 17. Lebensjahr beginnend, zunächst bandförmiger, später weitgehend allgemeiner Fettgewebsschwund im Bereich der linken Wange und präaurikular im Haaransatz, dort zur Haarlosigkeit führend. Dann gleichartige Erscheinungen auf der rechten Gesichtshälfte, vom Augenwinkel absteigend.

DERMATOLOGISCHER BEFUND

Das Gesicht bietet einen totenkopfähnlichen Anblick (Abb. 21). Die Gesichtsschädelknochen springen deutlich hervor und führen zu tiefen Gruben. Das Fettpolster der rechen Wange ist vollkommen geschwunden, links stark vermindert. Der M. zygomaticus ist deutlich als Wulst tastbar, gleichfalls der Masseter. Eine grabenartige Einziehung besteht zwischen Angulus oculi internus rechts bis zum Austrittspunkt des N. mentalis. Keine Verminderung des Bartwuchses. Zwei weitere Einziehungen (bei normalem Röntgen-Schädel-Skelett) finden sich am Haaransatz paramedian. Präaurikular links zeigt sich eine nach kranial muschelartig erweiterte Grube, in dieser sind die Follikel erhalten, die Venen prominieren deutlich. Auf der

Norbert B., 26 ans

ANTÉCÉDENTS PERSONNELS

Dans la première enfance rougeole et coqueluche. En 1960, première crise épileptique avec collapsus, perte de connaissance et amnésie, sans morsure de la langue. En juillet 1965, crise comitiale avec convulsions toniques et cloniques, morsure de la langue et amnésie rétrograde. En septembre 1965, troisième crise. Status neurologique s.p. En mars 1967, quatrième crise sans amnésie rétrograde ni morsure de la langue.

ANTÉCÉDENTS DERMATOLOGIQUES

Au début de sa dix-septième année, en 1957, disparition progressive, par bandes, puis totale du tissu graisseux au niveau de la joue gauche et de la région préauriculaire, à la naissance du cuir chevelu où le processus entraîne une alopécie. Puis même phénomène à la moitié droite de la face, à partir de l'angle externe de l'œil en descendant.

STATUS DERMATOLOGIQUE

Le visage offre un aspect rappelant une tête de mort (fig. 21). Les os de la face sont proéminents et entourés de fosses profondes. Le pannicule adipeux de la joue droite a complètement fondu; à gauche, il a diminué. Le muscle grand zygomatique de même que le masséter se palpent aisément comme un bourrelet. Une dépression chemine entre l'angle interne de l'œil droit jusqu'au trou d'où émerge le nerf mentonnier. La pilosité du menton n'est pas affectée. Deux autres dépressions (les os du crâne étant normaux à la radiographie) existent à la naissance des cheveux sur la ligne paramédiane. A la région préauriculaire gauche, on note une fossette élargie vers en haut en forme de conque,

Dermatological Clinic of the Municipal Hospitals, Nuremberg (Director: Prof. G.WEBER)

WEBER, G.:

Progressive lipodystrophy (Simons' disease)

Clínica Dermatológica de los Hospitales Municipales de Nuremberg (Director: Prof. G.WEBER)

WEBER, G.:

Lipodistrofia progresiva (enfermedad de Barraquer-Simons)

Norbert B., aged 26 years

OTHER KNOWN DISEASES
During childhood the patient had suffered from measles and whooping cough. In 1960 he had his first epileptic seizure (collapse, loss of consciousness, and amnesia, but no tongue-biting). In July 1965 a second seizure occurred, with tonic-clonic spasms, tongue-biting, and retrograde amnesia, followed by a third seizure in September of the same year. Neurological examination: N.A.D. In March 1967 the patient suffered a fourth epileptic seizure which involved neither retrograde amnesia nor tongue-biting.

CASE HISTORY
In 1957, when the patient was in his 17th year, loss of subcutaneous fat—occurring first in bands, but later becoming more widespread—was observed in the left cheek and at the pre-auricular hairline, resulting in alopecia at the latter site. Subsequently, similar manifestations developed on the right side of the face, descending from the angle of the eye.

DERMATOLOGICAL FINDINGS
The patient's face is reminiscent of a death's-head (Fig.21). The facial bones protrude, forming deep hollows. The right cheek is completely, and the left cheek largely devoid of subcutaneous fat. The bulges formed by the zygomaticus and masseter muscles are distinctly palpable. There is a deep furrow running from the inner angle of the right eye to the point of exit of the mental nerve. Growth of the beard is unaffected. Two further paramedian indentations can be seen at the hairline (the x-ray picture of the skull is normal). In the left pre-auricular region is a pit extend-

Norbert B., 26 años

ANTECEDENTES PERSONALES
De niño padeció sarampión y tos ferina. En 1960, primer ataque epiléptico con colapso, pérdida de conocimiento y amnesia, pero sin mordedura de la lengua. En julio de 1965, ataque epiléptico con convulsiones tónicas y clónicas, mordedura de la lengua y amnesia retrógrada. En septiembre de 1965, tercer ataque epiléptico. Estado neurológico sin particularidades. En marzo de 1967, cuarta crisis sin amnesia retrógrada ni mordedura de la lengua.

ANTECEDENTES DERMATOLÓGICOS
En 1957, cuando contaba 16 años, desaparición progresiva, primero por bandas, después de modo general, del tejido graso a nivel de la mejilla izquierda y de la zona de inserción capilar preauricular, hasta provocar allí alopecia. Más tarde idénticas manifestaciones en la mitad derecha de la cara, descendiendo desde la comisura palpebral.

SINTOMATOLOGÍA DERMATOLÓGICA
El rostro ofrece un aspecto semejante a la calavera (fig.21). Los huesos de la cara son prominentes y están rodeados de surcos profundos. El panículo adiposo de la mejilla derecha ha desaparecido completamente, el de la izquierda está muy atrofiado. Los músculos cigomático y masetero son claramente palpables en forma de protuberancia. Existe una depresión a modo de fosa entre el ángulo ocular interno derecho y el punto de salida del nervio mentoniano. El crecimiento de la barba no está disminuido. Otras dos depresiones (cráneo normal radiológicamente) se hallan en la inserción paramediana del cabello. En la zona preauricular izquierda se en-

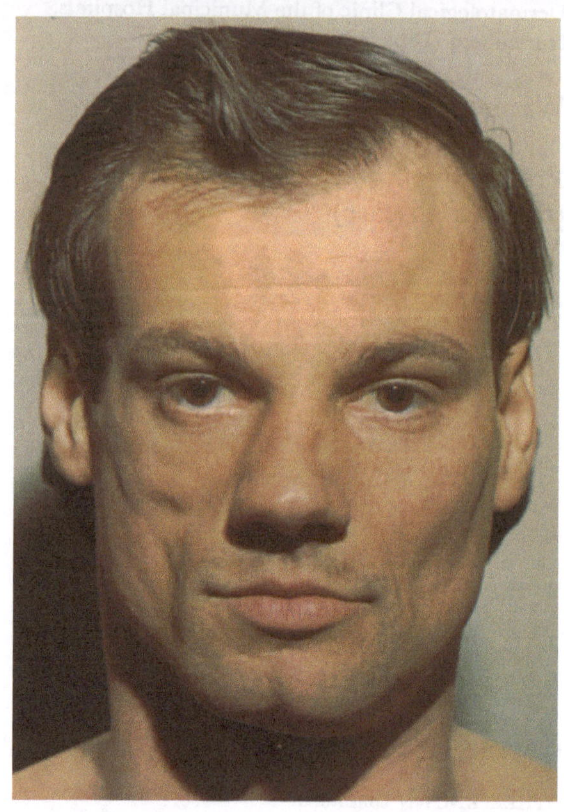

21

Kopfmitte ist das Bild einer Pseudopelade, jedoch ohne entzündliche Zeichen, nachzuweisen.

HISTOLOGIE
Exzision aus Pseudopeladeherd: Epidermis regelrecht, geringes Ödem des Papillarkörpers, in Kutis und Subkutis deutlich Haaranlagen mit teilweise reichlichen Talgdrüsen und spärlichen Schweißdrüsenanlagen, vereinzelte geringfügige perivaskuläre lympho-histiozytäre Infiltrate. Das subkutane Fettgewebe ist rarefiziert und von vermehrten, teilweise senkrecht absteigenden kollagenen Bindegewebsfasern durchzogen. – Internistisch bis auf eine ausgeprägte symmetrische Struma (normaler Radiojodtest) o.B.

LITERATUR
Simons, A.: Eine seltene Trophoneurose («Lipodystrophia progressiva»). Z.schr. Neurol. *5*, 29, 1911.
Weber, G. und W. G. Roth: Lipodystrophia progressiva, eine Sklerodermie en coup de sabre simulierend. Arch. klin. exper. Dermat. *229*, 194, 1967.

où les follicules pileux sont conservés et les veines proéminentes. Au sommet du crâne, aspect d'une pseudopelade, sans signes inflammatoires.

EXAMEN HISTOLOGIQUE
Fragment excisé du foyer de pseudo-pelade: Epiderme en ordre, léger œdème du corps papillaire; formations pileuses présentes dans l'épiderme et le derme, en partie avec de nombreuses glandes sébacées et de rares glandes sudoripares; quelques infiltrats lympho-histiocytaires peu prononcés autour des vaisseaux. Le tissu adipeux sous-cutané est raréfié et parcouru par des faisceaux conjonctifs collagènes, en quantité accrue, certains dirigés verticalement vers la profondeur.

EXAMEN GÉNÉRAL
A part un goitre symétrique assez volumineux (test au radio-iode normal), rien de particulier à signaler.

BIBLIOGRAPHIE
Simons, A.: Eine seltene Trophoneurose («Lipodystrophia progressiva»). Zschr. Neurol. *5*, 29, 1911.
Weber, G. et W. G. Roth: Lipodystrophia progressiva, eine Sklerodermie en coup de sabre simulierend. Arch. klin. exper. Dermat. *229*, 194, 1967.

Lipodystrophia progressiva.

Lipodystrophie progressive.

Progressive lipodystrophy.

Lipodistrofia progresiva.

---

ing shell-like in an upward direction, within which the follicles are still intact and the veins prominent. The pseudopelade in the centre of the scalp shows no signs of inflammation.

HISTOLOGY
Appearance of a skin specimen excised from area of pseudopelade: epidermis normal, slight oedema of the papillary body; in the cutis and subcutis, hair rudiments are clearly visible and there are numerous sebaceous glands, whereas the sweat glands are few and poorly developed; visible here and there is evidence of mild perivascular infiltration by lymphocytes and histiocytes. The subcutaneous fatty tissue is diminished and shot through with abundant collagenous connective-tissue fibres, some of which descend vertically. An internal examination of the patient yielded no findings of note apart from a pronounced symmetrical goitre (radioactive-iodine test: normal).

REFERENCES
Simons, A.: Eine seltene Trophoneurose («Lipodystrophia progressiva»). Zschr. Neurol. *5*, 29, 1911.
Weber, G., and W.G. Roth: Lipodystrophia progressiva, eine Sklerodermie en coup de sabre simulierend. Arch. klin. exper. Dermat. *229*, 194, 1967.

cuentra una depresión en forma de concha ensanchada en dirección craneana, donde se han conservado los folículos y en la que destacan las venas. En el centro de la cabeza puede observarse una seudopelada, pero sin signos inflamatorios.

EXAMEN HISTOLÓGICO
Excisión del foco de seudopelada: epidermis bien constituida, ligero edema del cuerpo papilar; en la dermis e hipodermis presencia de evidentes formaciones pilosas, en parte con numerosas glándulas sebáceas y escasez de sudoríparas; algunos infiltrados perivasculares linfohistiocitarios poco acusados. El tejido adiposo subcutáneo está rareficado y en parte surcado por fibras colágenas de tejido conjuntivo, que descienden verticalmente. A excepción de un bocio simétrico bastante voluminoso, sin alteraciones patológicas internas (prueba radioyódica normal).

BIBLIOGRAFÍA
Simons, A.: Eine seltene Trophoneurose («Lipodystrophia progresiva»). Zschr. Neurol. 5, 29, 1911.
Weber, G. y W.G. Roth: Lipodystrophia progressiva, eine Sklerodermie en coup de sabre simulierend. Arch. klin. exper. Dermat. 229, 194, 1967.

Dermatologische Klinik und Poliklinik der Universität München (Direktor: Prof. Dr. O. Braun-Falco)

PETZOLDT, D.:

Adenoma sebaceum (Morbus Pringle)

Gunther C., 27 Jahre

ANAMNESE

In der Familie Haut- oder Nervenkrankheiten nicht bekannt. Im sechsten Lebensjahr Auftreten roter Knötchen im Gesicht. Während der Pubertät Krampfanfälle, meist im Schlaf. Nach dreijähriger Behandlung mit einem Hydantoinpräparat Anfallsfreiheit. Seit dem 14. Lebensjahr Auftreten von blaßroten Tumoren an Stamm und Extremitäten. Seit fünf Jahren Geschwülste im Bereich der Nagelbetten, die an Zahl zunehmen. In den letzten Monaten Beeinträchtigung des Sehvermögens: Patient sieht «verschwommen». Die Volksschule wurde bis zur 8. Klasse besucht. Nach der kaufmännischen Lehre wurde keine Abschlußprüfung abgelegt. Der Patient arbeitet heute als Beifahrer.

DERMATOLOGISCHER BEFUND

Im mittleren Gesichtsbereich in symmetrischer Anordnung zahlreiche glasstecknadelkopfgroße Knötchen von fester Konsistenz, gelb-rötlichem Farbton, teilweise von Teleangiektasien durchzogen (Abb. 22). An der Stirn außer zahlreichen Teleangiektasien einige blaßrote, weiche, der Haut aufsitzende molluskoide Tumoren von unterschiedlicher Größe. Mäßige Hyperplasie der Gingiva im Bereich der Zahnzwischenräume. Am Hals zahlreiche, teils hautfarbene, teils bräunlich pigmentierte, filiforme, weiche Tumoren. Am Mittelbauch ovaler, scharf begrenzter, 2×3 cm messender, milchkaffeefarbener Pigmentfleck. Im Schulterbereich multiple, aus der Haut steil aufsteigende, oberflächlich plane Tumoren von etwa Münzgröße und einem leicht rötlichen Farbton, in denen die Haarfollikelmündungen apfelsinenschalenartig eingezogen erscheinen und die Talgdrüsen gelblich durch die Epidermis hindurchschimmern. Über dem Kreuzbein lumbosakrale Hypertrichose. Über den seitlichen Glutäen multiple, leicht bräunliche, flache, pflastersteinartig gefelderte Tumoren von sehr weicher Konsistenz, in deren Bereich die Haut zigarettenpapierartig gefältelt und verdünnt erscheint. Par- und subunguale, fibromatöse Knoten im Bereich mehrerer Finger- und fast sämtlicher Zehennägel.

ANDERE BEFUNDE

Elektroenzephalogramm: Asymmetrische Grundtätigkeit (links unregelmäßiger als rechts). Örtliche Anomalien in Form von langsamen und einzelnen steilen Wellen links temporal.

Clinique et policlinique dermatologiques de l'Université de Munich (Directeur: Pr O. Braun-Falco)

PETZOLDT, D.:

Maladie de Pringle (adénomes sébacés, épiloïa)

Gunther C., 27 ans

ANAMNÈSE

Absence d'affections cutanées ou nerveuses dans la famille. Au cours de la sixième année, apparition à la face de nodules érythémateux. A la puberté, crises épileptiques, survenant en général pendant le sommeil, qui cessent après traitement par un produit à base d'hydantoïne durant trois ans. A la quatorzième année, apparition de tumeurs d'un rouge pâle au tronc et aux extrémités. Depuis cinq ans, petites tumeurs au niveau du lit de l'ongle, qui augmentent en nombre avec le temps. Ces derniers mois, atteinte de la vision: le malade voit «flou». Ecoles jusqu'à la 8e classe. Fait un apprentissage commercial, mais ne se présente pas à l'examen final. Travaille aujourd'hui comme aide-chauffeur.

STATUS DERMATOLOGIQUE

Dans la région médiane de la face, on observe de nombreux nodules, disposés symétriquement, de consistance ferme, de couleur jaune rougeâtre, présentant parfois des télangiectasies (fig. 22). Au front, à part de multiples télangiectasies, quelques tumeurs molluscoïdes roses, molles, implantées sur la peau, de dimensions diverses. Hyperplasie modérée de la gencive au niveau des espaces interdentaires. Au cou, nombreuses tumeurs molles, filiformes, avec pigmentation tantôt chair tantôt brunâtre. Sur la région médiane de l'abdomen, tache pigmentaire ovale, nettement délimitée, couleur café au lait, de 2 cm sur 3 cm. Dans la région scapulo-humérale, multiples tumeurs à la surface plane, s'élevant abruptement sur la peau, de couleur rosée et de la dimension d'une pièce de monnaie; les orifices des follicules pileux apparaissent invaginés à la façon d'une pelure d'orange et les glandes sébacées transparaissent jaunâtres à travers l'épiderme. Hypertrichose sacrolombaire. Sur la face latérale des fesses, nombreuses tumeurs planes, brunâtres, quadrillées, de consistance très molle, au niveau desquelles la peau est plissée et amincie comme du papier à cigarettes. Nodules fibromateux autour et sous l'ongle de plusieurs doigts et de presque tous les orteils.

EXAMEN GÉNÉRAL

Electroencéphalogramme: Activité de base asymétrique, plus irrégulière à gauche qu'à droite. Anomalies locales sous forme d'ondes lentes et parfois de pointes à la région temporale gauche.

University Dermatological Clinic and Policlinic, Munich (Director: Prof. O. Braun-Falco)

PETZOLDT, D.:

Sebaceous adenoma (Pringle's disease)

Gunther C., aged 27 years

CASE HISTORY

No family history of cutaneous or nervous diseases. In the patient's 6th year of life, red nodules appeared on the face. During puberty, he suffered from convulsions, which usually occurred while he was asleep. They ceased after 3 years of treatment with a hydantoin preparation. Since his 14th year, pale red tumours have been present on the trunk and extremities. Five years ago, swellings developed in the region of the nail-beds and have since increased in number. During recent months the patient's eyesight has deteriorated, and he complains of blurring of vision. He attended school for 8 years and afterwards did a commercial course, but took no examination. He is now working as a driver's mate.

DERMATOLOGICAL FINDINGS

Arranged symmetrically in the centre of the face are numerous nodules, all measuring a few millimetres in diameter; these nodules are of firm consistence, yellowish-red in colour, and—to some extent— telangiectatic (Fig. 22). On the forehead are multiple telangiectases, as well as a few soft, pale-red, molluscoid tumours of varying size protruding from the surface of the skin. Moderate gingival hyperplasia in the spaces between the teeth. Visible on the neck are numerous soft, filiform tumours, some of which have the same colour as the surrounding skin, while others are of brownish pigmentation. In the central portion of the abdomen is a well-circumscribed, pale brown, oval-shaped pigmented mole measuring 2×3 cm. In the shoulder region are multiple tumours measuring a few centimetres in width; in these slightly reddish, flat-topped tumours, which project abruptly from the skin, the orifices of the hair follicles appear as minute pits like those on the surface of an orange, and the sebaceous glands glisten yellowish through the epidermis. Lumbosacral hypertrichosis. The lateral aspects of the buttocks are dotted with flat, very soft, pale brownish tumours, the surface-patterning of which resembles paving stones; the skin surrounding these tumours appears thin and wrinkled, like cigarette-paper. Around the nails of several fingers and almost all the toes are periungual fibromata.

OTHER FINDINGS

Electro-encephalography: basic activity asymmetrical (greater irregularity on the left than on the right side).

Clínica y Policlínica Dermatológicas de la Universidad de Munich (Director: Prof. O. Braun-Falco)

PETZOLDT, D.:

Adenoma sebáceo (enfermedad de Pringle)

Gunther C., 27 años

ANAMNESIS

No se conocen en la familia afecciones cutáneas o nerviosas. A los cinco años de edad aparecieron nódulos eritematosos en la cara. En la pubertad ataques convulsivos, generalmente mientras dormía, que cesaron después de tres años de tratamiento con un preparado de hidantoína. A partir de los trece años de edad aparecen tumores de color rojo lívido en el tronco y las extremidades. Desde hace cinco años, tumores en los lechos ungueales que aumentan en número con el tiempo. Durante los últimos meses disminuye la capacidad visual: el paciente ve «borroso». Asistió hasta la 8.ª clase de grado primario. Hizo el aprendizaje comercial, pero no se presentó al examen final. En la actualidad trabaja de ayudante de chófer.

SINTOMATOLOGÍA DERMATOLÓGICA

En el centro del rostro se observan múltiples nódulos, dispuestos simétricamente, de consistencia sólida, del tamaño de la cabeza de alfiler y coloración amarilla rojiza, surcados en parte por telangiectasias (fig. 22). En la frente, además de numerosas telangiectasias, algunos tumores blandos moluscoides, de color rojo lívido, implantados sobre la piel y de grosor variable. Hiperplasia moderada de las encías en los intersticios de los dientes. En el cuello, abundantes tumores blandos filiformes, en parte del color de la tez y en parte pigmentados de color pardo. En el mesogastrio, mancha pigmentosa oval, muy delimitada, de 2×3 cm. de superficie y color de café con leche. En la región escapulohumeral, múltiples tumores muy sobresalientes de la piel y de superficie plana, del tamaño de una moneda y ligera coloración rojiza; los orificios de los folículos pilosos aparecen invaginados a modo de cáscara de naranja y las glándulas sebáceas traslucen a través de la epidermis con un color amarillento. Hipertricosis lumbosacra. En la superficie lateral de las nalgas, múltiples tumores planos, ligeramente parduscos, dispuestos a modo de adoquinado y de consistencia muy blanda, en los que la piel está adelgazada y plegada como papel de cigarrillos. Nódulos fibromatosos paraungueales y subungueales en varios dedos de la mano y en casi todos los de los pies.

EXAMEN GENERAL

Electroencefalograma: actividad de base asimétrica, en la izquierda más irregular que en la derecha. Ano-

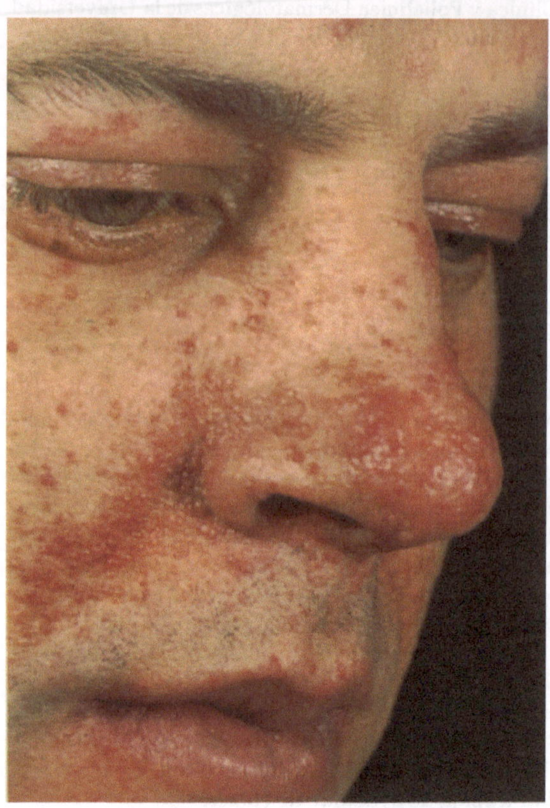

22

Adenoma sebaceum.

Adénome sébacé.

Sebaceous adenoma.

Adenoma sebáceo.

Schädelübersichtsaufnahmen: Mehrere erbsengroße, körnige Verkalkungen im Bereich der rechten Stammganglienabschnitte.
Linksseitige Karotisangiographie: Geringe Seitenverlagerung der freien Anteriorabschnitte und leichter Hochstand der mittleren Hirnarterie.
Pneumenzephalographie: Mehrere, bis bohnengroße Einstülpungen der Ventrikelwand in das Lumen beider Seitenventrikel, gleichartige Einstülpung im Bereich der Cella media (Abb. 23).
Intelligenzquotient: 87 (untere Grenze der Norm).
Ophthalmologische Untersuchung: Multiple Retinatumoren, bei denen es sich wahrscheinlich um Gliome handelt (Abb. 24).

Radiographie du crâne: Plusieurs calcifications granuleuses de la grosseur d'un pois au niveau des noyaux gris centraux à droite.
Angiographie de la carotide gauche: Déplacement minime du segment libre de l'artère cérébrale antérieure et légère élévation de l'artère cérébrale moyenne.
Pneumo-encéphalographie: Plusieurs invaginations de la paroi ventriculaire, certaines atteignant la dimension d'une fève, dans la lumière des deux ventricules latéraux; invagination analogue au niveau du carrefour ventriculaire (fig. 23).
Quotient intellectuel: 87 (à la limite inférieure de la normale).
Fond d'œil: Tumeurs multiples de la rétine, vraisemblablement des gliomes (fig. 24).

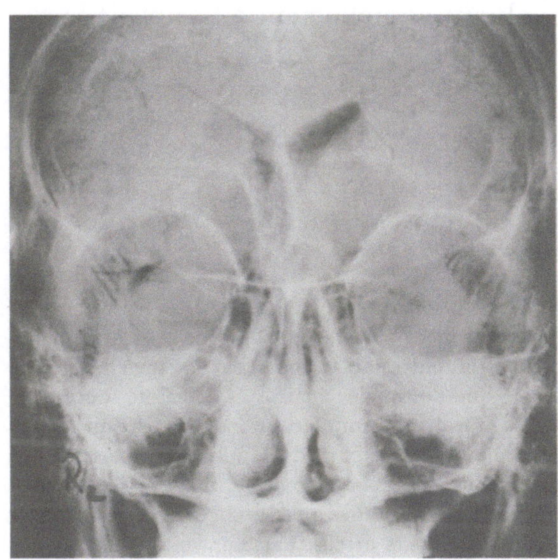

23

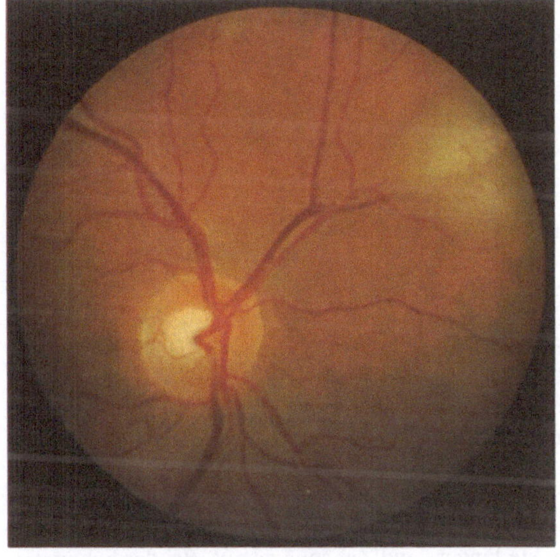

24

Einstülpungen der Ventrikelwand im Bereich der Cella media.

Invagination de la paroi au niveau du carrefour ventriculaire.

Invaginations of the ventricular wall in the region of the cella media.

Invaginaciones de la pared ventricular a nivel de la cella media.

Retinatumor (wahrscheinlich Gliom).

Tumeur rétinienne (gliome probable).

Retinal tumour (probably a glioma).

Tumor de la retina (probablemente glioma).

Local anomalies in the form of slow waves and occasional spikes in the left temporal region.
General x-ray of the skull: several pea-sized, granular calcifications on the right in the area of the basal ganglia.
Angiography of the left carotid artery: slight lateral displacement of the free anterior segments and slight upward displacement of the middle cerebral artery.
Pneumo-encephalography: several invaginations of the ventricular wall into the lumen of both lateral ventricles; these invaginations are of varying dimensions, the largest of them being bean-sized; a similar invagination is visible in the region of the cella media (Fig. 23).
Intelligence quotient: 87 (lower limit of the normal range).
Ophthalmological examination: multiple retinal tumours, which are probably gliomata (Fig. 24).

malías locales en forma de ondas lentas y a veces escarpadas en la región temporal izquierda.
Radiografía del cráneo: varias calcificaciones granulosas, del tamaño de un guisante, en la zona derecha de los ganglios basales.
Angiografía de la carótida izquierda: desplazamiento lateral mínimo de la arteria cerebral anterior y ligera elevación de la arteria cerebral media.
Neumoencefalografía: varias invaginaciones, hasta del tamaño de una judía, de la pared ventricular en el lumen de ambos ventrículos laterales; invaginación análoga a nivel de la cella media (fig. 23).
Cociente de inteligencia: 87 (límite inferior de lo normal).
Fondo del ojo: tumores múltiples de la retina, probablemente gliomas (fig. 24).

Dermatologische Klinik und Poliklinik der Universität
München (Direktor: Prof. Dr. O. Braun-Falco)

Nasemann, Th., und H.-J. Bandmann:

Sebocystomatose, vergesellschaftet mit einer z. Z. unterschwelligen Epidermolysis bullosa hereditaria simplex

Hubert Th., 29 Jahre

FAMILIENANAMNESE

Großmutter vts. und Vater hatten gelbliche Knoten im Gesicht und im Bereich der Kopfhaut sowie verdickte und dunkel verfärbte Fingernägel. Der Vater litt häufig an Blasenbildungen im Bereich beider Fußsohlen. Beide Geschwister des Patienten (ein Bruder und eine Schwester) leiden gleichfalls an einer Sebocystomatose, jedoch wesentlich weniger ausgeprägt als der Patient. Beide Geschwister weisen ebenfalls verdickte Finger- und Zehennägel auf. Bei der Schwester des Patienten treten außerdem nach Belastung häufiger Blasen an den Fußsohlen auf. Der Patient ist nicht verheiratet. Der fünfjährige Sohn der Schwester ist bisher erscheinungsfrei.

SPEZIELLE ANAMNESE

Als Kind Rachitis, sonst außer Kinderkrankheiten nie ernstlich krank gewesen. Die ersten gelb-weißlichen Tumoren sollen nach Angaben der Eltern des Patienten schon kurz nach der Geburt aufgetreten sein. Seit dem 16. Lebensjahr vergrößerten sich die einzelnen Knoten stark – sowohl im Gesicht als auch im Kopfhautbereich. Es traten laufend neue zystische Tumoren hinzu, ganz besonders an der Stirn und im Scheitelbereich, später auch am ganzen übrigen Körper. Nach sekundärer Entzündung kommt es von Zeit zu Zeit zur Entleerung einzelner Knoten. Seit dem 14. Lebensjahr bemerkte der Patient die Ausbildung von Blasen an den Fußsohlen – vor allem im Sommer – nach dem Tragen enganliegender Schuhe. Nach Druck oder Stoß bilden sich Blasen auch an den Handrücken. In den letzten Jahren haben sich die Finger- und Zehennägel zunehmend verdickt und dunkel verfärbt.

DERMATOLOGISCHER BEFUND

Es finden sich multiple stecknadelkopf- bis haselnußgroße gelbliche, teils etwas rötliche Knoten im Bereich fast der gesamten Körperhaut, besonders dichtstehend an der Stirn und in der Kopfhaut (Abb. 25 und 26). Hände und Füße sind frei. Neben den Knoten sind zahlreiche leicht eingesunkene Narben und Komedonen zu erkennen. Das Kopfhaar ist schütter.

Clinique et policlinique dermatologiques de l'Université de Munich (Directeur: Pr O. Braun-Falco)

Nasemann, Th. et H.-J. Bandmann:

Sébocystomatose, associée à une épidermolyse bulleuse simple héréditaire, évoluant actuellement à bas bruit

Hubert Th., 29 ans

ANAMNÈSE FAMILIALE

La grand-mère paternelle et le père présentaient des nodules jaunâtres au visage et sur le cuir chevelu, de même que des ongles épaissis et de teinte foncée. Le père souffrait souvent d'éruptions bulleuses au niveau de la plante des deux pieds. Un frère et une sœur ont également une sébocystomatose, mais moins accusée que notre malade, ainsi que des ongles épaissis et foncés aux doigts et aux orteils. La sœur voit en outre assez souvent apparaître, après station debout ou marche prolongée, des bulles à la plante des pieds. Le malade n'est pas marié. Un garçonnet de cinq ans, fils de la sœur, ne présente jusqu'à présent rien de particulier.

ANTÉCÉDENTS PERSONNELS

Dans l'enfance, rachitisme. N'a jamais été sérieusement malade à part les maladies infantiles banales. Les premières tumeurs de coloration jaune blanchâtre seraient apparues, d'après les parents, peu de temps après la naissance. A partir de la seizième année, les différents nodules se mirent à croître considérablement, tant au visage qu'au cuir chevelu. De nouvelles tumeurs kystiques vinrent sans cesse s'y ajouter, surtout au front et au sommet du crâne, plus tard sur tout le revêtement cutané. Après une phase d'inflammation secondaire, les nodules se vident de temps à autre. Depuis la quatorzième année, le malade remarque qu'il se forme des bulles à la plante des pieds, avant tout en été, quand il porte des souliers qui le serrent. Sous l'effet d'une pression ou d'un choc, des bulles se forment aussi au dos des mains. Ces dernières années, les ongles des doigts et des orteils sont devenus encore plus épais et plus foncés.

STATUS DERMATOLOGIQUE

Multiples nodules jaunâtres, parfois rougeâtres, de la grosseur d'une tête d'épingle à une noisette, disséminés sur presque tout le revêtement cutané, mais particulièrement denses au front et au cuir chevelu (fig. 25 et 26). Les mains et les pieds en sont exempts. A côté des nodules, on remarque de nombreuses cicatrices rétractées et des comédons. Les cheveux sont clairsemés.
Tous les ongles des doigts ont une coloration foncée et

University Dermatological Clinic and Policlinic, Munich (Director: Prof. O. Braun-Falco)

Nasemann, T., and H.-J. Bandmann:

Sebocystomatosis, associated with hereditary epidermolysis bullosa simplex, which at present is quiescent

Hubert Th., aged 29 years

FAMILY HISTORY

The patient's father and paternal grandmother had yellowish nodules on the face and scalp as well as thick and darkly discoloured fingernails. The father frequently complained of vesiculation on the soles of both feet. The patient's brother and sister both suffer from sebocystomatosis, though of a considerably milder kind, and both of them also have thickened nails on the fingers and toes. The sister quite often develops blisters on the soles after she has been on her feet for some length of time. The patient himself is unmarried. His sister's 5-year-old son is so far unaffected.

CASE HISTORY

Apart from rickets and the usual childhood diseases, the patient has never been seriously ill. According to his parents, the first whitish-yellow tumours developed shortly after he was born. Since his 16th year, the nodes have greatly increased in size, on both the face and scalp. Fresh cystic tumours have also been appearing regularly—at first mainly on the forehead and crown of the head, but afterwards on various other parts of the body as well. From time to time, individual nodules become secondarily inflamed and discharge their contents. From his 14th year onwards, the patient has suffered—particularly in the summer—from vesiculation on the soles of the feet whenever he wears tight shoes. Vesicles also appear on the backs of the hands in response to pressure or to a blow on the hand. During the past few years, thickening and dark discoloration of the nails on the fingers and toes have become increasingly pronounced.

DERMATOLOGICAL FINDINGS

Almost the entire body surface is covered with multiple nodules varying in size from a pinhead to a hazel-nut; these yellowish and sometimes rather reddish nodules are particularly abundant on the forehead and scalp (Figs 25 and 26). The hands and feet are free. In addition to the nodules, numerous slightly depressed scars and comedones are visible. The hair on the head is sparse.

Clínica y Policlínica Dermatológicas de la Universidad de Munich (Director: Prof. O. Braun-Falco)

Nasemann, Th. y H.-J. Bandmann:

Sebocistomatosis asociada con una epidermólisis ampollosa hereditaria simple, actualmente subclínica

Hubert Th., 29 años

ANAMNESIS FAMILIAR

La abuela paterna y el padre presentaban nódulos amarillentos en la cara y en el cuero cabelludo, así como las uñas de las manos engrosadas y de coloración oscura. El padre padecía a menudo erupciones ampollosas en ambas plantas. Un hermano y una hermana del paciente sufren asimismo de una sebocistomatosis, pero mucho menos pronunciada que en nuestro enfermo, y presentan también uñas engrosadas en manos y pies. En la hermana aparecen frecuentemente, tras sobrecargas, ampollas en las plantas. El paciente no está casado. La hermana tiene un hijo de cinco años asintomático hasta el presente.

ANTECEDENTES PERSONALES

De niño padeció raquitismo y, aparte las enfermedades de la infancia, no ha estado nunca seriamente enfermo. Según los padres, los primeros tumores amarillo blanquecinos deben haber aparecido ya poco después del nacimiento. Desde la edad de 15 años, los diversos nódulos han aumentado de tamaño considerablemente, tanto en la cara como en el cuero cabelludo. Los tumores quísticos han ido apareciendo continuamente, en especial en la frente y en la zona del vértice craneal, después en el resto del cuerpo. Tras una fase de inflamación secundaria, los nódulos se vacían de vez en cuando. A partir de los 13 años de edad, el paciente viene notando la aparición de ampollas en las plantas – sobre todo en verano – después de usar zapatos estrechos. Al presionar o percutir se forman también ampollas en el dorso de las manos. Durante los últimos años, las uñas de pies y manos han engrosado considerablemente y se han teñido de color oscuro.

SINTOMATOLOGÍA DERMATOLÓGICA

En casi toda la superficie corporal, principalmente en la frente y el cuero cabelludo, se encuentran múltiples nódulos amarillentos, a veces rojizos, del tamaño de una cabeza de alfiler hasta el de una avellana (figs. 25 y 26). No están afectadas las manos y los pies. Junto a los nódulos se reconocen numerosas cicatrices retráctiles y comedones. La cabellera es rala.

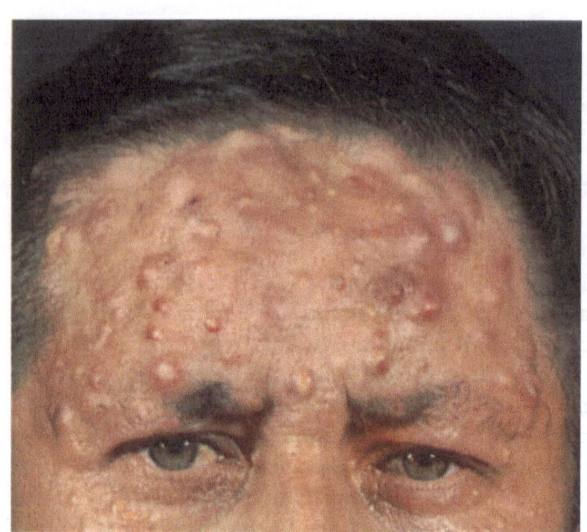

Zystische Tumoren im Stirnbereich.

Tumeurs kystiques au niveau du front.

Cystic tumours in the region of the forehead.

Tumores quísticos en la frente.

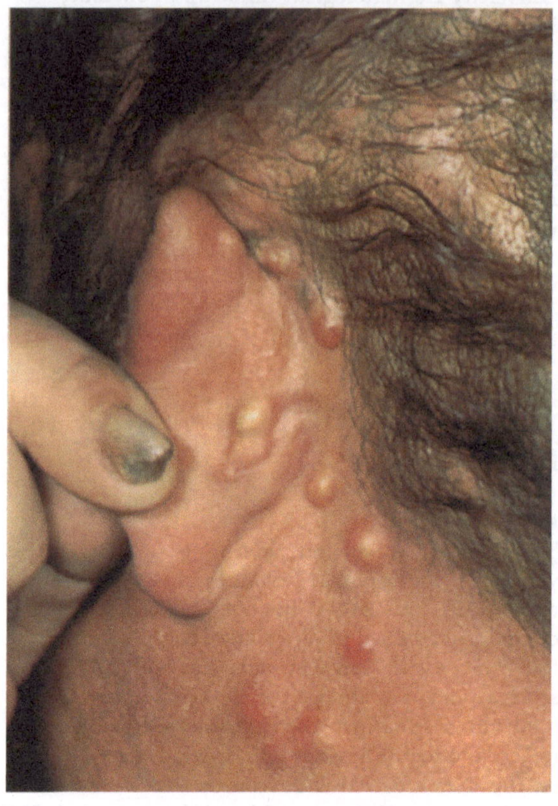

Analoge Veränderungen hinter dem Ohr

Lésions analogues de la région rétro-auriculaire.

Similar lesions behind the ear.

Lesiones análogas en la región retroauricular.

Alle Fingernägel sind dunkelverfärbt und weisen eine nach distal zunehmende Verdickung im Sinne einer Pachyonychie auf (Abb. 27). Analoge Veränderungen zeigen die Zehennägel, wenn auch insgesamt weniger ausgeprägt. An den Fersen sind Hyperkeratosen vorhanden, die Zehenzwischenräume erscheinen mazeriert. Keine frischen Blasen!

LABORWERTE
Gesamtcholesterin 266 mg %, Gesamtfettsäuren 276 mg %, Gesamtlipide 730 mg %, Phosphatide 248,3 mg %, Neutralfette 19,44 mg %.

VERLAUF UND THERAPIE
In den letzten Jahren im ganzen etwa gleichbleibender Befund. Bisher mehrfach ambulant und stationär durchgeführte Inzisionen und Exstirpationen einzelner Zysten, teilweise unter Antibiotikaschutz, brachten nur partielle Erfolge.

présentent un épaississement qui est plus accusé à mesure qu'il s'approche de leur bord libre (pachyonychie) (fig. 27). Des altérations analogues, mais moins prononcées, se notent aux ongles des orteils. Au talon, on observe une hyperkératose. Les espaces entre les orteils paraissent macérés. Absence de bulles fraîches.

ÉPREUVES DE LABORATOIRE
Cholestérol total 266 mg %, acides gras totaux 276 mg %, lipides totaux 730 mg %, phosphatides 248,3 mg %, graisses neutres 19,44 mg %.

ÉVOLUTION ET TRAITEMENT
Le statu quo a pour ainsi dire persisté au cours des dernières années. On a pratiqué à plusieurs reprises, parfois sous couvert d'antibiotiques, l'incision et l'extirpation des kystes, tant ambulatoirement qu'au cours d'un séjour en clinique. Ces mesures n'ont amené qu'un succès partiel.

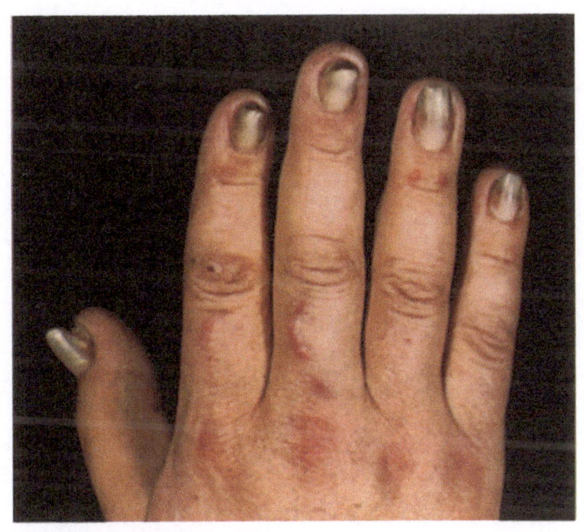

27

Pachyonychie.

Pachyonychie.

Pachyonychia.

Paquioniquia.

All the fingernails are dark and discoloured and show evidence of pachyonychia, the thickening increasing distalwards (Fig. 27). The toenails are similarly, though on the whole less severely, affected. There are areas of hyperkeratosis on the heels, and the spaces between the toes are macerated. No fresh vesiculation.

LABORATORY TESTS
Total cholesterol 266 mg. %, total fatty acids 276 mg. %, total lipids 730 mg. %, phospholipids 248.3 mg. %, neutral fats 19.44 mg. %.

CLINICAL COURSE AND TREATMENT
During the past few years there has been little change in the patient's condition. He has undergone treatment, both as an out-patient and as an in-patient, on several occasions, during which individual cysts have been incised and removed, sometimes under antibiotic cover; but such treatment has proved only partially successful.

Todas las uñas de las manos son de color oscuro y presentan un engrosamiento en dirección distal, en el sentido de una paquioniquia (fig. 27). Alteraciones análogas en las uñas de los pies, aunque menos acusadas en general. En los talones existe hiperqueratosis y los espacios interdigitales aparecen macerados. Ausencia de ampollas recientes.

PRUEBAS DE LABORATORIO
Colesterina total 266 mg. %, ácidos grasos totales 276 mg. %, lípidos totales 730 mg. %, fosfátidos 248,3 mg. %, grasas neutras 19,44 mg. %.

EVOLUCIÓN Y TERAPÉUTICA
Estado casi estacionario, por así decirlo, durante los últimos años. Las incisiones y extirpaciones de diversos quistes, practicadas hasta ahora – a veces con protección antibiótica – en tratamiento ambulatorio y hospitalario, han logrado solamente éxitos parciales.

Entzündliche Hautkrankheiten

Dermatoses inflammatoires

Inflammatory skin disorders

Dermatosis inflamatorias

Universitäts-Hautklinik Frankfurt a. Main
(Direktor: Prof. Dr. F. HERRMANN)

HERRMANN, F., und G. LEONHARDI:

Metalldermatitis durch Knochendraht

Karl R., 71 Jahre

ANAMNESE UND BEFUND

1918: Granatsplitterverletzungen des rechten Gesäßes. Entfernung von Splittern. 1958: Spiralfraktur des linken Humerus. Anlegung einer Drahtschlinge. 1959: Juckreiz, Hautrötung, Bläschen und Schuppung an beiden Beinen. Rückbildung nach Salbenverbänden. Im Herbst 1961 erschienen die gleichen Veränderungen am ganzen Körper; sie blieben resistent. Vom Herbst 1962 bis heute erfolgten im ganzen sieben, jeweils einige Monate dauernde stationäre Behandlungen: Generalisierte exfoliative Dermatitis, starker Juckreiz (Abb. 28). Periodisch kam es zu großflächigen mäßigen Hyperpigmentierungen. Während der ersten fünf Krankenhausbeobachtungen bestanden generalisierte Lymphknotenschwellungen (histologisch wiederholt: «Lipomelanotische Retikulose»). Die BSG war immer erhöht. Wechselnde Leukozytose, hohe Eosinophilie, bis zu 45 %; beträchtliche Hypergammaglobulinämie, bei geringer Vermehrung der Alpha- und Betaglobuline.

Bis 1966 traten etwa alle 7 bis 14 Tage Fieberschübe von 38° bis 40°C auf, die vielfach Schüttelfrost aus-

Clinique dermatologique de l'Université de
Francfort-sur-le-Main (Directeur: Pr F. HERRMANN)

HERRMANN, F. et G. LEONHARDI:

Dermatite causée par un fil métallique passé dans l'os

Karl R., 71 ans

ANAMNÈSE ET STATUS

En 1918, blessures de la fesse droite par éclats d'obus; ablation des éclats. En 1958, fracture en spirale de l'humérus gauche, traitée par une anse de fil métallique. En 1959, aux deux jambes, apparition de prurit, d'érythème, de vésicules et de desquamation, dont l'application de pommade sous pansement amène la régression.

En automne 1961, mêmes lésions dermatologiques sur tout le tégument, rebelles à la thérapeutique. De l'automne 1962 à ce jour, sept séjours en clinique, chacun de quelques mois: dermatite exfoliative généralisée, prurit pénible (fig. 28). Périodiquement, il se produit des hyperpigmentations étendues mais d'intensité modérée. Au cours des cinq premiers séjours, tuméfaction ganglionnaire généralisée, étiquetée à l'histologie sous le terme de «réticulose lipomélanosique». La vitesse de sédimentation des érythrocytes était constamment élevée. Leucocytose variable; éosinophilie très prononcée, jusqu'à 45 %; hypergammaglobulinémie considérable, le taux des globulines alpha et bêta étant peu augmenté.

University Dermatological Clinic, Frankfurt am Main
(Director: Prof. F. Herrmann)

Herrmann, F., and G. Leonhardi:

Metal dermatitis due to bone-wiring

Karl R., aged 71 years

CASE HISTORY AND FINDINGS

1918: shrapnel wounds of the right bottock; shrapnel removed. 1958: spiral fracture of the left humerus; bone wired. 1959: pruritus, erythema, vesiculation, and scaling on both legs, which cleared in response to ointment dressings.

In the autumn of 1961 the same signs and symptoms appeared over the whole body surface and proved refractory to treatment. Since the autumn of 1962 the patient has been hospitalised on 7 occasions, each time for a few months, the clinical picture being one of generalised exfoliative dermatitis accompanied by severe itching (Fig. 28). Large areas of moderate hyperpigmentation have periodically developed. During his first 5 admissions to hospital the patient was suffering from generalised swellings of the lymph nodes (repeatedly diagnosed from the histological findings as "lipomelanotic reticulosis"). The E.S.R. was consistently elevated. Variable leucocytosis, pronounced eosinophilia (up to 45 %), and an appreciable degree of hypergammaglobulinaemia, the alpha and beta globulins being only slightly raised.

Clínica Dermatológica de la Universidad de Francfort del Main (Director: Prof. F. Herrmann)

Herrmann, F. y G. Leonhardi:

Dermatitis por asa metálica

Karl R., 71 años

ANAMNESIS Y ESTADO ACTUAL

En 1918 sufre heridas por cascos de metralla en la nalga derecha, que se le extirpan. En 1958, fractura helicoidal del húmero izquierdo; se le coloca un asa de alambre. En 1959, aparición de prurito, eritema, vesículas y descamación en ambas piernas, que remiten tras aplicar pomadas bajo vendaje.

En otoño de 1961 aparecen las mismas lesiones dermatológicas en todo el tegumento, rebeldes a la terapéutica. Desde el otoño de 1962 hasta hoy, siete hospitalizaciones en total, durante varios meses cada vez; dermatitis exfoliativa generalizada con intenso prurito (fig. 28). Aparecen periódicamente extensas zonas de hiperpigmentación de intensidad moderada. En los cinco primeros ingresos presentaba tumefacción ganglionar generalizada (histológicamente se comprobó repetidas veces una «reticulosis lipomelanósica»). V.S.G. siempre aumentada, leucocitosis variable, elevada eosinofilia hasta del 45 %, hipergammaglobulinemia considerable con aumento reducido de las globulinas alfa y beta.

Hasta 1966 se producen, cada 7 a 15 días, brotes fe-

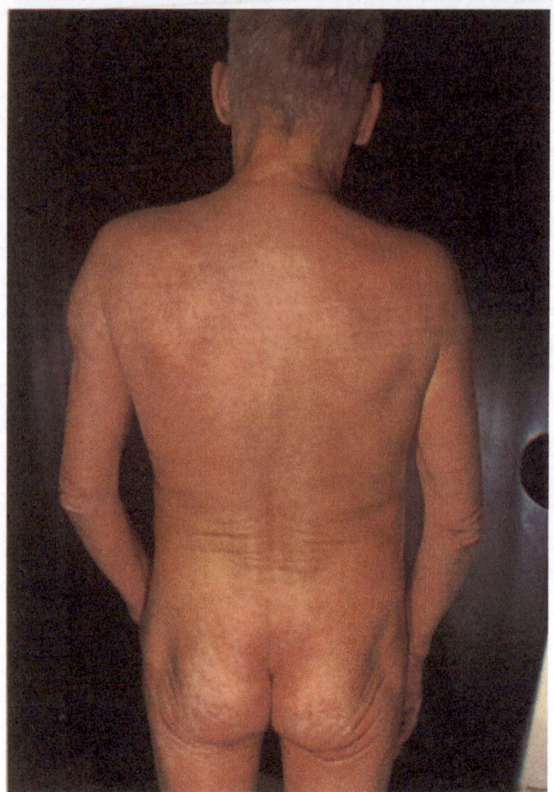

28

Dermatitis exfoliativa generalisata (erythrodermie-artig).

Dermatite exfoliative généralisée du type de l'érythro-dermie.

Generalised exfoliative dermatitis (in the form of ery-throdermia).

Dermatitis exfoliativa generalizada (de tipo eritrodér-mico).

---

lösten. Diese waren häufig mit Verdickung, Induration und Schmerzhaftigkeit im distalen linken Unterschen-kel verbunden und stets mit heftiger Exazerbation der Dermatitis.

HISTOLOGIE

In neun histologischen Untersuchungen wurden die Befunde anfänglich als toxische Dermatitis angesehen (Abb. 29), seit 1964 aber als retikuloseverdächtig (Abb. 30). Sternalpunktate ergaben Markeosinophilie, ohne Verdacht auf Retikulose.

Jusqu'en 1966, apparition tous les 7 ou 15 jours de poussées fébriles à 38°–40° C, s'accompagnant souvent de frissons et, localement, d'épaississement, d'indura-tion et de douleurs au niveau de l'extrémité de la jambe gauche, et allant toujours de pair avec une exa-cerbation marquée de la dermatite.

EXAMEN HISTOLOGIQUE

Au début, l'aspect de neuf coupes a été attribué à la pré-sence d'une dermatite toxique (fig. 29). Depuis 1964, on a pensé à une réticulose (fig. 30). La ponction ster-nale a montré l'existence d'une éosinophilie de la moelle osseuse, et exclu le soupçon d'une réticulose.

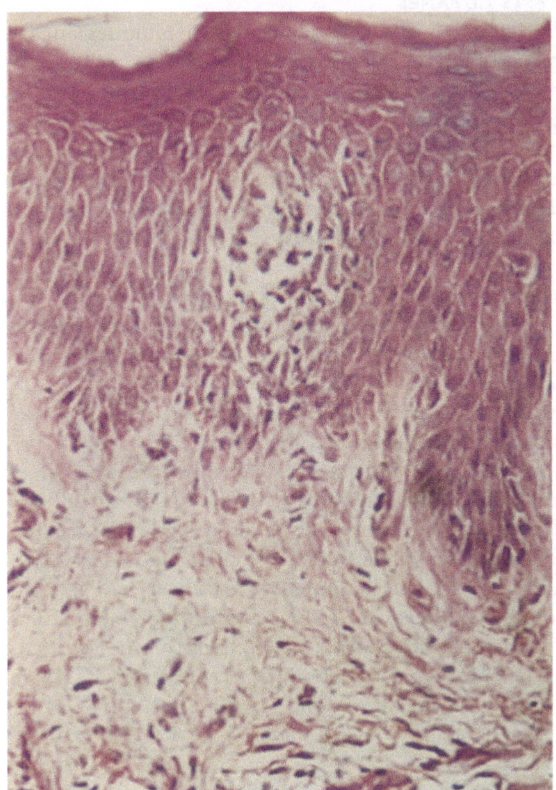

29

Dermatitis acuta (toxica).

Dermite aiguë d'origine toxique.

Acute toxic dermatitis.

Dermatitis aguda tóxica.

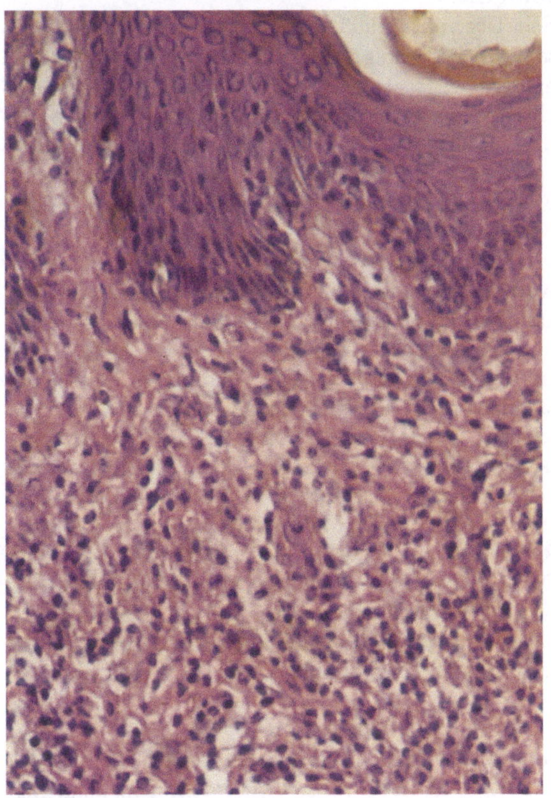

30

Dermatitis: retikuloseverdächtig.

Dermatite suspecte d'une réticulose.

Dermatitis suggestive of reticulosis.

Dermatitis: sospecha de reticulosis.

Until 1966 the patient suffered every 7 to 14 days from attacks of fever (temperature 38°–40° C/100.4°–104.0° F), often accompanied by shivering. These attacks were frequently associated with thickening, induration, and pain in the distal region of the left lower leg and invariably co-incided with severe exacerbation of the dermatitis.

HISTOLOGY
Nine histological examinations have been carried out in all: the findings were first interpreted as evidence of toxic dermatitis (Fig. 29), but since 1964 they have been suggestive of reticulosis (Fig. 30). Sternal punc-

briles de 38° a 40° C, acompañados frecuentemente de escalofríos y de engrosamiento, induración y dolor en la región distal de la pantorrilla izquierda, lo que siempre originaba una intensa exacerbación de la dermatitis.

EXAMEN HISTOLÓGICO
Nueve hallazgos histológicos fueron considerados al principio como dermatitis tóxica (fig. 29), pero en 1964 se piensa en una reticulosis (fig. 30). Las punciones esternales indicaron eosinofilia de la médula ósea y se excluyó la sospecha de reticulosis.

Seit Dezember 1965 gezielte Hauttests mit Metallsalzen. Wiederholt positive intradermale und fragliche epidermale Reaktionen mit Nickelsulfat und Kobaltchlorid; positive intradermale und negative epidermale Reaktion mit Ammonium-Molybdat; fragliche epidermale Resultate mit Kupferchlorid, negative mit Kaliumbichromat und Chromsulfat.

THERAPIE

An Behandlungen wären, außer antiphlogistischer Lokalbehandlung, Corticosteroide, Antibiotika sowie Zytostatika intern zu nennen.

Im Hinblick auf die Nickelsulfat- und andere Metallsalzreaktionen setzten wir uns mit unserer chirurgischen Universitätsklinik (Direktor: Prof. Dr. R. GEISSENDÖRFER) zwecks Entfernung der im linken Oberarm befindlichen Drahtschlinge in Verbindung. Im Juli 1966 wurde die Schlinge herausgenommen; blutige Reposition der Knochen und Küntscher-Nagelung. Der entfernte Draht besteht aus V4A-Stahl, der Chrom, Nickel und Molybdän im Verhältnis 18:12:2 % enthält. (Wir sind Herrn Priv.-Doz. Dr. H. CONTZEN für seine Mitarbeit zu besonderem Dank verpflichtet.)

VERLAUF

Sofort nach der Operation verschwand die Dermatitis, und sie ist bis heute nicht wieder dem ursprünglichen Bild in Intensität oder Ausdehnung auch nur nahe gekommen. Gelegentlich sind aber noch tiefe eitrige Reaktionen um periossale Verdickungen des linken Humerus aufgetreten, begleitet von Fieber und Schüben lokalisierter, mäßiger Dermatitis*, hauptsächlich am linken Oberarm und oberhalb der Sakralgegend. Im April 1967 Inzision zur Entleerung von Eiter oberhalb der linken Ellenbogengegend. Im übrigen sind Hautbefund, Blutbild und Erythrozytensenkung zur Norm zurückgekehrt.

Die Rolle der periossalen fieberhaften Entzündungsprozesse ist unklar*. Man kann an Mobilisierung von Metallsalz- oder Metallsalzprotein-Komplexen denken.

* Anmerkung bei der Korrektur: Nach späterer Entfernung des Nagels ist jegliche weitere Attacke ausgeblieben.

Des tests cutanés à l'aide de sels métalliques ont été pratiqués depuis décembre 1965. A plusieurs reprises, réaction intradermique positive et épidermique douteuse au sulfate de nickel et au chlorure de cobalt; réaction intradermique positive et épidermique négative au molybdate d'ammonium; résultats épidermiques douteux au chlorure de cuivre, négatifs au bichromate de potassium et au sulfate de chrome.

TRAITEMENT

Outre le traitement antiphlogistique local, il a été administré par voie interne des corticostéroïdes, des antibiotiques et des cytostatiques.

Nous inspirant des réactions positives au sulfate de nickel et aux autres sels métalliques, nous avons demandé à la Clinique chirurgicale universitaire (Directeur: Pr R. GEISSENDÖRFER) d'enlever l'anse métallique du bras gauche, ce qui fut fait en juillet 1966. Réduction sanglante de la fracture et enclouage selon Küntscher. Le fil métallique enlevé est en acier V4A, qui contient du chrome, du nickel et du molybdène dans les proportions de 18:12:2 %. (Nous sommes particulièrement reconnaissants au Dr H. CONTZEN, P.-D., de sa précieuse collaboration.)

ÉVOLUTION

La dermatite guérit immédiatement après l'opération, et jusqu'à ce jour elle n'a pas approché de l'état initial ni en extension ni en intensité. A l'occasion cependant, il est survenu des processus réactionnels purulents en profondeur autour des épaississements périosseux de l'humérus gauche, processus qui s'accompagnaient de fièvre et d'une poussée localisée, d'intensité moyenne, de dermatite*, surtout au niveau du bras gauche et au-dessus de la région sacrée. En avril 1967, on pratique une incision au-dessus du pli du coude gauche afin de permettre au pus de s'écouler. Quant à l'état de la peau, à la formule sanguine, à la vitesse de sédimentation, tout est revenu à la normale.

Le rôle des processus inflammatoires périosseux fébriles est peu clair*. Peut-être s'agit-il de la mobilisation de complexes de sels métalliques ou de protéines avec des sels métalliques.

* Remarque lors de la correction des épreuves: A la suite de l'extraction du clou de Küntscher, il n'est plus survenu de récidive.

ture revealed medullary eosinophilia, but with no suspicion of reticulosis.

SKIN TESTS

From December 1965 onwards, sensitivity tests were carried out with metallic salts. Positive intradermal and doubtful epidermal reactions were repeatedly obtained with nickel sulphate and cobalt chloride; positive intradermal and negative epidermal reaction with ammonium molybdate; copper chloride yielded a doubtful epidermal reaction, and potassium dichromate and chromium sulphate a negative reaction.

TREATMENT

Besides local anti-inflammatory therapy, the patient has also received systemic treatment with corticosteroids, antibiotics, and cytotoxic drugs.

In view of the repeated positive reactions to nickel sulphate and other metallic salts, we arranged with our University Surgical Clinic (Director: Prof. R. GEISSENDÖRFER) to have the wiring removed from the left arm. The operation was performed in July 1966 and the wiring replaced by a Küntscher nail. The wire was found to be made of V 4A steel, containing chromium, nickel, and molybdenum in a ratio of 18:12:2 %. (We should like to express our warmest thanks to Dr. H. CONTZEN for his assistance in connection with this case.)

CLINICAL COURSE

Immediately after the operation the dermatitis disappeared; though it has meanwhile recurred, it has been nothing like as severe or extensive as previously. Occasionally, however, deep purulent reactions have developed around periosseous swellings affecting the left humerus—reactions which have been accompanied by fever and by mild, localised attacks of dermatitis* confined chiefly to the left upper arm and the region above the sacrum. In April 1967, an incision was made above the left elbow to remove pus. For the rest, the skin, blood picture, and E.S.R. have reverted to normal.

The nature of the above-mentioned febrile periosseous inflammatory processes is unclear*; they might possibly be due to the mobilisation of complexes consisting of metallic salts or of metallic salts bound to protein.

* Addendum at the time of proof-reading: After subsequent removal of the Küntscher nail, no further attacks occurred.

PRUEBAS CUTÁNEAS

Desde diciembre de 1965 se han practicado pruebas cutáneas con sales metálicas, obteniéndose repetidas veces reacciones intradérmicas positivas; epidérmicas dudosas al sulfato de níquel y al cloruro de cobalto; reacción intradérmica positiva, epidérmica negativa al molibdato de amonio; reacciones epidérmicas dudosas al cloruro de cobre, negativas al bicromato potásico y al sulfato de cromo.

TERAPÉUTICA

Además del tratamiento antiflogístico local se han administrado por vía interna corticosteroides, antibióticos y citostáticos.

Debido a la reacción positiva al sulfato de níquel y a otras sales metálicas, nos pusimos en contacto con nuestra Clínica Quirúrgica Universitaria (Director: Prof. R. GEISSENDÖRFER) para extirpar el asa de alambre del antebrazo izquierdo. En julio de 1966 se extrajo el asa y se practicó la reducción cruenta de la fractura, fijándola con un clavo intramedular de Küntscher. El asa era de acero V 4A, que contiene cromo, níquel y molibdeno en la proporción de 18:12:2 % (damos las gracias al Dr. H. CONTZEN por su colaboración).

EVOLUCIÓN

La dermatitis curó inmediatamente después de la operación y desde entonces no ha vuelto a aproximarse al estado inicial ni en intensidad ni en extensión. Sin embargo, en ocasiones se han manifestado procesos reactivos purulentos a mayor profundidad en torno a los engrosamientos periósticos del húmero izquierdo, acompañados de fiebre y brotes localizados de dermatitis moderada*, principalmente en el brazo izquierdo y por encima de la región sacra. En abril de 1967 se practicó una incisión para vaciar el pus de la región del codo izquierdo. La piel, el cuadro hemático y la V.S.G. han vuelto a la normalidad.

No está elucidado el papel que han desempeñado los procesos inflamatorios periósticos febriles*. Podría tratarse de una movilización de complejos de sales metálicas o de proteínas con sales metálicas.

* Nota añadida al corregir las pruebas de imprenta: Después de extraída el asa metálica, no se han producido recidivas.

Hautklinik der Freien Universität Berlin im Rudolf-Virchow-Krankenhaus
(Direktor: Prof. Dr. H.W. SPIER)

THIES, W.:

Pityriasis rubra pilaris mit sekundär chronischen Vegetationen

Regina W., 23 Jahre

FAMILIENANAMNESE

Zwei Geschwister. Eltern und alle Großeltern hatten keine Hautkrankheiten. Gehäuft Rothaarigkeit in der Familie.

EIGENANAMNESE

Normale Entwicklung. Rothaarigkeit. Muttermilch nicht vertragen. 1946 Keuchhusten.

SPEZIELLE ANAMNESE

Kurz nach der Geburt querverlaufender roter Streifen an der Stirnhaargrenze. Seit dem 1. Lebensjahr gerötete Lidränder. 1946 erstmals ekzemähnlicher Ausschlag am ganzen Körper, besonders genito-anal, z.T. mit Borkenbildung. 1947 stationäre Behandlung in der Charité. Diagnose: Keratosis follicularis contagiosa (SIEMENS). 1952 stationäre Behandlung bei uns: handschuhartiger Befall der Hände. Flächenhafte und follikuläre Hyperkeratosen (Ellenbogen, Knie, Fußrücken, Genito-Anal-Bereich). Subunguale Hyperkeratosen mit Destruktion der Nagelplatten. Die Mundschleimhaut zeigte flächenhafte Leukokeratosen. Seit 1960/61 zusätzlich vegetierende Pyodermien. Unter Vitamin A, E, Antibiotika, NaCl-Bädern, Röntgen-Oberflächentherapie, Corticosteroiden passagere Besserung. Seit 1966 zunehmende Verschlechterung mit ausgeprägten Vegetationen und fötider Mazeration in den intertriginösen Hautpartien.

DERMATOLOGISCHER BEFUND

Die bei der Aufnahme im Februar 1967 auffallend blasse und allgemein reduzierte Patientin zeigte flächenhafte, relativ scharf begrenzte Erytheme mit angedeutet reibeisenartiger Oberfläche über beiden Handrücken (Abb. 31) einschließlich der Handgelenke sowie über den Zehenstreckseiten sowie flächenhafte Hyperkeratosen über Ellenbogen und Knien und massive Plantarhyperkeratosen unter Aussparung des Hohlfußes. Ferner an Extremitäten, Stamm und Gesicht bis erbsgroße, gelbbräunliche isolierte sowie konfluierende follikuläre Knötchen mit festhaftenden Hornkegeln oder bräunlichen Schuppen. Rötung der Lidränder, Hyperkeratosen und Rhagaden der Mundwinkel und des Lippenrots. Nägel: Querriffelung, Leukonychie. Subunguale Hyperkeratosen mit Verdickung der Nagelplatten.
Mundhöhle: Diffuse weißliche Verfärbung des Gau-

Clinique dermatologique de l'Université libre de Berlin, Rudolf-Virchow-Krankenhaus
(Directeur: Pr H.W. SPIER)

THIES, W.:

Pityriasis rubra pilaire avec végétations secondaires chroniques

Regina W., 23 ans

ANAMNÈSE FAMILIALE

Aucune dermatose n'est connue chez les parents et grands-parents paternels et maternels. Les cheveux rouges sont fréquents dans la famille.

ANTÉCÉDENTS PERSONNELS

Développement normal. Cheveux rouges. N'a pas supporté le lait maternel. Coqueluche en 1946.

ANTÉCÉDENTS DERMATOLOGIQUES

Peu après la naissance, stries rouges obliques au front à l'implantation des cheveux. Depuis sa première année, bords palpébraux rougis. En 1946, première éruption eczématiforme de tout le tégument mais surtout prononcée à la région ano-génitale, en partie avec formation de croûtes. En 1947, séjour à la Charité pour traitement. Diagnostic: kératose folliculaire contagieuse (SIEMENS). En 1952, en traitement à notre clinique: localisation en forme de gant aux deux mains, hyperkératose plane et folliculaire frappant les coudes, les genoux, le dos des pieds, la région ano-génitale. Hyperkératose sous-unguéale avec destruction de la plaque unguéale. La muqueuse buccale présente de la leucokératose en placards. Depuis 1960/61, pyodermie végétante. Amélioration passagère sous l'influence des vitamines A et E, des antibiotiques, des bains de NaCl, de la radiothérapie de surface, de la corticothérapie. Depuis 1966, aggravation progressive avec végétations florides et macération fétide des plis intertrigineux.

STATUS DERMATOLOGIQUE

A l'admission en février 1967, la malade est étonnamment pâle et son état général déficient. Elle présente des lésions érythémateuses planes, relativement bien délimitées, à la surface râpeuse, localisées au dos des deux mains (fig. 31) où elles s'étendent aux poignets, ainsi qu'à la face dorsale des orteils; d'autre part, des placards d'hyperkératose aux coudes et aux genoux et de l'hyperkératose plantaire épargnant la voûte. Aux extrémités, au tronc et au visage, on observe des papules tantôt isolées, d'un jaune brunâtre et allant jusqu'à la dimension d'un pois, tantôt folliculaires et confluentes avec des éminences cornées sessiles ou des squames brunâtres: Rougeur des bords palpébraux, hyperkératose et rhagades de la commissure des lèvres et des lèvres elles-mêmes. Ongles: stries transversales, leuconychie; hyperkératose sous-unguéale et épaississement de la

Dermatological Clinic of the Rudolf Virchow Hospital,
Free University of Berlin
(Director: Prof. H.W. Spier)

THIES, W.:

Pityriasis rubra pilaris with chronic secondary vegetations

Regina W., aged 23 years

FAMILY HISTORY

Two siblings. Neither the parents nor any of the grandparents suffered from skin disease. Red hair is common in the family.

OTHER KNOWN DISEASES

Development normal, hair red. As an infant the patient was unable to tolerate her mother's milk. She had whooping cough in 1946.

CASE HISTORY

Shortly after she was born, a transverse red stripe appeared at the hairline on the forehead. Reddening of the eyelid margins has been present since her first year of life. In 1946 a generalised eczematoid eruption, which was particularly marked in the anogenital region and accompanied in some areas by crust formation, occurred for the first time. In 1947 admission to the Charité Hospital; diagnosis—keratosis follicularis contagiosa (SIEMENS). In 1952 the patient was admitted to our clinic suffering from an affection distributed over the hands like a glove. Hyperkeratosis (patchy and follicular) of the elbows, knees, dorsum of the foot, and anogenital region. Subungual hyperkeratosis with destruction of the nail plates. Patches of leucoplakia visible in the buccal mucosa. Since 1960/61 pyodermatitis vegetans has also developed. Treatment with vitamins A and E, antibiotics, sodium-chloride baths, superficial x-ray irradiation, and corticosteroids elicited transient improvements. Steady deterioration since 1966, with pronounced vegetations and foetid maceration of intertriginous areas.

DERMATOLOGICAL FINDINGS

When admitted in February 1967, the patient was extremely pallid and in a poor general condition; relatively well-circumscribed areas of erythema, in which the skin bore some resemblance to the texture of a rasp, were present on the backs of both hands (Fig. 31), on the wrists, and on the extensor surfaces of the toes; there were patches of hyperkeratosis on the elbows and knees as well as massive plantar hyperkeratosis affecting all but the hollow of the foot. Visible on the extremities, trunk, and face were brownish-yellow, isolated and confluent, follicular nodules varying up to the size of a pea and covered with adherent cones of horny tissue or with brownish scales. Reddened eyelid margins,

Clínica Dermatológica de la Universidad Libre
de Berlín, Hospital Rudolf Virchow
(Director: Prof. H.W. Spier)

THIES, W.:

Pitiríasis rubra pilaris con vegetaciones secundarias crónicas

Regina W., 23 años

ANAMNESIS FAMILIAR

Dos hermanos. Padres y abuelos sin enfermedades cutáneas. Gran frecuencia de pelirrojos en la familia.

ANTECEDENTES PERSONALES

Desarrollo normal; eritrismo piloso. No ha tolerado la leche materna. En 1946 tos ferina.

ANTECEDENTES DERMATOLÓGICOS

Poco después del nacimiento, estrías rojas oblicuas junto a la línea frontal de nacimiento del cabello. Desde el primer año de vida presenta bordes palpebrales enrojecidos. En 1946, primera erupción eccematiforme generalizada, particularmente en la región anogenital, en parte con formación de costras. En 1947 es internada en el hospital Charité. Diagnóstico: queratosis folicular contagiosa (SIEMENS). En 1952, hospitalización en nuestra clínica: afección de las manos a modo de guante, hiperqueratosis plana o folicular en codos, rodillas, dorso de los pies, región anogenital; hiperqueratosis subungueal con destrucción de la superficie ungueal. La mucosa bucal presenta leucoqueratosis en placas. Desde 1960–61, piodermia vegetante. El tratamiento con vitaminas A y E, antibióticos, baños de cloruro sódico, radioterapia de superficie y corticosteroides logra una mejoría pasajera. A partir de 1966, empeoramiento progresivo con vegetaciones floridas y maceración fétida en los pliegues intertriginosos.

SINTOMATOLOGÍA DERMATOLÓGICA

Al ingresar en febrero de 1967, la paciente tiene color pálido y estado general deficiente. Presenta lesiones eritematosas planas, relativamente bien delimitadas, con superficie a modo de rallador en el dorso de las manos (fig. 31), muñecas y caras de extensión de los dedos de los pies; placas hiperqueratósicas en codos y rodillas, así como hiperqueratosis plantar masiva, salvo en la concavidad del pie. En las extremidades, el tronco y la cara se observan nódulos foliculares, aislados y confluentes, de color amarillo pardusco y del tamaño hasta de un guisante, con eminencias córneas sésiles o con escamas parduscas. Enrojecimiento de los bordes palpebrales, hiperqueratosis y rágades en las comisuras labiales y en el limbo labial. Uñas: acanalamiento transversal, leuconiquia; hiperqueratosis subungueal con engrosamiento de las uñas.
Cavidad bucal: coloración blanquecina difusa del

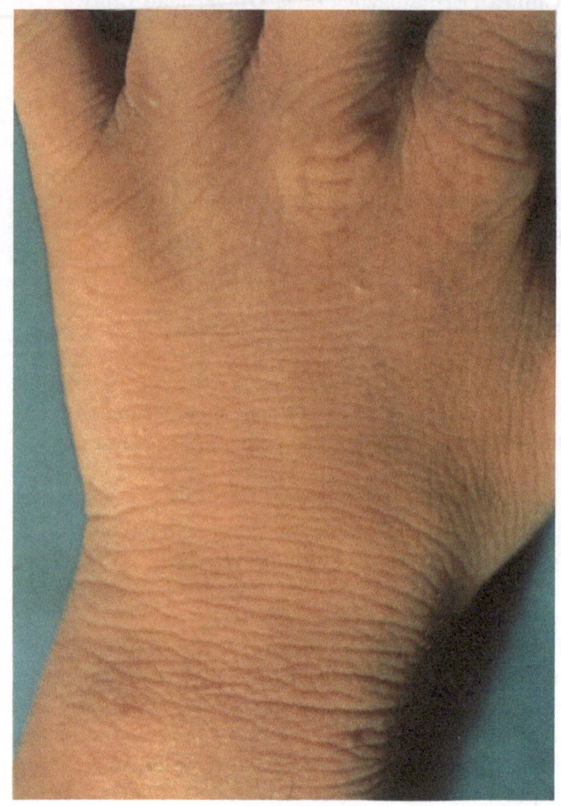

31

Flächenhaftes Erythem mit reibeisenartiger Oberfläche.

Erythème en plaques à surface râpeuse.

Area of erythema in which the surface of the skin resembles the texture of a rasp.

Eritema plano con superficie a modo de rallador.

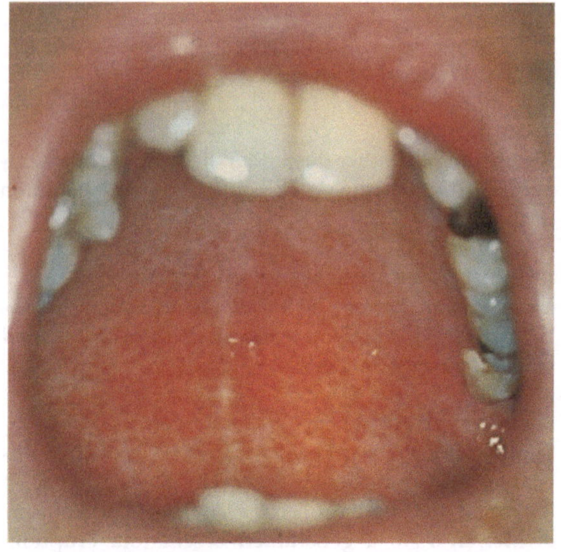

32

Teils diffuse weißliche, teils streifige und netzförmige Zeichnung mit punktförmiger Rötung des harten und weichen Gaumens.

Aspect tantôt blanchâtre et diffus, tantôt strié et réticulé avec rougeurs punctiformes du palais mou et du palais dur.

Whitish discoloration—diffuse, striate, and retiform—of the hard and soft palate, coupled with the presence of reddish spots.

Coloración blanquecina difusa, en parte estriada y reticular, con enrojecimiento puntiforme del paladar blando y óseo.

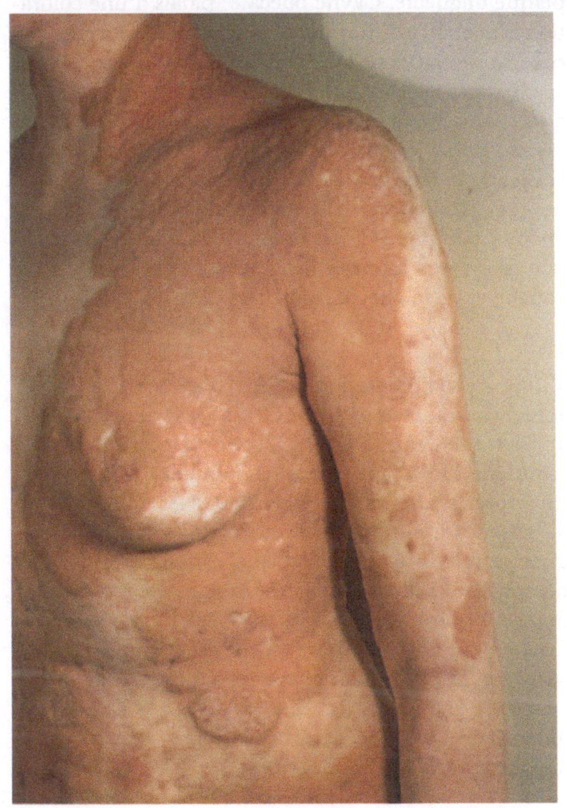

33

Großflächige verrukös-papillomatöse Herde am Stamm.

Foyers verruqueux et papillomateux étendus du tronc.

Large patches of verrucose and papillomatous lesions on the trunk.

Extensos focos verrugosos y papilomatosos en el tronco.

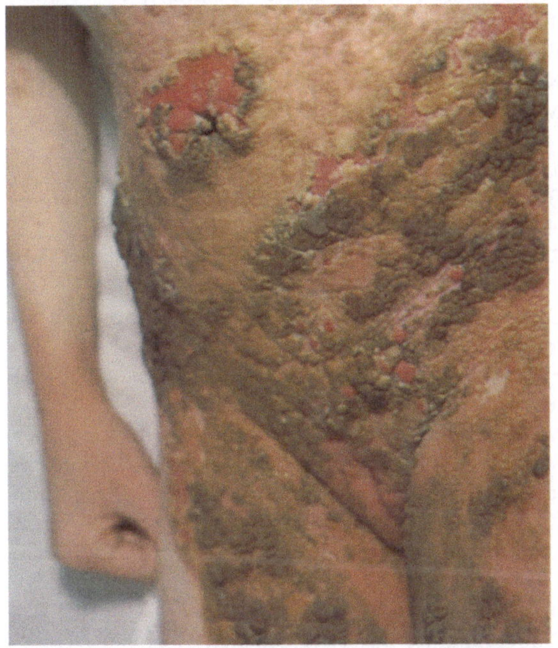

34

Ausgeprägte Vegetationen am Unterbauch und in der Leistengegend.

Végétations marquées de la peau de la moitié inférieure de l'abdomen et de la région inguinale.

Vegetations on the lower abdomen and in the inguinal region.

Acusadas vegetaciones en la mitad inferior del abdomen y en la región inguinal.

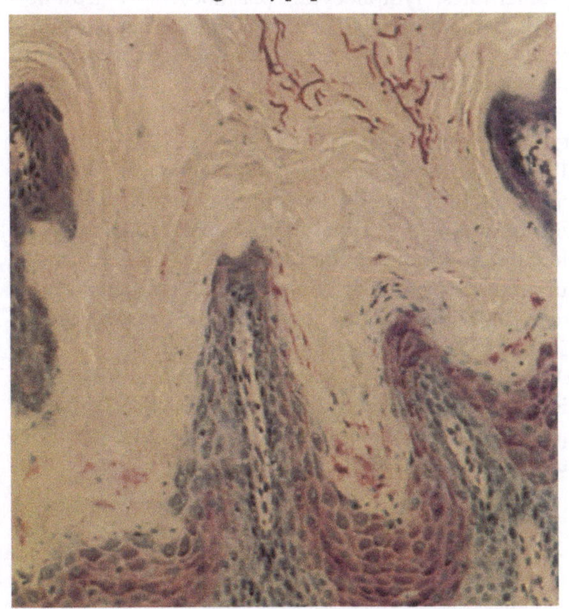

35

Septierte Hyphen und Sporen im oberen Drittel der stark verbreiterten Hornschicht. PAS-Färbung.

Hyphes cloisonnées et spores au niveau du tiers supérieur de la couche cornée, qui est très épaissie. Coloration au PAS.

Septate hyphae and spores in the upper third of the grossly thickened stratum corneum (stained with P.A.S.).

Hifas divididas y esporas en el tercio superior de la capa córnea muy engrosada; coloración con PAS.

mens mit punktförmiger Rötung: ferner streifen- oder netzförmige Leukokeratosen (Abb. 32).

Großflächige, bogig begrenzte, randbetonte erythemato-krustös-verruköse Vegetationen im Bereich der rechten Wange, der Schläfen-Scheitel-Region, der linken Hals- und Thoraxseite (Abb. 33), der Axillen, des Unterbauchs (Abb. 34), am Gesäß, im Genito-Anal-Bereich, an den Oberschenkelinnenseiten, der linken Kniekehle und der linken Knöchelregion. Dabei fötide Mazeration in den Hautfalten.

ANDERE BEFUNDE

BKS anfangs 94/123, jetzt 20/46. Hb 50 %. Serumeisen: 18,4 γ %, nach Therapie 126 γ %.
Serumelektrophorese: Albumine 36 rel. %, γ-Glob. 32,2 rel. %.
Elektrolyte: im Normbereich. Dunkeladaptation altersentsprechend.
Hautabstrich: Staph. aur. haem., Strept. haemol., Proteus vulgaris, Pseudomonas aeruginosa.
Mykologische Befunde (wiederholt): Mikroskopisch septierte Hyphen und Sporen. Kulturell: Trichophyton mentagrophytes (Kopf, Brust, Oberschenkel und Knöchelherde), Candida albicans, Candida-Arten, Scopulariopsis, Aspergillus fumigatus und Alternaria.

HISTOLOGIE

Fünf Präparate aus verschiedenen Regionen: Übereinstimmend kompakte Orthohyper-, suprapapillär auch Parakeratose, Akanthose und Papillomatose. Erweiterte und mit Hornmassen gefüllte Schweißdrüsen- und Follikelostien neben sog. sinuösen Papeln. Spärliche Infiltrate aus Rundzellen und gewucherten Bindegewebszellen.
Vegetierender Herd: Pseudoepitheliomatöse Hyperplasie. Massive entzündliche Infiltrate aus gewucherten Bindegewebszellen, Lymphozyten, Plasmazellen und Granulozyten. Neugebildete Kapillarsprossen. Massenhaft septierte Hyphen und reichlich Sporen in der Hornschicht (Abb. 35, PAS-Färbung).

THERAPIE UND VERLAUF

Bluttransfusionen, Eisen, Bismogenol®, Refobacin® und Baycillin®, Dichlor-Stapenor®, Griseofulvin, Vitamin A und Dipasic (Ashurst). Lokal: Chinosol®-Bäder, Harnstoff-Oxin, Refobacin-Lösung, Griseofulvin-Lösung, Moronal® Darunter weitgehender Rückgang der Vegetationen und deutliche Rückbildung der verrukösen Herde. In der Zwischenzeit unter intensiven Höhensonnenganzbestrahlungen und intermittierender hochdosierter Vitamin-A-Behandlung 300000 E/die weitere deutliche Besserung des Hautbefundes.

plaque unguéale. Cavité buccale: palais d'une coloration blanchâtre diffuse avec rougeur punctiforme; leucokératose en bande ou en réseau (fig. 32). Végétations érythémato-verruqueuses étendues, aux limites arquées, aux bords marqués, recouvertes de croûtes, au niveau de la joue droite, du front et du sommet du crâne, de la face gauche du cou et du thorax (fig. 33), des creux axillaires, de la moitié inférieure de la paroi abdominale (fig. 34), des fesses, de la région ano-génitale, des faces internes des cuisses, du creux poplité gauche et de la cheville gauche.

EXAMEN GÉNÉRAL

Vitesse de sédimentation de 94/123 au début, de 20/46 actuellement. Hémoglobine 50 %. Fer sérique 18,4γ %, après traitement 126 γ %. Electrophorèse du sérum: albumine 36 % rel., gammaglobulines 32,2 % rel. Electrolytes dans les limites normales. Accommodation à l'obscurité: en rapport avec l'âge. Frottis épidermiques: staphylocoque doré hémolytique, streptocoque hémolytique, Proteus vulgaris, Pseudomonas aeruginosa. A l'examen mycologique répété, filaments mycéliens cloisonnés et spores; en milieu de culture, présence de Trichophyton mentagrophytes (tête, thorax, cuisses et chevilles), de Candida albicans et d'autres souches de Candida, de Scopulariopsis, d'Aspergillus fumigatus et d'Alternaria.

EXAMEN HISTOLOGIQUE

Cinq prélèvements, de régions différentes: partout orthohyperkératose compacte, de même que parakératose suprapapillaire, acanthose et papillomatose. Glandes sudoripares et orifices folliculaires dilatés et encombrés de masses cornées, papules sinueuses. Rares infiltrats à cellules rondes et à cellules conjonctives proliférantes.
Foyer végétant: hyperplasie pseudo-épithéliomateuse. Infiltrats inflammatoires massifs à cellules conjonctives proliférantes, lymphocytes, plasmocytes et granulocytes. Bourgeons capillaires néoformés. Filaments mycéliens cloisonnés et spores en abondance dans la couche cornée (fig. 35, coloration au PAS).

THÉRAPEUTIQUE ET ÉVOLUTION

Transfusions sanguines, fer, Bismogénol®, Réfobacine® et Baycilline®, Dichlor-Stapenor®, griséofulvine, vitamine A et Dipasic® (Ashurst). In loco: bains de Chinosol®, urée-oxine, solution de Réfobacine, solution de griséofulvine, Moronal®. Ce traitement provoque la régression dans une large mesure des végétations et celle, nette, des foyers verruqueux.
Dans l'entre-temps, l'état de la peau a continué à s'améliorer sous l'effet de l'irradiation intense à la lampe de quartz et d'une cure intermittente de vitamine A à haute dose (300000 U. par jour).

hyperkeratosis and fissures at the angles of the mouth and in the vermilion of the lips. Nails: transverse fluting, leuconychia, and subungual hyperkeratosis with thickening of the nail plates.

Oral cavity: diffuse, whitish discoloration of the palate, which was also studded with reddish spots; striate or retiform leucoplakia (Fig. 32).

Large patches of erythematous, encrusted, and verrucose vegetation, with well-defined arcuate margins, visible at the following sites: right cheek, temporoparietal region, left side of the neck and thorax (Fig. 33), axillae, lower abdomen (Fig. 34), buttocks and anogenital region, inside of the thighs, hollow of the left knee, and left ankle. Foetid maceration in the skin folds.

OTHER FINDINGS

E.S.R. initially 94/123, but now 20/46. Hb. 50 %. Serum iron: 18.4 mcg. % before, and 126 mcg. % after, treatment.

Serum electrophoresis: albumins 36 %, γ-globulins 32.2 %.

Electrolytes: within normal limits. Dark adaptation normal for the patient's age.

Cutaneous smear: *Staph. aureus haemol.*, *Strept. haemol.*, *Proteus vulgaris*, *Pseudomonas pyocyanea*.

Mycological findings (from repeated examinations): septate hyphae and spores visible microscopically. Micro-organisms cultured: *Trichophyton mentagrophytes* (head, chest, thigh, and ankle), *Candida albicans* and other monilial fungi, *Scopulariopsis*, *Aspergillus fumigatus* and *Alternaria*.

HISTOLOGY

Five biopsies were taken from various regions: all showed compact orthohyperkeratosis and suprapapillary parakeratosis, as well as acanthosis and papillomatosis. Orifices of the sweat glands and follicles enlarged and filled with masses of horny substance; tortuous papillae were also present. Sparse infiltrates of round cells and proliferating connective-tissue cells.

Biopsy taken from an area of vegetation: pseudo-epitheliomatous hyperplasia. Massive inflammatory infiltrate containing proliferating connective-tissue cells, lymphocytes, plasma cells, and polymorphs. Freshly formed capillary buds. Masses of septate hyphae and large numbers of spores in the stratum corneum (stained with P.A.S., Fig. 35).

TREATMENT AND CLINICAL COURSE

Blood transfusions, iron, Bismogenol®, Refobacin® and Baycillin®, Dichlor-Stapenor®, griseofulvin, vitamin A, and Dipasic® (Ashurst). Local therapy: Chinosol® baths, urea-oxine, Refobacin solution, griseofulvin solution, and Moronal®. Under this treatment, the vegetations largely cleared and the verrucose lesions showed a marked improvement.

There has meanwhile been a further significant improvement in the condition of the patient's skin in response to intensive total-body ultraviolet irradiation and intermittent treatment with high doses of vitamin A (300,000 U. daily).

paladar con enrojecimiento puntiforme; leucoqueratosis en forma de banda o de red (fig. 32).

Extensas vegetaciones eritematoverrugosas, de límites arqueados, recubiertas por costras, a nivel de la mejilla derecha, región parietotemporal, lado izquierdo del cuello y tórax (fig. 33), axilas, mitad inferior de la pared abdominal (fig. 34), nalgas, región anogenital, caras internas de los muslos, hueco poplíteo y tobillo izquierdos, con maceración fétida en los pliegues cutáneos.

EXAMEN GENERAL

V.S.G. al principio 94/123, ahora 20/46; hemoglobina 50 %; hierro sérico 18,4 γ %, después de la terapéutica 126 γ %.

Electroforesis sérica: albúmina 36 % rel., globulinas γ 32,2 % rel.

Electrólitos: dentro de la normalidad.

Adaptación a la oscuridad: conforme a la edad.

Frotis epidérmico: Staph. aur. haem., Strept. haemol., Proteus vulgaris, Pseudomonas aeruginosa.

Exámenes micológicos repetidos: hifas y esporas divididas; cultivos: Trichophyton mentagrophytes (cabeza, pecho, muslos y tobillos), Candida albicans y otras especies de Candida, Scopulariopsis, Aspergillus fumigatus y Alternaria.

EXAMEN HISTOLÓGICO

Cinco preparaciones procedentes de diversas regiones: ortohiperqueratosis compacta, paraqueratosis suprapapilar, acantosis y papilomatosis. Orificios foliculares y glándulas sudoríparas ensanchados y repletos de masas córneas, pápulas sinuosas. Escasos infiltrados a base de células redondas y de células conjuntivas proliferantes.

Foco vegetante: hiperplasia seudoepiteliomatosa. Infiltrados inflamatorios masivos de células conjuntivas proliferantes, linfocitos, plasmocitos y granulocitos. Brotes capilares recién formados. Hifas divididas y abundantes esporas en la capa córnea (fig. 35, coloración con PAS).

TERAPÉUTICA Y EVOLUCIÓN

Transfusiones de sangre, hierro, Bismogenol®, Refobacina® y Baycillina®, Dichlor-Stapenor®, griseofulvina, vitamina A y Dipasic® (Ashurst). Tratamiento local: baños de Chinosol®, urea-oxina, solución de Refobacina, solución de griseofulvina y Moronal®. Se ha conseguido una gran remisión de las vegetaciones y de los focos verrugosos.

Entretanto se ha logrado una clara mejoría de las lesiones cutáneas mediante intensas radiaciones con la lámpara de cuarzo y la administración intermitente de vitamina A a razón de 300.000 U. al día.

Universitäts-Hautklinik Düsseldorf
(Direktor: Prof. Dr. Dr. A. Greither)

Greither, A.:

Erythema elevatum diutinum (Crocker)

Dr. H. V., 38 Jahre

ANAMNESE UND SPEZIELLER BEFUND

Die Hauterscheinungen begannen vor sechs Jahren. Ein halbes Jahr vorher machte der Patient eine primär-chronische Polyarthritis durch, die völlig abgeheilt ist. Anfang 1961 entstanden an den Ohrläppchen weiche Infiltrate, dann folgten infiltrierte Papeln an der Stirn und über den Wangen, in streng symmetrischem Befall (Abb. 36). Die Lokalisation erinnerte zunächst an einen chronischen Erythematodes, doch waren auch nicht lichtexponierte Stellen, wie die Außenknöchel beider Unterschenkel, befallen. Zu den symmetrisch gruppierten, teilweise konfluierten Papeln kam ein diskretes Exanthem an den Gliedmaßen. Die Herde machten keine wesentlichen Beschwerden, schwankten jedoch in der Intensität erheblich (Abb. 37).

Seit April 1967 ist ein deutlicher Rückgang der Erscheinungen festzustellen; die Infiltrate zerfließen, sie werden fleckig bzw. narbig. Auch der Farbton ist nicht mehr so düsterrot, sondern eher braun.

Seit April 1967 sistieren auch die rezidivierenden Hornhautrandgeschwüre, die im Jahre 1963 zu einem Irisprolaps geführt hatten.

ANDERE BEFUNDE

Die Laboratoriumsuntersuchungen zeigten normale blutchemische Werte, die Sternalpunktion eine normale Erythropoese; Serumeiweiß und Immunelektrophorese waren unauffällig, ebenso die Gerinnungsanalyse. Die Rheumatests waren negativ. Ein vorübergehend leicht erhöhter Blutdruck normalisierte sich schnell, Blase und Nieren waren ohne Befund.

Histochemisch (Prof. Dr. O. Hornstein) ließen sich vor allem im Bereich der Gefäße neutrale Glykoproteide und zum Teil saure Mukoproteide nachweisen. In den Infiltraten selbst fanden sich auch diastaseresistente Polysaccharide.

HISTOLOGIE

Die an einer anderen Klinik gestellte Diagnose Urticaria pigmentosa bestätigte sich histologisch nicht, der Gehalt an Mastzellen war normal. Feingeweblich fielen in verschiedenen Exzidaten perivasale Granulome aus zerfallenden polymorphkernigen Leukozyten und Lymphozyten sowie Plasmazellen auf. Eosinophile Leukozyten waren nur in der zweiten Exzision leicht vermehrt nachweisbar. Ferner fanden sich hyalin-verquollene, mitunter fast verschlossene Gefäßwände, durch Endothelproliferation einerseits und bindege-

Clinique dermatologique de l'Université de Düsseldorf (Directeur: Pr A. Greither)

Greither, A.:

Erythema elevatum diutinum (Crocker)

Dr H. V., 38 ans

ANAMNÈSE ET STATUS DERMATOLOGIQUE

Les lésions cutanées sont apparues il y a six ans. L'année précédente, poussée de polyarthrite chronique évolutive, totalement guérie. Au début de 1961, infiltrats mous du lobule de l'oreille, puis papules infiltrées au front et aux joues, à répartition symétrique stricte (fig. 36). La localisation faisait d'abord songer à un lupus érythémateux chronique, mais des zones non exposées à la lumière, comme la malléole externe des deux chevilles, étaient aussi atteintes. Aux papules groupées symétriquement, pour une part confluentes, vint s'ajouter un exanthème discret des extrémités. Les foyers n'occasionnaient pas de troubles importants, mais leur intensité variait considérablement (fig. 37).

Depuis avril 1967, les lésions sont en nette régression, les infiltrats s'estompent, prennent l'aspect de taches ou de cicatrices, leur couleur n'est plus d'un rouge aussi foncé mais plutôt brunâtre. A la même époque, on observe aussi que les ulcérations marginales récidivantes de la cornée, qui avaient entraîné en 1963 un prolapsus de l'iris, se sont amendées.

EXAMEN GÉNÉRAL

Epreuves de laboratoire: chimisme sanguin normal. Ponction sternale: érythropoïèse normale. Protéines du sérum, immuno-électrophorèse et examen de la coagulabilité s.p. Tests rhumatologiques négatifs. Une légère hypertension régressa rapidement. Reins et vessie s.p. A l'histochimie (Pr O. Hornstein), présence de gluco-protéides neutres et de mucoprotéides pour une part acides surtout au niveau des vaisseaux. Dans les infiltrats, polysaccharides diastaso-résistants.

EXAMEN HISTOLOGIQUE

Il n'a pas confirmé le diagnostic d'urticaire pigmentaire posé dans une autre clinique, le taux de mastocytes étant normal. On remarque, dans les divers fragments prélevés, des granulomes périvasculaires formés de leucocytes polynucléaires et de lymphocytes dégénérés, ainsi que de plasmocytes. Ce n'est qu'à la seconde biopsie qu'il y avait une légère éosinophilie. En outre, parois vasculaires présentant une dégénérescence hyaline, çà et là presque accolées par prolifération endothéliale d'une part et par sclérose hyaline du conjonctif d'autre part.

ÉVOLUTION

Guérison spontanée depuis quatre mois.

University Dermatological Clinic, Düsseldorf
(Director: Prof. A. GREITHER)

GREITHER, A.:

Erythema elevatum diutinum (Crocker)

Dr. H.V., aged 38 years

CASE HISTORY AND DERMATOLOGICAL FINDINGS

The onset of the present skin disease occurred six years ago. Six months previously, the patient had suffered an attack of polyarthritis, from which he made a complete recovery. At the beginning of 1961, soft infiltrations developed in the earlobes, followed by the eruption—on the forehead and cheeks—of symmetrically distributed infiltrated papules (Fig. 36). At first sight, the location of these lesions might have suggested chronic lupus erythematodes, were it not for the fact that areas of the body not exposed to light, e.g. the external surfaces of the ankles, were also affected. After the symmetrically grouped and, to some extent, confluent papules had appeared, a discrete rash developed on the limbs. Although the lesions varied considerably in severity, they caused little discomfort (Fig. 37).

Since April 1967, they have shown a marked improvement; the infiltrations are now resolving and becoming scarred. Their colour is tending to change from dusky red to brown. Since April 1967, recurrent ulceration of the corneal margin—which in 1963 resulted in prolapse of the iris—has also ceased.

OTHER FINDINGS

Laboratory tests revealed that the patient's blood chemistry was normal, and sternal puncture showed erythropoiesis to be normal as well; the serum-protein findings and the results of immuno-electrophoresis and blood-coagulation tests were negative, as were also the results of diagnostic tests for rheumatoid disease. The patient's blood pressure was mildly elevated for a while, but soon reverted to normal. Bladder and kidneys: N.A.D.

Histochemical studies (Prof. O. HORNSTEIN) indicated the presence—particularly in the vicinity of the blood vessels—of neutral glycoproteins and, in some instances, of acid mucoproteins. In the actual infiltrates, diastase-resistant polysaccharides were found.

HISTOLOGY

Histological examination failed to confirm the diagnosis of urticaria pigmentosa which had been made at another clinic, i.e. the number of mast cells was normal. A distinctive feature of the biopsies obtained from various sites was the presence of perivascular granulomata composed of disintegrating polymorphonuclear leucocytes and lymphocytes as well as plasma cells. Only in the second biopsy specimen was a slight increase in the number of eosinophil leucocytes

Clínica Dermatológica de la Universidad de Düsseldorf
(Director: Prof. A. GREITHER)

GREITHER, A.:

Eritema elevatum diutinum (Crocker)

Dr. H.V., 38 años

ANAMNESIS Y SINTOMATOLOGÍA DERMATOLÓGICA

Las lesiones cutáneas se manifestaron hace seis años. Medio año antes el paciente sufrió una poliartritis crónica primaria, que ha curado completamente. A principios de 1961, infiltrados blandos en los lóbulos de las orejas, después pápulas infiltradas sobre la frente y las mejillas, afecciones que se manifestaron muy simétricamente (fig. 36). La localización hizo pensar en un principio en el lupus eritematoso crónico, pero también estaban afectadas zonas no expuestas a la luz, como la cara externa de ambos tobillos. A las pápulas agrupadas simétricamente y en parte confluentes, se agregó un exantema discreto en las extremidades. Los focos no causaron grandes molestias, pero su intensidad era muy variable (fig. 37).

Desde abril de 1967, clara remisión de las manifestaciones; los infiltrados se funden y se convierten en manchas o cicatrices; la coloración ya no es roja oscura, sino más bien parda.

En la misma época cesan también las ulceraciones marginales recidivantes de la córnea, que habían provocado un prolapso del iris en 1963.

EXAMEN GENERAL

Pruebas de laboratorio: valores hemáticos normales. Punción esternal: eritropoyesis normal. La albúmina sérica, la inmunoelectroforesis y el análisis de coagulación sin particularidades. Tests reumatológicos negativos. Una ligera hipertensión se normalizó rápidamente; vejiga y riñones normales.

En lo que respecta a la histoquímica (Prof. O. HORNSTEIN), presencia de glucoproteidos neutros y en parte mucoproteidos ácidos en los vasos. En los infiltrados, polisacáridos resistentes a la diastasa.

EXAMEN HISTOLÓGICO

No se ha confirmado histológicamente el diagnóstico de urticaria pigmentaria establecido en otra clínica, pues la proporción de mastocitos era normal. En diversas excisiones se observan granulomas perivasculares formados por leucocitos polinucleares y linfocitos degenerados, así como plasmocitos. Los leucocitos eosinófilos habían aumentado ligeramente sólo en la segunda excisión. Además, paredes vasculares repletas de hialina, en parte casi ocluidas por proliferación endotelial y en parte por esclerosis hialina conjuntiva de la periferia vascular.

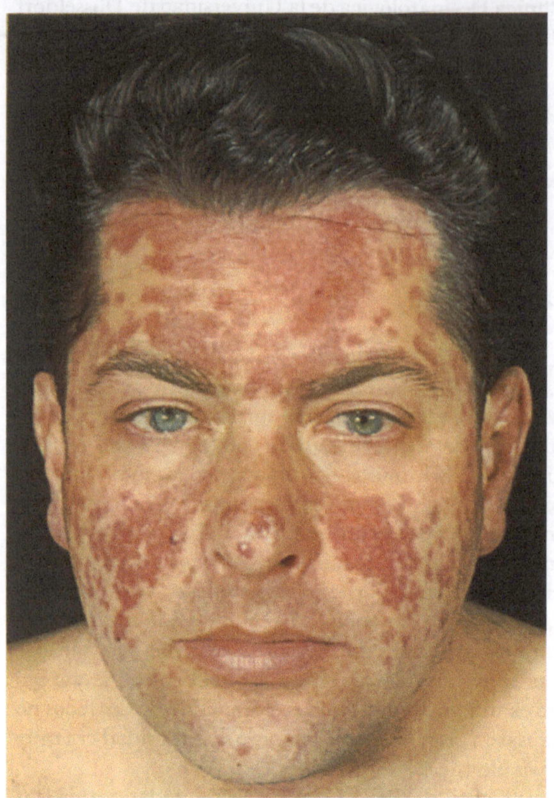

36

Erythema elevatum diutinum.

Erythema elevatum diutinum.

Erythema elevatum diutinum.

Eritema elevatum diutinum.

Erythema elevatum diutinum.

Erythema elevatum diutinum.

Erythema elevatum diutinum.

Eritema elevatum diutinum.

---

webig hyaline Sklerose der Gefäßumgebung andererseits.

VERLAUF
Seit vier Monaten Spontanabheilung.

ZUSAMMENFASSUNG
Der histologische Befund zeigte die klassischen Veränderungen eines Erythema elevatum diutinum, klinisch war der Befund nicht eindeutig.
Bemerkenswert sind an diesem Kranken also einmal der in der Lokalisation und Ausbreitung ungewöhnliche Hautbefund, ferner die mit den Hauterscheinungen einhergehenden rezidivierenden Hornhautrandgeschwüre. Unter dem Blickwinkel der Rheuma-Anamnese würde sich das – histologisch kaum bezweifelbare – Erythema elevatum diutinum infektallergisch deuten lassen. Im Sinne einer solchen Hypothese könnte die – in den Laboratoriumsbefunden erkennbare – Ausheilung der primär-chronischen Polyarthritis für den spontanen und klinisch bereits deutlichen Rückgang der Hauterscheinungen (mit Sistieren der Hornhautgeschwüre) von Bedeutung sein.

RÉSUMÉ
Si l'examen histologique a permis de constater les lésions classiques de l'erythema elevatum diutinum, l'observation clinique n'autorise pas de diagnostic tranché. Ce qui est remarquable chez ce malade, c'est la localisation et l'extension inhabituelles des lésions cutanées, puis les ulcérations marginales récidivantes de la cornée qui les accompagnaient. En se fondant sur la poussée rhumatismale figurant à l'anamnèse, on serait en droit d'interpréter cet erythema elevatum diutinum, dont le diagnostic histologique n'est guère contestable, comme une manifestation allergo-infectieuse. Dans le cadre de cette hypothèse, la guérison de la poussée de polyarthrite chronique évolutive, décelable par les examens de laboratoire, pourrait prendre une part importante à la régression spontanée, vérifiable cliniquement, des lésions cutanées et des ulcérations cornéennes concomitantes.

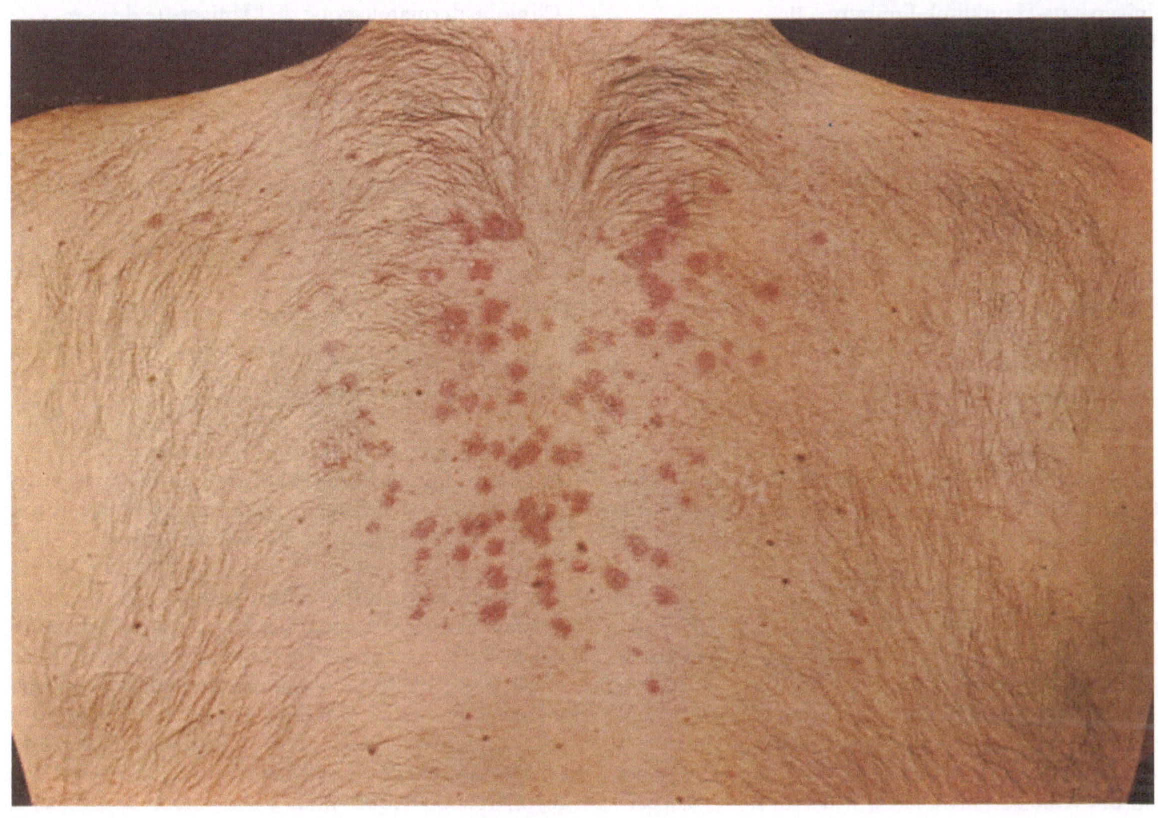

37

apparent. Deposition of hyalin had caused swelling of the vascular walls, the lumen at some points being almost completely occluded owing to endothelial proliferation and to sclerosis, fibroid degeneration, and hyalinisation of the tissues surrounding the vessels.

CLINICAL COURSE
Spontaneous recovery set in 4 months ago.

SUMMARY
The histological findings were typical of erythema elevatum diutinum, although the clinical picture was not conclusive.

The most interesting aspects of this case were, firstly, the unusual location and distribution of the skin lesions and, secondly, the fact that they were accompanied by recurrent ulceration of the corneal margin. The histological evidence leaves virtually no doubt that the patient was indeed suffering from erythema elevatum diutinum, and the episode of polyarthritis in the case history suggests that the skin disease itself may have been an allergic reaction to infection. In the light of this hypothesis, there might well be a significant connection between the fact that—as confirmed by laboratory findings—the patient has fully recovered from his polyarthritis and that the skin lesions have shown a marked spontaneous clinical improvement (accompanied by cessation of the corneal ulceration).

EVOLUCIÓN
Curación espontánea desde hace cuatro meses.

RESUMEN
El examen histológico ha mostrado las lesiones clásicas del eritema elevatum diutinum, pero la observación clínica no permite establecer un diagnóstico definitivo. Son dignas de señalar la localización y extensión inhabituales de las lesiones cutáneas, así como las ulceraciones marginales recidivantes de la córnea que acompañan. Basándose en la anamnesis reumática – apenas indudable histológicamente –, este eritema elevatum diutinum podría interpretarse como una manifestación alergoinfecciosa; para esta hipótesis podría ser de importancia la curación de la poliartritis crónica primaria – reconocible por los exámenes de laboratorio – en lo relativo a la remisión clínica espontánea de las lesiones cutáneas y de las ulceraciones córneas concomitantes.

Universitäts-Hautklinik Freiburg i. Br.
(Direktor: Prof. Dr. K. W. KALKOFF)

KALKOFF, K. W.:

Erythema elevatum diutinum (Crocker)

Birgit M., 16 Jahre

FAMILIENANAMNESE
Unauffällig.

EIGENANAMNESE
Eitrige, fieberhafte Angina mit einem halben Jahr. Rezidive häufiger im Winter, etwa im Abstand von ein bis drei Monaten. Sonst nie ernstlich krank gewesen.

SPEZIELLE ANAMNESE
Hauterscheinungen mit Beginn am Gesäß erstmals 1956 im Dezember. 1958 Tonsillektomie, trotzdem nahm die Hautkrankheit an Intensität zu. Schmerzen in den akrozyanotischen Armen und Beinen, die sich bei Kälte erheblich verstärkten. Wegen der Schmerzen und des Kältegefühls legte sich das in seiner körperlichen Entwicklung retardierte Kind regelmäßig schon nachmittags nach der Schule zu Bett, um erst am anderen Morgen wieder aufzustehen. Die außerordentlich polymorphe Dermatose ist immer wieder in akuten Schüben verlaufen, zwischen den Schüben jedoch nie ganz verschwunden (vgl. Dermat. Wschr. *142*, 788, 1960).

DERMATOLOGISCHER BEFUND
Befallen sind besonders stark Glutealregion (Abb. 38), Streckseiten der Hände (Abb. 39), Finger, Arme, Beine, mit Schwerpunkten an Ellenbogen, Knien (Abb. 40). Stark affiziert ist auch die Haut über den Achillessehnen. Vorübergehend waren das Gesicht und die Ohrmuscheln einbezogen. Früher war eine Gingivitis marginalis mit Taschenbildung zu beobachten, eine für das Alter ganz ungewöhnliche Paradentose sowie rezidivierende exsudative Erscheinungen an der Zungenspitze (Abb. 41) und Aphthen an der Mundschleimhaut. Erbsen- und linsengroße, zunächst hellrote, später mehr blaurote und braunrote, leicht schuppende Flecken und mehr oder weniger stark exsudative Erhabenheiten sowie manchmal auch herpetiforme, bisweilen hämorrhagische Bläschen und Blasen. Durch Konfluenz gruppierter Effloreszenzen können größere flächenhafte Herde entstehen. Eigenartige, streifige, hyperkeratotische, bisweilen fast psoriasiforme Erscheinungen an Knien, Ellenbogen, Handrücken und Dorsalflächen der Fingergelenke sowie der Achillessehnen. Granuloma-anulare-ähnliche Herde mit einem gelblichen, ins Chamois gehendem Farbton. Vielleicht etwas exsudativer und entzündlicher als beim Granu-

Clinique dermatologique de l'Université de Fribourg-en-Brisgau (Directeur: Pr K. W. KALKOFF)

KALKOFF, K. W.:

Erythema elevatum diutinum (Crocker)

Birgit M., 16 ans

ANAMNÈSE FAMILIALE
Rien de particulier à signaler.

ANTÉCÉDENTS FAMILIAUX ET PERSONNELS
Angine suppurée fébrile à l'âge de six mois; rechutes plus fréquentes en hiver, à intervalle de deux ou trois mois. A part cela, aucune maladie sérieuse.

ANTÉCÉDENTS DERMATOLOGIQUES
Les lésions cutanées apparaissent pour la première fois aux fesses en décembre 1956. Malgré l'amygdalectomie effectuée en 1958, elles s'intensifient. Des douleurs surviennent aux extrémités supérieures et inférieures, qui sont cyanosées, et s'exacerbent au froid. L'enfant, retardée dans son développement somatique, se couchait régulièrement l'après-midi à son retour de l'école, à cause des douleurs et de la sensation de froid, et ne se levait que le lendemain matin. La dermatose, dont le polymorphisme est très accusé, évolue par poussées ou plutôt par exacerbations, les lésions ne disparaissant jamais complètement entre deux poussées (cf. Dermat. Wschr. *142*, 788, 1960).

STATUS DERMATOLOGIQUE
Les lésions sont particulièrement prononcées aux fesses (fig. 38), au dos des mains (fig. 39), aux doigts, aux extrémités supérieures et inférieures, affectant avec prédilection les coudes, les genoux (fig. 40) et la peau recouvrant le tendon d'Achille. Le visage et le pavillon de l'oreille ont été aussi atteints passagèrement. Au début, on observait une gingivite marginale avec formation de poches, une périostite alvéolaire tout à fait inhabituelle à cet âge, des lésions exsudatives récidivantes à la pointe de la langue (fig. 41) et des aphtes de la muqueuse buccale. Taches de la dimension d'un pois ou d'une lentille, d'abord roses, puis violacées ou d'un brun rougeâtre, desquamant facilement, papules plus ou moins exsudatives, parfois aussi vésicules ou bulles herpétiformes, de temps à autre hémorragiques. Les efflorescences groupées donnent lieu par confluence à des placards étendus. Lésions bizarres, en stries, hyperkératosiques, parfois presque psoriasiformes, aux genoux, coudes, dos des mains et à la face dorsale des articulations des doigts, de même qu'à la peau recouvrant le tendon d'Achille. Foyers de teinte jaunâtre allant jusqu'au brun chamois, ressemblant à ceux du granulome annulaire, mais peut-être plus inflammatoires et plus exsudatifs. Par places, pigmentation réticulaire.

University Dermatological Clinic, Freiburg im Breisgau (Director: Prof. K.W. Kalkoff)

Kalkoff, K.W.:

Erythema elevatum diutinum (Crocker)

Birgit M., aged 16 years

FAMILY HISTORY
No findings worthy of note.

OTHER KNOWN DISEASES
At the age of 6 months, the patient developed suppurative febrile tonsillitis, which tended to recur more frequently in the winter, i.e. at intervals of 1–3 months. Otherwise she has never been seriously ill.

CASE HISTORY
The first skin lesions appeared on the buttocks in December 1956. Despite tonsillectomy in 1958, the skin disease worsened. The child, who was physically retarded, complained of pain in her acrocyanotic arms and legs. Because of this pain, which became much more severe during cold weather, and because she felt cold, she made it a habit to go to bed in the afternoon as soon as she had returned from school, and not to get up again until the next morning. Her extremely polymorphous skin disorder recurs in the form of acute attacks, but never completely disappears in the intervals between one attack and the next (cf. Dermat. Wschr. *142*, 788, 1960).

DERMATOLOGICAL FINDINGS
The areas most severely affected are the buttocks (Fig. 38) and the extensor surfaces of the hands (Fig. 39), fingers, arms, and legs, including particularly the elbows, knees (Fig. 40), and skin over the Achilles tendons. For a while, the face and auricles of the ears were also involved. At one time the patient was suffering from marginal gingivitis associated with pocketing, as well as from periodontosis (most unusual in such a young subject), recurrent exudative lesions at the tip of the tongue (Fig. 41), and aphthae. The skin lesions comprise: slightly scaly spots which are the size of a pea or lentil and which first appeared bright red, later changing to bluish-red or brownish-red; more or less exudative papules; sometimes also herpetiform vesicles and bullae, which are occasionally haemorrhagic. Where groups of eruptions have coalesced, the affected areas may become quite large. Visible on the knees, elbows, backs of the hands, and dorsal aspects of the finger-joints, as well as over the Achilles tendons, are peculiar hyperkeratotic lesions of striate configuration, which at times are reminiscent of psoriasis. Also present are lesions resembling granuloma annulare, the colour of which is yellowish or like

Clínica Dermatológica de la Universidad de Friburgo en Brisgovia (Director: Prof. K.W. Kalkoff)

Kalkoff, K.W.:

Eritema elevatum diutinum (Crocker)

Birgit M., 16 años

ANTECEDENTES FAMILIARES
Sin particularidades.

ANTECEDENTES PERSONALES
A los seis meses de edad padeció una angina febril supurada; recidivas frecuentes en invierno, a intervalos de uno a tres meses. Por lo demás, no ha estado nunca gravemente enferma.

ANTECEDENTES DERMATOLÓGICOS
En diciembre de 1956 aparecen por primera vez las lesiones cutáneas en las nalgas. En 1958 tonsilectomía, a pesar de lo cual se intensifica la enfermedad. Dolores en brazos y piernas acrocianóticos, que se exacerban considerablemente con el frío. La niña – retrasada en el desarrollo somático – se acostaba después de comer, a causa de los dolores y de la sensación de frío, y no se levantaba hasta la mañana siguiente para ir a la escuela. La dermatosis extraordinariamente polimorfa evoluciona siempre por brotes agudos, pero sin desaparecer del todo entre los mismos (cf. Dermat. Wschr. 142, 788, 1960)

SINTOMATOLOGÍA DERMATOLÓGICA
Se hallan muy afectadas la región glútea (fig. 38), las superficies de extensión de las manos (fig. 39), dedos, brazos y piernas, principalmente los codos y las rodillas (fig. 40), así como la piel que cubre los talones de Aquiles. La dermatosis afectó también pasajeramente a la cara y a los pabellones de las orejas. Anteriormente se habían observado asimismo una gingivitis marginal con formación de bolsas, paradentosis, muy poco habitual a esta edad, lesiones exudativas recidivantes en la punta de la lengua (fig. 41) y aftas en la mucosa bucal. Presenta manchas ligeramente descamativas, primero de color rojo claro, después de rojo azulado y rojo pardo; el tamaño varía entre el de un guisante y una lenteja; pápulas más o menos exudativas, así como vesículas o ampollas herpetiformes, a veces hemorrágicas. La confluencia de eflorescencias agrupadas da lugar a placas extensas. Lesiones peculiares, en estrías, hiperqueratósicas, a veces casi psoriasiformes, en rodillas, codos, dorso de las manos, superficies dorsales de las articulaciones falángicas de las manos y en los tendones de Aquiles. Focos amarillentos hasta el color de la gamuza, similares al granuloma anular, pero acaso algo más exudativos e inflamatorios. En ciertos lugares, pigmentaciones en forma de red. En las zonas de predi-

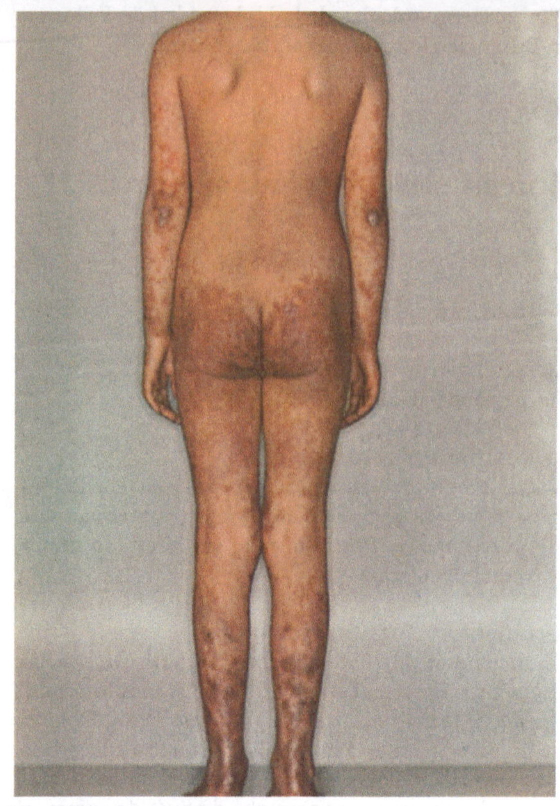

38

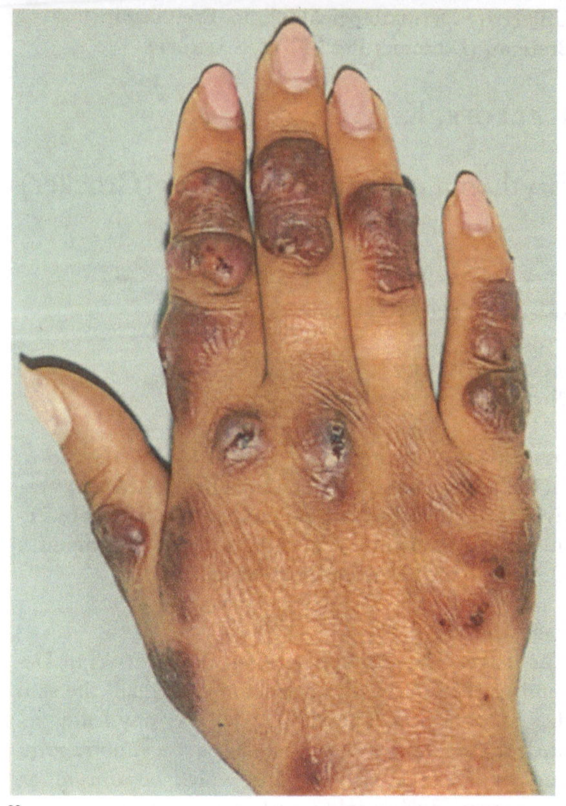

39

Erythema elevatum diutinum (Photo von 1959, Lokalisation wie 1967).

Erythema elevatum diutinum (photo de 1959, localisation comme en 1967).

Erythema elevatum diutinum (photograph from 1959, but same localisation as in 1967).

Eritema elevatum diutinum (foto de 1959, misma localización que en 1967).

Knotenbildungen als Restzustand in atrophischer, früher kranker Haut.

Nodules résiduels sur une peau atrophique, jadis malade.

Residual nodes in atrophic healed skin.

Nódulos residuales en piel atrófica, anteriormente afectada.

---

loma anulare. Stellenweise netzartig angeordnete Pigmentierungen. An den sich auffallend kühl anfühlenden Prädilektionsstellen zarte Atrophien. Neue Herde bilden sich immer wieder im Bereich der schon abgeheilten Veränderungen und erzeugen ein außerordentlich buntes Bild.

HISTOLOGIE

Im oberen Kutisdrittel Vasculitis allergica (RUITER). Hochgradige Endothelveränderungen. Saum von toxischem Hyalin. Überwiegend aus polymorphkernigen Leukozyten mit vereinzelten Eosinophilen bestehende, perivaskuläre Infiltration mit Leukoklasie und Proliferation von Histiozyten. Die Infiltration hat einen weiteren Schwerpunkt subepidermal. Dort wird die Basalmembran zerstört, und es kommt zu Lückenbildungen im Bereich der Basalmembran. Andere Be-

Aux endroits de prédilection, froides au toucher, présence d'une fine atrophie. De nouvelles lésions continuent à se former au niveau des foyers guéris, d'où l'aspect polymorphe accusé.

EXAMEN HISTOLOGIQUE

Dans le tiers superficiel de la peau, vascularite allergique (RUITER). Altérations endothéliales marquées. Liseré de substance hyaline toxique. Infiltration périvasculaire consistant pour l'essentiel en polynucléaires et en quelques éosinophiles, avec leucoclasie et prolifération d'histiocytes. Cette infiltration affecte aussi les couches sous-épidermiques, où la membrane basale détruite par places laisse apparaître des solutions de continuité. Certaines zones présentent une infiltration lympho-histiocytaire qui prédomine à d'autres zones. On note alors une vacuolisation très accusée des histiocytes, dont

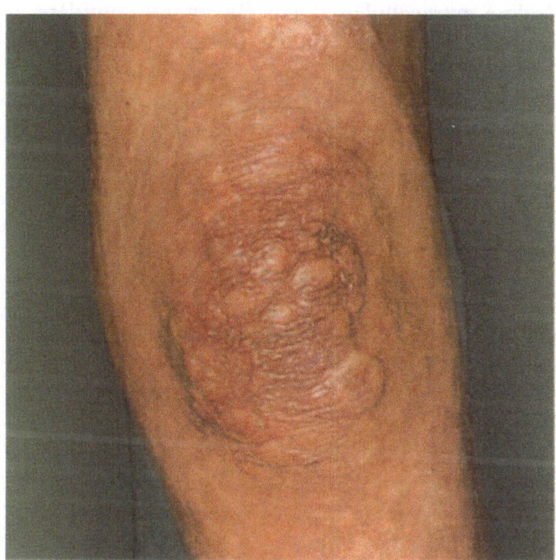

40

Granuloma-anulare- bzw. xanthomähnliche Herde am Knie.

Granulome annulaire, foyers d'aspect xanthomateux du genou.

Lesions on the knee resembling granuloma annulare or xanthoma.

Focos similares al granuloma anular o al xantoma en la rodilla.

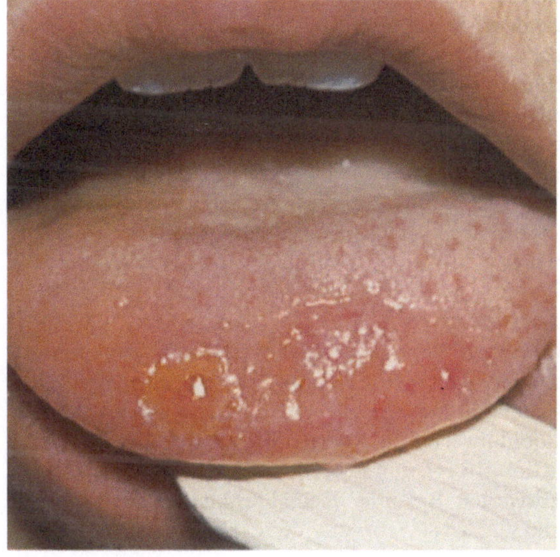

41

Rezidivierende Zungenveränderungen.

Lésions récidivantes de la langue.

Recurrent lesions on the tongue.

Lesiones recidivantes en la lengua.

---

that of shammy leather; they seem to be rather more exudative and inflamed, however, than in granuloma annulare. A retiform pattern of pigmentations can be seen at certain points. Areas of delicate atrophied skin occur at the extremities, which are abnormally cool to the touch. Fresh eruptions tend to appear in places where previous lesions have meanwhile healed, resulting in an extraordinarily variegated clinical picture.

HISTOLOGY

Vasculitis allergica (RUITER) in the upper third of the cutis. Severe changes in the endothelium, the border of which contains toxic hyalin. Perivascular infiltrations, consisting chiefly of polymorphonuclear leucocytes and isolated eosinophils, together with leucocytoclasis and histiocyte proliferation. Also pronounced infiltra-

lección, frías al tacto, ligeras atrofias. Continuamente se forman nuevas lesiones a nivel de los focos curados, de lo que se deriva el acusado aspecto polimorfo.

EXAMEN HISTOLÓGICO

Vasculitis alérgica (RUITER) en el tercio superior de la piel. Alteraciones endoteliales muy considerables. Ribete de hialina tóxica. Infiltración perivascular consistente principalmente en leucocitos polinucleares y algunos eosinófilos, con leucorrexis y proliferación de histiocitos. Esta infiltración afecta también a las capas subepidérmicas, donde la membrana basal destruida presenta vacuolizaciones. En otras zonas se observa un intenso infiltrado linfohistiocitario, que predomina también en otros lugares, así como considerables vacuolizaciones de histiocitos, cuyo protoplasma contiene depósitos de substancias birrefringentes. Es pro-

zirke zeigen ein stärkeres lymphohistiozytäres Infiltrat, das an wieder anderen Stellen beherrschend wirkt. Hier werden auffallend starke Vakuolisierungen der histozytären Zellen beobachtet. Speicherung doppelbrechender Substanzen im Protoplasma von Histiozyten. Es kommt offenbar über eine exsudativ leukozytäre, mit Leukoklasie einhergehende Frühphase zu einer lymphohistiozytären Resorptionsphase mit Speicherung von Lipiden.

Aus dem klinischen und histologischen Befund der Haut ergibt sich eine weitgehende Ähnlichkeit mit dem Hutchinson-Typ des Erythema elevatum diutinum, aber auch mit extrazellulärer Cholesterinose (von HERZBERG m.E. mit Recht als Variante des Erythema elevatum diutinum aufgefaßt). Die Frühphase der allergischen Vaskulitis ähnelt klinisch eher einer Dermatitis herpetiformis als einem Erythema exsudativum multiforme.

LABORBEFUNDE

Abgesehen von einer leicht erhöhten Senkungsgeschwindigkeit der Erythrozyten, einem erniedrigten Serumalbuminwert von 47 rel. % und leicht erhöhten Globulinwerten (α_1-Glob. 6 rel. %, α_2-Glob. 11 rel. %, β-Glob. 16 rel. % und γ-Glob. 20 rel. %) keine bemerkenswerten Befunde. Kein krankhafter interner Befund.

VERLAUF

Die Besonderheit des Falles liegt in dem schlagartigen, geradezu dramatischen Ansprechen auf 3-Sulfonilamido-6-methoxypyridazin (Lederkyn® bzw. Kynex®) und, wie ein wegen Methämoglobinämie abgebrochener Versuch zeigte, auf Sulfone (DADPS), wie bei einer Dermatitis herpetiformis. Vitamin A, verschiedene Antibiotika, Chloroquin-Diphosphat ohne Effekt. Dexamethason bis zu 5 mg nur geringe Wirkung. Bei Absetzen der Therapie Rezidive. Deshalb Dauerbehandlung mit Lederkyn von 1959 bis 1966 mit einer eben ausreichenden, möglichst niedrigen Dosis unter Anpassung an den jeweiligen Zustand, und zwar durchschnittlich mit 0,5 bis 0,25 g täglich. Eine das Auftreten neuer Effloreszenzen völlig unterdrückende Dosierung von 1,0 bis 2,0 g täglich erschien uns als Dauerbehandlung zu riskant. Unter dieser Therapie wurde eine normale körperliche Entwicklung des Kindes überhaupt erst ermöglicht.

Das Erythema elevatum diutinum wird als eine ätiologisch möglicherweise verschiedenartige, aber pathogenetisch einheitliche reaction cutanée aufgefaßt. Es wird zur Diskussion gestellt, ob in diesem Fall nicht ein der Dermatitis herpetiformis nahestehender Prozeß, bei dem sich allerdings das Primärereignis nicht nur im Bereich der Basalmembran, sondern auch im Bereich der Gefäßwandungen kutaner Gefäße abspielt, in ein Erythema elevatum diutinum transformiert hat.

le protoplasme renferme des dépôts de substances biréfringentes. Il est probable qu'à une phase exsudative leucocytaire précoce, s'accompagnant de leucoclasie, succède une phase lympho-histiocytaire de résorption, avec accumulation de lipides.

L'aspect macroscopique et histologique de la peau ressemble beaucoup au type de Hutchinson de l'erythema elevatum diutinum, mais également à la cholestérolose extracellulaire, que HERZBERG considère, à juste titre selon nous, comme une variante du même erythema. Quant à la phase précoce de la vascularite allergique, elle rappelle cliniquement la dermatite herpétiforme plutôt que l'érythème polymorphe exsudatif.

EXAMEN GÉNÉRAL ET EXAMEN DE LABORATOIRE

L'examen général n'a rien décelé de pathologique. Rien de particulier à l'examen de laboratoire, à part une vitesse de sédimentation des globules rouges légèrement accélérée, un taux d'albumine sérique abaissé à 47 % rel. et des taux de globulines légèrement élevés (α_1 6 % rel., α_2 11 % rel., β 16 % rel. et γ 20 % rel.).

ÉVOLUTION

Ce cas a ceci de spécial qu'il a réagi immédiatement à la [méthoxy-6 pyridazyl-3] sulfanilamide (Lederkyn®, Kynex®) et, comme l'a montré un essai thérapeutique qui a dû être interrompu par suite d'une méthémoglobinémie, à la sulfone (DADPS), à la manière d'une dermatite herpétiforme. La vitamine A, divers antibiotiques, le diphosphate de chloroquine sont restés sans effet. Faible effet de la dexaméthasone jusqu'à 5 mg. Rechute après arrêt du traitement. Donc traitement continu par Lederkyn de 1959 à 1966, à la dose efficace la plus basse possible, conformément à l'état du moment, soit en moyenne de 0,5 à 0,25 g par jour. Une posologie quotidienne de 1,0 à 2,0 g, capable de réduire complètement de nouvelles efflorescences, nous a semblé trop risquée pour être prescrite en cure de longue haleine. Ce traitement a permis que l'enfant se développe désormais normalement sur le plan somatique.

L'erythema elevatum diutinum est considéré comme une réaction cutanée d'étiologie peut-être diverse mais à la pathogénèse univoque. A propos de ce cas, on peut se demander s'il ne s'agit pas d'un processus apparenté à la dermatite herpétiforme, et où le phénomène primitif se déroulerait non seulement au niveau de la membrane basale mais encore au niveau de la paroi des vaisseaux cutanés, qui se serait transformée en erythema elevatum diutinum.

tion in the subepidermal tissue, where the basement membrane is undergoing destruction, resulting in the formation of gaps in the membrane. A heavy infiltrate of lymphocytes and histiocytes is visible in other regions; in the areas most severely affected by this infiltrate, the histiocytes show a striking degree of vacuolation. Accumulation of birefractive material in the protoplasm of the histiocytes. The pathological process evidently involves an early exudative, leucocytic phase characterised by leucocytoclasis, followed by a phase during which lymphocytes and histiocytes are resorbed and lipids accumulate.

The clinical appearance of the skin and the histological findings strongly resemble those encountered in the Hutchinson type of erythema elevatum diutinum as well as in extracellular cholesterolosis (the latter being a condition which HERZBERG—rightly, in our opinion —regards as an alternative form of erythema elevatum diutinum). The early phase of allergic vasculitis bears a closer clinical resemblance to dermatitis herpetiformis than to erythema multiforme.

LABORATORY TESTS

No findings of note, except for a slightly raised E.S.R., a low serum albumin value of 47 %, and mildly elevated globulin values (α_1-globulin 6 %, α_2-globulin 11 %, β-globulin 16 %, and γ-globulin 20 %). No evidence of internal disease.

CLINICAL COURSE

The most remarkable feature of this case was the dramatically sudden response to 3-sulphonilamido-6-methoxypyridazine (Lederkyn®/Kynex®) and—as in dermatitis herpetiformis—the equally prompt response to sulphones (D.A.D.P.S.), which later had to be discontinued, however, owing to the development of methaemoglobinaemia. Vitamin A, various antibiotics, and chloroquine diphosphate had no effect. Dexamethasone, in doses of up to 5 mg., produced only a slight improvement. When the treatment was withdrawn, relapses set in; maintenance therapy with Lederkyn was therefore given from 1959 to 1966, the dosage being kept as low as possible (average daily dose 0.25–0.5 g.) and adapted as and when changes in the patient's condition occurred. When fresh eruptions developed, it required a daily dose of 1.0–2.0 g. to suppress them completely—a dose which we felt it would be too hazardous to prescribe for maintenance purposes. Thanks to this treatment it was possible for the child to achieve a normal physical development.

Although various factors may be involved in the aetiology of erythema elevatum diutinum, the disease itself is regarded as a pathogenetically uniform cutaneous reaction; it is possible that in this particular case the condition may have become transformed into erythema elevatum diutinum after having originated as a disease closely akin to dermatitis herpetiformis in which, however, the primary process affected not only the basement membrane but also the walls of the cutaneous blood vessels.

bable que tras una fase exudativa y leucocitaria precoz, que se acompaña de leucorrexis, se produzca una fase de resorción linfohistiocitaria con acumulación de lípidos.

El aspecto macroscópico e histológico de la piel se asemeja mucho al tipo Hutchinson del eritema elevatum diutinum, pero también a la colesterinosis extracelular, considerada por HERZBERG con razón como variante del eritema elevatum diutinum. La fase inicial de la vasculitis alérgica recuerda clínicamente más a la dermatitis herpetiforme que al eritema exudativo multiforme.

EXAMEN GENERAL Y DE LABORATORIO

Aparte una V.S.G. ligeramente acelerada, un valor reducido de la albúmina sérica (47 % rel.) y valores de globulina algo elevados (glob. α_1 6 % rel., glob. α_2 11 % rel., glob. β 16 % rel., glob. γ 20 % rel.), no hay otros datos notables. Tampoco se ha obtenido ningún hallazgo patológico en los órganos internos.

EVOLUCIÓN

Lo característico del caso reside en la respuesta instantánea a la 3-sulfonilamido-6-metoxipiridacina (Lederkyn®, Kynex®) y – como ha mostrado un ensayo interrumpido a causa de metahemoglobinemia – a las sulfonas (DADPS), como la dermatitis herpetiforme. No surtieron efecto la vitamina A, diversos antibióticos y el difosfato de cloroquina. La dexametasona hasta 5 mg. ejerció poca acción. Recaídas al cesar la terapéutica, por lo que se instauró un tratamiento continuo de 1959 a 1966 con Lederkyn a una dosis suficiente, adaptándose a las circunstancias, pero lo más baja posible, de 0,5 a 0,25 g. al día por término medio. La dosificación de 1,0 a 2,0 g. diarios, capaz de inhibir por completo la aparición de nuevas eflorescencias, nos pareció demasiado arriesgada para un tratamiento prolongado. Dicha terapéutica posibilitó el desarrollo somático normal de la niña.

El eritema elevatum diutinum es considerado como una reacción cutánea de etiología posiblemente diversa, pero de patogénesis unívoca, por lo que debe preguntarse si no se trata de un proceso próximo a la dermatitis herpetiforme – en el que la alteración primaria se desarrollaría tanto en la membrana basal como en las paredes de los vasos cutáneos – que se ha transformado en un eritema elevatum diutinum.

Dermatologische Klinik und Poliklinik der Universität München (Direktor: Prof. Dr. O. BRAUN-FALCO)

Clinique et policlinique dermatologiques de l'Université de Munich (Directeur: Pr O. BRAUN-FALCO)

BANDMANN, H.-J., und N. ROMITI:

Erythema elevatum diutinum (lipidinsudatives Stadium = extrazelluläre Cholesterinose)

BANDMANN, H.-J. et N. ROMITI

Erythema elevatum diutinum (stade lipido-exsudatif = cholestérose extracellulaire)

Therese H., 48 Jahre

EIGENANAMNESE
Die Patientin war sonst stets gesund; sie kann sich nur an Kinderkrankheiten erinnern.

SPEZIELLE ANAMNESE
Seit etwa sieben Jahren bilden sich an den Unterschenkeln Knötchen sowie eitrige und blutige Bläschen, die geschwürig aufbrechen und dann unter bräunlicher bzw. weißlicher Narbenbildung abheilen. Die Knötchen und Bläschen treten schubweise auf. Im Verlauf der Erkrankung dehnten sie sich auf die gesamten unteren Extremitäten, die Glutealregion, die Handrücken und gelegentlich die oberen Extremitäten und die obere Rückenpartie aus. Die Läsionen sind am Abend stärker ausgebildet als am Morgen. Es bestehen außer leichtem Brennen und Beschwerden durch das Aufbrechen der Knötchen keine Schmerzen. Auch auf Befragen gab die Patientin keine Gelenkbeschwerden an.

DERMATOLOGISCHER BEFUND
Befallen sind alle Extremitäten, die unteren stärker als die oberen (Abb. 42). Man sieht neben nur wenige Millimeter messenden Knötchen bis zu 3 cm breite

Therese H., 48 ans

ANTÉCÉDENTS PERSONNELS
A part les maladies infantiles banales, n'a jamais été souffrante.

ANTÉCÉDENTS DERMATOLOGIQUES
Depuis sept ans environ, apparition aux jambes de nodules et de vésicules purulentes et hémorragiques, qui sautent en formant des ulcérations, puis guérissent en laissant des cicatrices brunâtres ou blanchâtres. Nodules et vésicules surviennent par poussées. Au cours de l'évolution, ils s'étendent à toute l'extrémité inférieure des deux côtés, à la région fessière, au dos des mains et parfois aux extrémités supérieures et à la partie supérieure du dos. Ces lésions sont plus prononcées le soir que le matin. Absence de douleurs, à part une légère sensation de cuisson et de la gêne due à la rupture des nodules. La malade n'accuse pas de douleurs articulaires.

STATUS DERMATOLOGIQUE
Toutes les extrémités sont atteintes, les inférieures plus que les supérieures (fig. 42). A côté de nodules de la dimension de quelques millimètres, d'autres mesurent jusqu'à 3 cm. Les efflorescences ont tendance à con-

University Dermatological Clinic and Policlinic,
Munich (Director: Prof. O. BRAUN-FALCO)

BANDMANN, H.-J., and N. ROMITI:

Erythema elevatum diutinum
(stage of lipid deposition = extracellular cholesterolosis)

Therese H., aged 48 years

OTHER KNOWN DISEASES
Apart from her skin condition, the patient had always been healthy; so far as she can recollect, she has suffered only from childhood diseases.

CASE HISTORY
For the past 7 years or so, nodules as well as purulent and sanguineous vesicles have been appearing on her lower legs; these ulcerate and rupture, after which they heal, leaving a brownish or whitish scar. The nodules and vesicles break out in crops. In the course of the disease, they have spread over the whole of both legs, the buttocks, and the backs of the hands, occasionally also developing on the arms and upper part of the back. The lesions are more pronounced in the evening than in the morning. Except for mild smarting and discomfort caused by rupturing of the nodules, the patient experiences no pain, nor does she suffer from pains in the joints.

DERMATOLOGICAL FINDINGS
All four limbs are affected, the legs more severely than the arms (Fig. 42). The nodules measure anything from a few millimetres to 3 cm. in width. The efflorescences

Clínica y Policlínica Dermatológicas de la Universidad
de Munich (Director: Prof. O. BRAUN-FALCO)

BANDMANN, H.-J. y N. ROMITI:

Eritema elevatum diutinum
(estadio lipidoexudativo = colesteriñosis extracelular)

Therese H., 48 años

ANTECEDENTES PERSONALES
Además de la afección actual, la paciente no recuerda haber padecido más que las enfermedades de la infancia.

ANTECEDENTES DERMATOLÓGICOS
Desde hace unos siete años aparecen nódulos y vesículas purulentas y hemorrágicas en las pantorrillas, que se abren formando abscesos y curan dejando cicatrices parduscas o blanquecinas. Nódulos y vesículas se manifiestan por brotes. En el transcurso de la afección se han extendido por los miembros inferiores, la región glútea, el dorso de las manos, en ocasiones por los miembros superiores y la zona superior de la espalda. Las lesiones son más pronunciadas por la tarde que por la mañana. No siente dolor a excepción de una ligera sensación de escozor y de las molestias debidas a la ruptura de los nódulos. La paciente no acusa dolores articulares.

SINTOMATOLOGÍA DERMATOLÓGICA
Las extremidades inferiores se hallan más afectadas que las superiores (fig. 42). Se ven nódulos de pocos milímetros hasta nudos de 3 cm. de anchura. Las eflorescen-

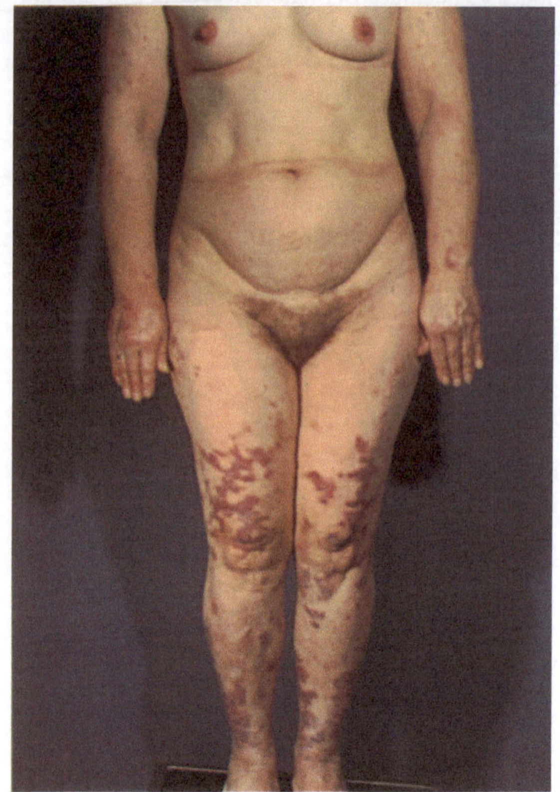

42

Verteilung der Effloreszenzen über die Körperoberfläche.

Répartition des efflorescences sur le revêtement cutané.

Distribution of the lesions on the body surface.

Distribución de las eflorescencias sobre el tegumento.

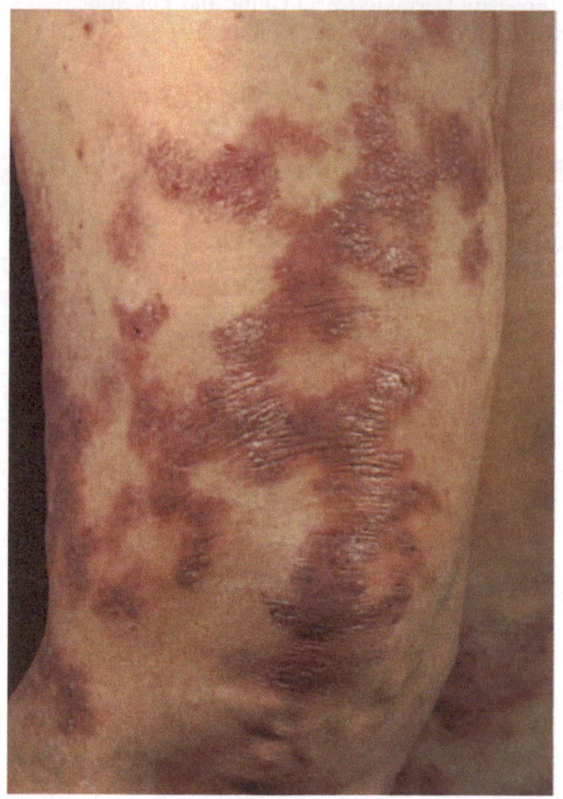

43

Knötchen, Knoten, Stränge und hämorrhagische Bläschen auf der Oberschenkelhaut.

Nodules, nodosités, cordons et vésicules hémorragiques de la peau de la cuisse.

Nodules, nodes, striae, and haemorrhagic vesicles on the thigh.

Nódulos, nudos, cordones y vesículas hemorrágicas en la piel del muslo.

Knoten. Die Effloreszenzen neigen zum Konfluieren. Sie bilden dann keloidartige, 1 bis 2 cm breite Stränge, die an eine Livedo racemosa erinnern. Daneben findet man dichte, nebeneinander stehende hämorrhagische Bläschen und Pusteln, außerdem blutig-serös, gelegentlich auch eitrig bedeckte Erosionen und flache Ulzerationen. Zwischen den Effloreszenzen bräunliche und weißliche, meist etwas atrophische Narben. Die Knoten fühlen sich derb, aber nicht hart an. Die Oberfläche ist konvex gebuckelt. Knötchen und Stränge zeigen eine feine lamellöse, leicht abhebbare Schuppung (Abb. 43).

HISTOLOGIE

Die Exzisate nicht erodierter Knötchen lassen bei Hämatoxylin-Eosinfärbung eine atrophische Epidermis

fluer; elles forment alors des cordons, d'aspect chéloïdien, larges de 1 à 2 cm, rappelant la livedo racemosa (EHRMANN). On observe en outre des vésicules et pustules hémorragiques, groupées de façon dense, puis des érosions séro-hémorragiques, parfois recouvertes d'une croûte purulente, et des ulcérations planes. Entre les efflorescences, cicatrices brunâtres et blanchâtres, la plupart légèrement atrophiques. Les nodules ont une consistance ferme, mais non dure. Leur surface est convexe. Nodules et cordons présentent une fine desquamation lamellaire, se laissant aisément détacher (fig. 43).

EXAMEN HISTOLOGIQUE

Sur les fragments prélevés par excision sur les nodules non érodés, on observe, après coloration à l'hématoxy-

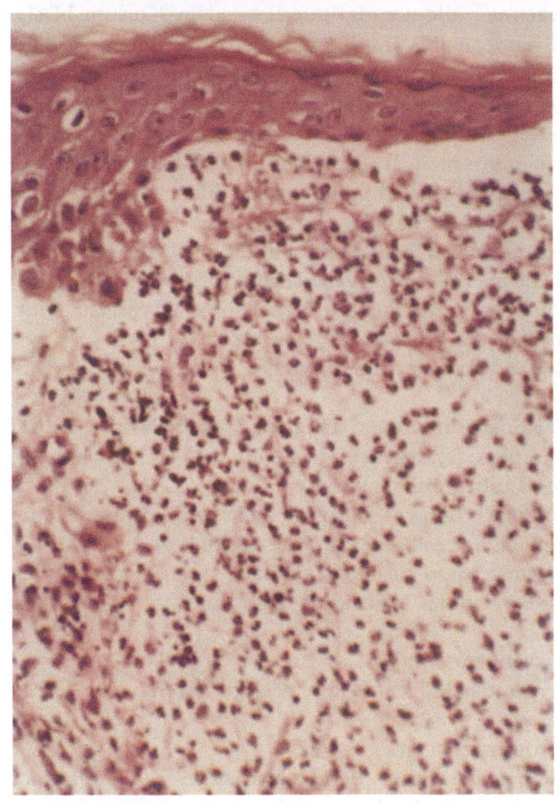

44

Gemischtzelliges Infiltrat im ödematösen Korium.

Infiltrat à cellules mixtes dans un chorion œdémateux.

Heterogeneous cellular infiltrate in the oedematous corium.

Infiltrado compuesto por diversas clases de células en el corion edematoso.

---

tend to coalesce, forming keloid-like striae 1–2 cm. in width, which are similar to those seen in livedo racemosa. Also present are densely grouped haemorrhagic vesicles and pustules as well as areas of erosion and flat ulcerations covered with serosanguineous and occasionally purulent exudate. Visible in between the efflorescences are brownish and whitish scars, most of which are somewhat atrophic. When palpated, the nodules—the surface of which is convex—feel compact but not hard. The nodules and striae are covered with fine scales which can easily be removed (Fig. 43).

HISTOLOGY
When tissue excised from non-eroded nodules is stained with haematoxylin-eosin, the epidermis appears atrophied and raised by a blister from the underlying

cias tienden a confluir y forman estrías queloidales, de 1 a 2 cm. de anchura, que recuerdan a la livedo racemosa. También se encuentran vesículas y pústulas hemorrágicas densas y agrupadas, así como erosiones serohemorrágicas y ulceraciones planas, a veces recubiertas de pus. Entre las eflorescencias existen cicatrices parduscas y blanquecinas, generalmente algo atróficas. Los nódulos son de consistencia firme, pero no duros; la superficie es convexa. Nódulos y cordones presentan una superficie con finas escamas que pueden desprenderse fácilmente (fig. 43).

EXAMEN HISTOLÓGICO
El estudio de los nódulos no erosionados muestra, tras la coloración con hematoxilina-eosina, una epidermis atrófica levantada de la dermis subyacente formando

erkennen, die von darunterliegendem Korium blasig abgehoben ist. Im Korium mäßiges Ödem. Zellige Infiltrationen mit geringer Neigung zu perivaskulärer Orientierung. Die Infiltrate setzen sich aus segmentkernigen Granulozyten, Rundzellen und Makrophagen zusammen. In den nicht abgebildeten Teilen des histologischen Präparates basophile nekrobiotische Zonen (Kernpyknose, Kerntrümmer). Hautanhangsorgane nur als Reste erkennbar. Die Gefäße zeigen eine Vergrößerung und Vermehrung von Endothelzellen (bis zum Verschluß). Auflockerung der Wandstruktur mit zelligen Infiltraten (Abb. 44).

Sudanfärbung: Lipidtröpfchen, fast überall extrazellulär.

Färbung mit saurem Hämatein nach BAKER: Esterphosphatide, ungesättigte Lipide im Bereich der zelligen Infiltrationen positiv.

Nilblaufärbung nach MENSCHIK: Esterphosphatide, im Bereich der zelligen Infiltrate positiv.

Plasmalregion nach PISCHINGER: Azetalphosphatide, im Bereich der Infiltrationen positiv.

LABORBEFUNDE
Serum-Cholesterin-Werte stets im Bereich der Norm.

ANDERE BEFUNDE
Untersuchungen in der Medizinischen Poliklinik und HNO-Klinik der Universität ergaben keinen Anhalt für das Vorliegen von Erkrankungen anderer Organsysteme. Insbesondere konnte keine Wegnersche Granulomatose festgestellt werden.

line-éosine, un épiderme atrophique qui est détaché du derme sous-jacent en formant une vésicule. Œdème modéré du derme. Infiltrats cellulaires avec faible tendance à la disposition périvasculaire, constitués de granulocytes à noyau segmenté, de cellules rondes et de macrophages. Dans les parties non reproduites ici de la coupe histologique, zones nécrotiques basophiles avec noyau pycnotique ou débris nucléaires. Les annexes cutanées ne sont plus visibles que sous forme de vestiges. Les vaisseaux montrent une multiplication des cellules endothéliales, qui sont augmentées de volume; cela va jusqu'à l'oblitération de la lumière. La paroi vasculaire est de structure lâche et renferme des infiltrats cellulaires (fig. 44).

Coloration au Soudan: gouttelettes de lipides, presque partout extracellulaires.

Coloration à l'hématéine acide selon BAKER: phosphatides esters, lipides non saturés, positifs dans la zone de l'infiltration cellulaire. Coloration au bleu Nil selon MENSCHIK: phosphatides esters, positifs dans la zone de l'infiltration cellulaire.

Coloration protoplasmique selon PISCHINGER: phosphatides acétaliques positifs dans la zone de l'infiltration cellulaire.

EXAMENS DE LABORATOIRE
Taux du cholestérol sérique toujours dans les limites de la norme.

EXAMEN GÉNÉRAL
Les examens effectués à la policlinique médicale et à la clinique O.-R.-L. de l'université n'ont fourni aucune donnée permettant de soupçonner l'existence d'une affection d'autres systèmes, en particulier celle d'une granulomatose de Wegener.

corium, which is mildly oedematous. The cellular infiltrate—which consists of segmented granulocytes, round cells, and macrophages—shows a certain tendency to invade the perivascular regions. In other parts of the histological preparation, which are not illustrated here, basophilic zones of necrobiosis (pyknotic nuclei and nuclear debris) can be seen. Only remnants of the cutaneous appendages are distinguishable. In the blood vessels, the endothelial cells are excessively large and numerous, sometimes actually causing occlusion. The walls of the vessels are infiltrated and have lost their compactness (Fig. 44).

Sudan staining: lipid droplets, predominantly in the extracellular spaces.

Staining with acid haematein as described by BAKER: esterified phospholipids and unsaturated lipids—positive in the cellular infiltrates.

Nile-blue staining as described by MENSCHIK: esterified phospholipids—positive in the cellular infiltrates.

Plasmatic staining as described by PISCHINGER: acetalphospholipids—positive in the infiltrates.

LABORATORY TESTS

Serum cholesterol levels invariably within normal limits.

OTHER FINDINGS

Examinations carried out at the University Medical Policlinic and E.N.T. Clinic yielded no evidence of disease in any of the other organs and, in particular, no signs of Wegener's granulomatosis.

una vesícula. Edema moderado de la dermis. Infiltrados celulares con poca tendencia a la disposición perivascular, constituidos por granulocitos de núcleo segmentado, células redondas y macrófagos. En las partes no representadas aquí del corte histológico, zonas necróticas basófilas con núcleo picnótico y restos de núcleo. Sólo se reconocen restos de los anexos cutáneos. Las células endoteliales de los vasos están engrosadas y su número es elevado (hasta la oclusión). La pared vascular tiene una estructura laxa y contiene infiltrados celulares (fig. 44).

Coloración con sudán: gotitas de lípidos, extracelulares casi en su totalidad.

Coloración con hemateína ácida según BAKER: esterfosfátidos, lípidos no saturados, positiva en las zonas de infiltración celular.

Coloración con azul Nilo según MENSCHIK: esterfosfátidos, positiva en las zonas de infiltración celular.

Coloración protoplasmática según PISCHINGER: acetalfosfátidos, positiva en las zonas de infiltración celular.

EXÁMENES DE LABORATORIO

Valores de la colesterina sérica siempre dentro de los límites normales.

EXAMEN GENERAL

De las exploraciones efectuadas en la Policlínica Médica y en la Clínica Otorrinolaringológica de la Universidad, no se desprende ningún indicio de que estén afectados otros órganos; no ha podido comprobarse la existencia de una granulomatosis de Wegener.

Hautklinik der Medizinischen Akademie Lübeck
(Direktor: Prof. Dr. H. Koehler)

Leyh, F.:

Purpura cryoglobulinaemica

Clinique dermatologique de l'Académie de médecine
de Lubeck (Directeur: Pr H. Koehler)

Leyh, F.:

Purpura cryoglobulinémique

Elisabeth S., 75 Jahre

FAMILIENANAMNESE
Unauffällig.

EIGENANAMNESE
Im Februar 1965 Geschwüre an beiden Unterschenkeln. Häufiges Nasenbluten. Juli 1965 unstillbare, nicht hämorrhagische Durchfälle. Gewichtsverlust. Aufnahme in der I. Med. Klinik der Medizinischen Akademie Lübeck.

DERMATOLOGISCHER BEFUND
Subunguale Blutungen der Zehen- und Fingernägel mit Nagelwachstumsstörungen (Abb. 45). Über den Wangenknochen symmetrisch angeordnet streifenartig purpurisch unterlaufene Infiltrate, Nasenspitze millimeterlange Hyperkeratosen, ebenso Helix und Lobuli (Abb. 46). Unter- und Oberarmstreckseiten ausgedehnte, mit austernschalenartigen Hyperkeratosen belegte Ulzera. Follikuläre und perifollikuläre Hämorrhagien, rotbraune Noduli von Erbsen- bis Kirschkerngröße auf hyperpigmentierter atrophischer Haut an den Unterschenkeln (Abb. 47 und 48). Chronisch eitrige membranöse Rhinitis.

ANDERE BEFUNDE
Augenhintergrund: hyperton, Sludged-blood-Phänomen negativ, vereinzelt petechiale Blutungen. Kein Anhalt für Fundus paraproteinaemicus.

LABORBEFUNDE
15. 1. 1966: hypochrome Anämie, Leukozyten 5800, Thrombozyten 129 000, Retikulozyten 10⁰/₀₀, Sternalpunktat: reaktive Plasmazellvermehrung, Reifungsstörung der Erythropoese.
15. 11. 1966: Proliferation der Plasmazellen 15–20–30 %, vereinzelt Polymorphie, sekundäre Plasmazellproliferation? Beckenkammpunktat: o.B. BSG: 73/106, 65/98, 95/100, 65/97.

Elisabeth S., 75 ans

ANAMNÈSE FAMILIALE
Rien de particulier à signaler.

ANTÉCÉDENTS PERSONNELS
En février 1965, ulcérations des deux jambes. Epistaxis fréquente. En juillet 1965, diarrhées incoercibles, sans melæna. Perte de poids. Hospitalisation à la Iʳᵉ Clinique médicale de l'Académie de médecine de Lubeck.

STATUS DERMATOLOGIQUE
Hémorragies du lit unguéal aux doigts et aux orteils; trouble de la croissance des ongles (fig. 45). Aux pommettes, infiltrats purpuriques en bandes symétriques. Hyperkératose de la base du nez, de l'hélix et du lobule (fig. 46). Aux faces d'extension du bras et de l'avantbras, ulcérations étendues recouvertes d'une hyperkératose ressemblant à la coquille d'une huître. Aux jambes, hémorragies folliculaires et périfolliculaires, nodules rouges bruns de la dimension d'un pois à un noyau de cerise, sur une peau atrophique hyperpigmentée (fig. 47 et 48). Rhinite pyomembraneuse chronique.

EXAMEN GÉNÉRAL
Fond d'œil: hypertonie, phénomène d'agglomération des hématies négatif, quelques pétéchies. Aucun signe de fond d'œil paraprotéinémique.

EXAMENS DE LABORATOIRE
15 janvier 1966: anémie hypochrome; leucocytes 5800, thrombocytes 129 000, réticulocytes 10⁰/₀₀; à la ponction sternale, augmentation réactionnelle du nombre des plasmocytes, trouble de la maturation des érythrocytes.
15 novembre 1966: prolifération des plasmocytes 15–20–30 %, çà et là polymorphisme, prolifération secondaire des plasmocytes. Ponction de la crête iliaque: s.p. Vitesse de sédimentation des globules rouges: 73/106, 65/98, 95/100, 65/97.

Dermatological Clinic of the Medical Academy, Lübeck (Director: Prof. H. KOEHLER)

LEYH, F.:

Purpura cryoglobulinaemica

Elisabeth S., aged 75 years

FAMILY HISTORY
No findings worthy of note.

OTHER KNOWN DISEASES
In February 1965 ulcers formed on both of the lower legs. Frequent epistaxis. In July 1965 the patient developed non-haemorrhagic diarrhoea which could not be arrested. Weight loss. Patient admitted to the Ist Medical Clinic of the Lübeck Medical Academy.

DERMATOLOGICAL FINDINGS
Subungual haemorrhages affecting the toes and fingers, as well as growth disorders of the nails (Fig. 45). Symmetrically distributed striate, purpuric infiltrations over the cheek-bones; hyperkeratosis—affecting areas measuring several millimetres—on the tip of the nose, the helix, and the earlobes (Fig. 46). On the extensor surfaces of the arms are widespread ulcerations covered with a coating resembling the shell of an oyster. Follicular and perifollicular haemorrhages, as well as reddish-brown nodules varying in size from a pea to a cherry-stone, are visible on the atrophic, hyperpigmented skin of the lower legs (Figs 47 and 48). Chronic purulent fibrinous rhinitis.

OTHER FINDINGS
Eyegrounds: hypertensive; sludged-blood phenomenon negative; isolated petechial haemorrhages. The eyegrounds show no signs of paraproteinaemia.

LABORATORY TESTS
15th January 1966: hypochromic anaemia, leucocytes 5,800, platelets 129,000, reticulocytes 1.0 %. Sternal puncture: reactive plasma-cell proliferation, erythrocyte maturation disturbed.
15th November 1966: proliferation of the plasma cells 15–20–30 %, isolated polymorphs, secondary plasma-cell proliferation? Puncture of the iliac crest: N.A.D.; E.S.R. 73/106, 65/98, 95/100, 65/97.

Clínica Dermatológica de la Academia de Medicina de Lübeck (Director: Prof. H. KOEHLER)

LEYH, F.:

Púrpura crioglobulinémica

Elisabeth S., 75 años

ANAMNESIS FAMILIAR
Sin particularidades.

ANTECEDENTES PERSONALES
En febrero de 1965 ulceraciones en ambas pantorrillas. Epistaxis frecuentes. En julio de 1965 diarreas incoercibles, sin melena; pérdida de peso. Ingresa en la Clínica Médica I de la Academia de Medicina de Lübeck.

SINTOMATOLOGÍA DERMATOLÓGICA
Petequias subungueales en los dedos de la manos y de los pies; trastornos del crecimiento de las uñas (fig. 45). En los pómulos, infiltrados purpúreos en bandas dispuestas simétricamente. Hiperqueratosis en la punta de la nariz, de varios milímetros de longitud, así como en el hélix y en los lóbulos de las orejas (fig. 46). En las caras de extensión de los brazos, vastas ulceraciones cubiertas por hiperqueratosis semejantes a la concha de una ostra. En las piernas, sobre piel atrófica e hiperpigmentada, hemorragias foliculares y perifoliculares, nódulos rojos parduscos, del tamaño de un guisante al de un hueso de cereza (figs. 47 y 48). Rinitis piomembranosa crónica.

EXAMEN GENERAL
Fondo del ojo: hipertensión, fenómeno de «sludged blood» negativo, algunas petequias. Sin indicios de fondo paraproteinémico.

EXÁMENES DE LABORATORIO
15–1–1966: anemia hipocrómica, leucocitos 5800, trombocitos 129.000, reticulocitos $10^0/_{00}$; punción esternal: proliferación reactiva de los plasmocitos, trastorno de la maduración de los eritrocitos.
15–11–1966: proliferación de los plasmocitos 15–20–30 %, polimorfismo aislado, ¿proliferación secundaria de los plasmocitos? Punción de la cresta iliaca: sin particularidades. V.S.G. 73/106, 65/98, 95/100, 65/97.

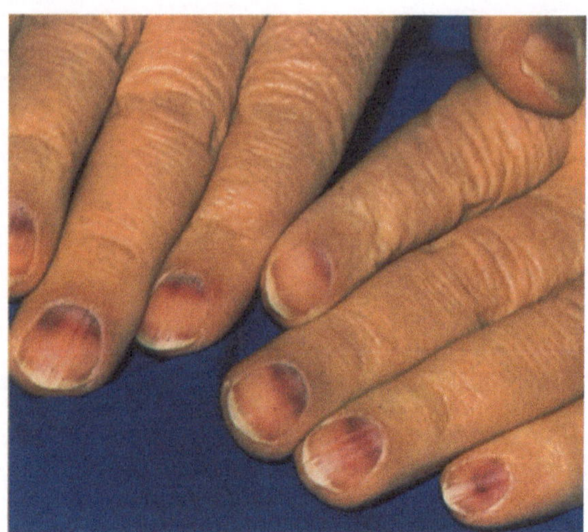

45

Subunguale Blutungen mit Nagelwachstumsstörungen.

Hémorragies sous-unguéales et troubles de la croissance de l'ongle.

Subungual haemorrhages and growth disorders of the nails.

Petequias subungueales y trastornos del crecimiento de las uñas.

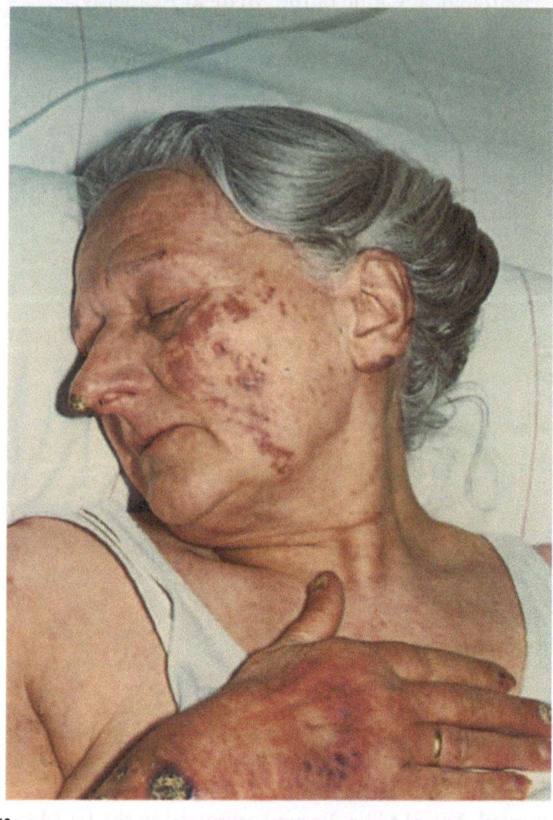

46

Symmetrisch streifige purpurische Infiltrate. Hyperkeratosen an Nasenspitze und Ohrläppchen, austernschalige Hyperkeratosen am Handgelenk.

Infiltrats purpuriques en bandes symétriques. Hyperkératose du lobule du nez et du lobule de l'oreille. Hyperkératose ostréiforme du poignet.

Symmetrically distributed, striate, purpuric infiltrates; hyperkeratosis on the tip of the nose and earlobe; ostraceous hyperkeratosis on the wrist.

Infiltrados purpúreos en bandas simétricas; hiperqueratosis en la punta de la nariz y en el lóbulo de la oreja. Hiperqueratosis ostreiforme en la muñeca.

Eosinophile Thromben in Präarteriolen und Kapillaren.

Thrombi éosinophiles dans les préartérioles et les capillaires.

Eosinophilic thrombi in the pre-arterioles and capillaries.

Trombos eosinófilos en prearteriolas y capilares.

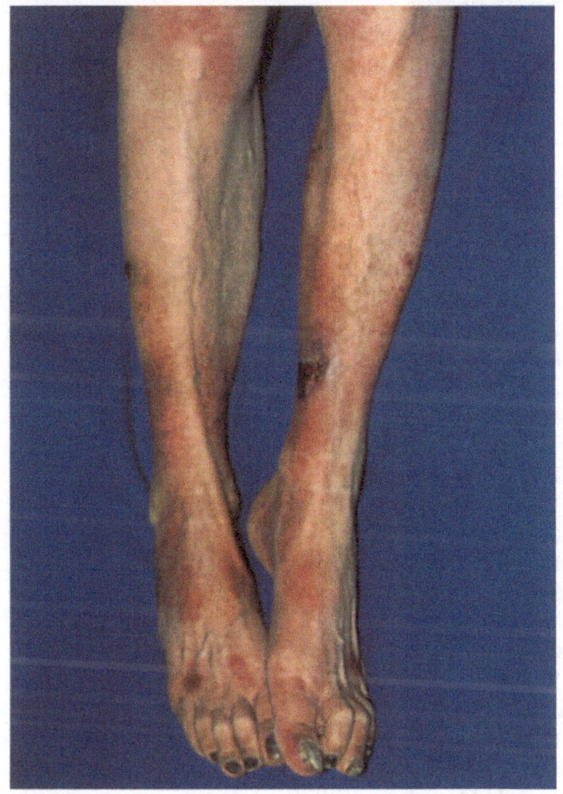

47

Folliculäre und perifolliculäre Hämorrhagien auf hyperpigmentierter atrophischer Haut.

Hémorragies folliculaires et périfolliculaires sur peau atrophique et hyperpigmentée.

Follicular and perifollicular haemorrhages in hyperpigmented, atrophic skin.

Hemorragias foliculares y perifoliculares sobre piel atrófica hiperpigmentada.

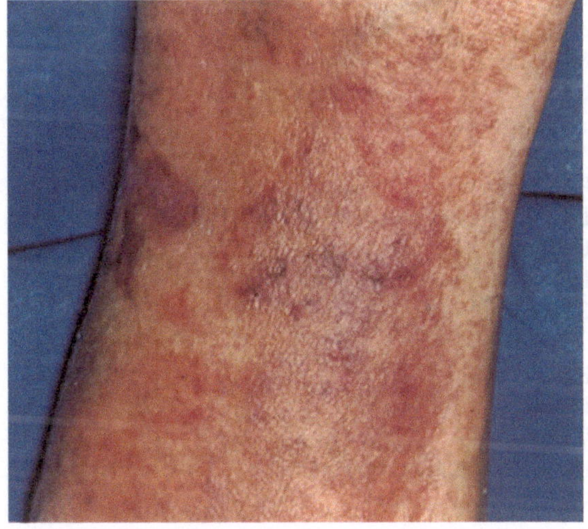

48

Unterschenkelausschnitt.

Coupe prélevée au niveau de la jambe.

Partial view of the lower leg.

Vista parcial de la pantorrilla.

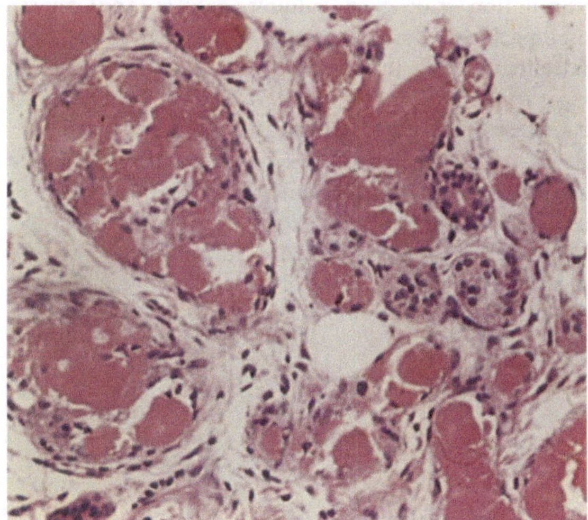

49

Elektrophorese
15.1.1966: GE.: 5,93, Alb. 43, Glob. α_1 7, α_2 15, β 15, γ 20 %.
November 1966: GE.: 7,2, Alb. 50, Glob. α_1 6, α_2 6, β 16, γ 22 %.
15.6.1967: GE.: 7,01, Alb. 45, Glob. α_1 5, α_2 10, β 12, γ 28 %.

Immunelektrophorese
15.1.1966: unauffällig.
15.11.1966: immer noch unauffällig.
20.7.1967: gedoppelte verstärkte deformierte Gamma-M-Präzipitatlinie (gewonnen aus isoliertem, gereinigtem, wieder aufgelöstem Kältepräzipitat), (Prof. SCHUBOTHE, Freiburg).

Ultrazentrifuge
15.1.1966: keine Makroglobuline (Prof. SCHUBOTHE, Freiburg).
15.11.1966: uncharakteristische Vermehrung der 7-S-Globuline.

Kryoglobuline
15.11.1966: Kältepräzipitat + + +, Gelifiz. negativ, Viskos. negativ.
15.6.1967: Kältepräzipitat + + + +, Gelifiz. negativ, Viskos. negativ.

Coombs-Test: positiv, Normalkontrollen negativ.
LE-Zellphänomen: mehrfach negativ.
Gerinnungsstatus: kein plasmatischer Gerinnungsdefekt. Keine Störung der Plättchenaggregation.
ASL-O-Spiegel: 50, 8000, 2500 E/ml. Latex-, CRP-, Waaler-Rose-Test + + +.

HISTOLOGIE
In allen Koriumschichten homogene eosinophile Thromben in Kapillaren und Präarteriolen, partielle Abhebung des Endothels, entzündliche Veränderungen fehlen. Größere Arterienäste unauffällig. In den Kapillaren des Granulationsgewebes und der anschließenden Subkutis ebensolche Thromben: Microangiopathia thrombotica (Abb. 49, Path. Institut Prof. JECKELN).

VERLAUF UND THERAPIE
Vermehrte Purpura an den primären Lokalisationsstellen, langsame Ausbreitung von Januar 1966 bis Juli 1967, Gliederschmerzen. Nach Decortin® 2mal 5 mg z.Z. subjektiv Besserung.

Electrophorèse
15 janvier 1966: protides totaux 5,93, alb. 43, glob. α_1 7, α_2 15, β 15, γ 20 %.
Novembre 1966: protides totaux 7,2, alb. 50, glob. α_1 6, α_2 6, β 16, γ 22 %.
15 juin 1965: protides totaux 7,01, alb. 45, glob. α_1 5, α_2 10, β 12, γ 28 %.

Immuno-électrophorèse
15 janvier 1966: sans particularités.
15 novembre 1966: encore sans particularités.
20 juillet 1967: ligne de précipitation γM double, renforcée, déformée (à partir d'un précipité au froid, isolé, purifié et résolubilisé); (Pr SCHUBOTHE, Fribourg-en-Brisgau).

Ultracentrifugation
15 janvier 1966: pas de macroglobulines (Pr SCHUBOTHE).
15 novembre 1966: augmentation non typique des 7-S-globulines.

Cryoglobulines
15 novembre 1966: précipitation au froid + + +, gélification négative, viscosité négative.
15 juin 1967: précipitation au froid + + + +, gélification négative, viscosité négative.
Test de Coombs: positif; contrôles normaux négatifs.
Phénomène des cellules LE ou de Hargraves: négatif à plusieurs reprises.
Coagulation: pas de trouble plasmatique de la coagulation ni de trouble de l'aggrégation des thrombocytes.
Titre d'antistreptolysines 0: 50, 8000, 2500 U/ml.
Tests au latex, de la protéine C réactive et de Waaler-Rose + + +.

EXAMEN HISTOLOGIQUE
Thrombi éosinophiles homogènes dans les capillaires et les pré-artérioles de toutes les couches du derme, soulèvement partiel de l'endothélium; absence de lésions inflammatoires. Rameaux artériels s.p. Présence de thrombi également dans les capillaires du tissu de granulation et du tissu cellulaire sous-cutané: microangiopathie thrombotique (fig. 49, Institut d'anatomie pathologique: Pr JECKELN).

ÉVOLUTION ET THÉRAPEUTIQUE
Le purpura aux endroits de la localisation primitive augmente et s'étend lentement entre janvier 1966 et juillet 1967. Arthralgies. Après 5 mg de Decortin® deux fois par jour, amélioration subjective.

Electrophoresis

15th January 1966: total proteins 5.93 g. %, albumins 43 %, globulins: α_1 7 %, α_2 15 %, β 15 %, γ 20 %.
November 1966: total proteins 7.2 g. %, albumins 50 %, globulins: α_1 6 %, α_2 6 %, β 16 %, γ 22 %.
15th June 1967: total proteins 7.01 g. %, albumins 45 %, globulins: α_1 5 %, α_2 10 %, β 12 %, γ 28 %.

Immuno-electrophoresis

15th January 1966: no pathological findings.
15th November 1966: still no pathological findings.
20th July 1967: doubled, accentuated, and deformed gamma-M precipitation line (obtained from an isolated, purified, and redissolved cold precipitate), (Prof. SCHUBOTHE, Freiburg).

Ultracentrifugation

15th January 1966: no macroglobulins (Prof. SCHUBOTHE, Freiburg).
15th November 1966: non-specific increase in the 7S-globulins.

Cryoglobulins

15th November 1966: cold precipitate $+++$, gelatination negative, viscosity negative.
15th June 1967: cold precipitate $++++$, gelatination negative, viscosity negative.

Coombs' test: positive; normal controls negative.
L.E. cell phenomenon: repeatedly negative.
Blood coagulation: no plasmatic coagulation disorders; no disorders affecting platelet aggregation.
Antistreptolysin-0 titres: 50, 8,000, 2,500 U./ml.; latex, C-reactive protein, and Waaler-Rose tests $+++$.

HISTOLOGY

Homogeneous eosinophilic thrombi in the capillaries and pre-arterioles of all the layers in the corium, partial detachment of the endothelium, but no inflammatory changes. No pathological findings in the larger arteries. Thrombi of the type just mentioned are also visible in the capillaries of the granulation tissue and of the adjoining subcutis: thrombotic micro-angiopathy (Path. Institute: Prof. JECKELN), (Fig. 49).

CLINICAL COURSE AND TREATMENT

The purpuric lesions at the sites primarily affected increased in number, gradually spreading during the period from January 1966 to July 1967; the patient also complained of pain in the limbs. Decortin® (5 mg. twice daily) is at present affording symptomatic relief.

Electroforesis

15–1–1966: proteínas totales 5,93, alb. 43, glob. α_1 7, α_2 15, β 15, γ 20 %.
Noviembre 1966: proteínas totales 7,2, alb. 50, glob. a_1 6, α_2 6, β 16, γ 22 %.
15–6–1967: proteínas totales 7,01, alb. 45, glob. α_1 5, α_2 10, β 12, γ 28 %.

Inmunoelectroforesis

15–1–1966: sin particularidades.
15–11–1966: todavía sin particularidades.
20–7–1967: línea de precipitación γM se halla deformada y reforzada al doble (obtenida de crioprecipitado aislado, purificado y resolubilizado); (Prof. SCHUBOTHE, Friburgo).

Ultracentrifugación

15–1–1966: sin macroglobulinas (Prof. SCHUBOTHE, Friburgo).
15–11–1966: aumento no característico de las globulinas 7-S.

Crioglobulinas

15–11–1966: crioprecipitado $+++$, gelificación negativa, viscosidad negativa.
15–6–1967: crioprecipitado $++++$, gelificación negativa, viscosidad negativa.

Prueba de Coombs: positiva, controles normales negativos.
Fenómeno celular del lupus eritematoso: varias veces negativo.
Coagulación: no existe deficiencia del factor de coagulación plasmático ni trastorno de la aglutinación de trombocitos.
Concentración de antiestreptolisinas 0: 50, 8000, 2500 U./ml. Pruebas de latex, de la proteína C reactiva, de Waaler-Rose $+++$.

EXAMEN HISTOLÓGICO

En todas las capas de la dermis, trombos eosinófilos homogéneos en capilares y prearteriolas, elevación parcial del endotelio; ausencia de alteraciones inflamatorias. Troncos arteriales de mayor calibre sin particularidades. Presencia de trombos en los capilares del tejido de granulación y del tejido celular subcutáneo: microangiopatía trombótica (fig. 49, Instituto Patológico, Prof. JECKELN).

EVOLUCIÓN Y TERAPÉUTICA

Aumenta la púrpura en las localizaciones primitivas y se extiende lentamente desde enero de 1966 hasta julio de 1967; artralgias. En la actualidad, mejoría subjetiva tras tomar dos veces 5 mg. de Decortin®.

Dermatologische Abteilung des St.-Josef-Hospitals
Bochum (Leitender Arzt: Dr. H. Fabry)

Fabry, H.:

Papulosis maligna atrophicans (Köhlmeier-Degos)

Rudolf B., 48 Jahre

ANAMNESE

1940 erstmals Leibschmerzen, Übelkeit, Erbrechen. 1943 Granatsplitterverletzung, Osteomyelitis. 1947–1948 Ikterus. 1948 Leibschmerzen, Übelkeit, Erbrechen. 1951 Magenoperation nach Billroth II (Ulcus duodeni). 1952 bis heute schubweise Leibschmerzen, Erbrechen, Blähungen. 1957 zerfallende, käsige Tuberkulose des rechten Lungenoberlappens (Lappenresektion). 1958–1960 Neigung zu anfallsweisem Herzklopfen, Übelkeit, Kollaps. 1962 Sehfeldausfall rechts lateral. 1963 Darmentzündung. 1965 Frühjahr: «allergische Darmentzündung»; Sommer: Infiltrate, Papeln, Nekrosen, Ulzera, Narben; Beginn in der Gürtelregion, Ausdehnung über Stamm und Extremitäten. 1966 leichter linksseitiger apoplektischer Insult.

DERMATOLOGISCHER BEFUND

An Stamm und Extremitäten polymorphes Bild aus linsengroßen Infiltraten, Papeln, Nekrosen, Ulzera und trichterförmigen Narben (Abb. 50 und 51). Verschonung von Gesicht, Handtellern und Fußsohlen.

HISTOLOGIE

Blutgefäße, insbesondere kleine Arterien, von geschwollenen mesenchymalen Zellen umgeben mit eingestreuten Granulozyten, vereinzelt auch eosinophilen Leukozyten. Lichtungen besonders der kleinen Arterien durch Endothelschwellungen und -proliferationen eingeengt. Daneben deutlich begrenzte trichterförmige, zur Oberfläche hinziehende Nekroseherde, die an anämische Infarkte erinnern. Elastische Bauelemente der Gefäße erhalten (Abb. 52; Prof. G. Könn, Bochum).

ANDERE BEFUNDE

Augenhintergrund: Ältere, narbige Aderhautherde rechts nasal und peripher nasal, unten.
Elektroenzephalogramm: Stärkere Irregulationen der Rindentätigkeit links okzipital.
Nasennebenhöhlen: Siebbeinzellen links verschattet.
Darmabstrich: Monilia albicans.
Serumlipide: Erhöhung der Phospholipide, des gesamten und des veresterten Cholesterins, Erniedrigung der Neutralfette.
Autoantikörper (Prof. Dr. P. Miescher, London/New York): Nuclear factor titrated antibodies negativ; gastric tissue negativ.

Service de dermatologie de l'Hôpital St-Joseph, Bochum (Médecin-chef: Dr H. Fabry)

Fabry, H.:

Papulose atrophiante maligne (Degos-Köhlmeier) ou syndrome cutanéo-intestinal mortel

Rudolf B., 48 ans

ANTÉCÉDENTS PERSONNELS

En 1940 et pour la première fois, douleurs abdominales, nausées, vomissements. En 1943, blessure par éclat d'obus, ostéomyélite. En 1947–1948 ictère. En 1948, douleurs abdominales, nausées, vomissements. En 1951, gastrectomie partielle Billroth II pour ulcère duodénal. De 1952 à aujourd'hui, crises abdominales douloureuses, avec ballonnement et vomissements. En 1957, tuberculose caséeuse nécrosante du lobe supérieur du poumon droit (lobectomie). De 1958 à 1960, tendance aux accès de palpitations cardiaques, nausées, collapsus. En 1962, rétrécissement du champ visuel temporal droit. En 1963, entérite. Au printemps 1965, «entérite allergique»; en été, dermatose se manifestant par des infiltrats, des papules, des nécroses, des ulcérations et des cicatrices, ayant débuté à la ceinture et s'étendant au tronc et aux extrémités. En 1966, ictus apoplectique bénin à gauche.

STATUS DERMATOLOGIQUE

Dermatose polymorphe affectant le tronc et les extrémités et consistant en infiltrats de la dimension d'une lentille, en papules, nécroses, ulcérations et cicatrices en entonnoir (fig. 50 et 51). Visage, paumes des mains et plantes des pieds sont épargnés.

EXAMEN HISTOLOGIQUE

Les vaisseaux et notamment les artérioles sont entourés de cellules mésenchymateuses turgescentes et présentant des granulocytes, ainsi que quelques éosinophiles. La lumière des artérioles est rétrécie par la tuméfaction et la prolifération endothéliales. En outre, foyers nécrotiques bien délimités, en entonnoir, se dirigeant vers la surface et rappelant les infarctus anémiques. Les éléments élastiques de la paroi vasculaire sont conservés (fig. 52); (Pr G. Könn, Bochum).

EXAMEN GÉNÉRAL

Fond d'œil: foyers cicatriciels anciens de la choroïde du côté nasal à droite et en bas à la périphérie.
Electroencéphalogramme: arythmie prononcée de l'activité corticale occipitale à gauche.
Sinus: cellules ethmoïdales opaques à gauche.
Frottis intestinal: présence de Candida albicans.
Lipides sériques: augmentation du taux des phospholipides, du cholestérol total et estérifié; diminution du taux des graisses neutres.

Dermatological Department of St. Joseph's Hospital, Bochum (Head of Dept.: Dr. H. Fabry)

FABRY, H.:

Papulosis maligna atrophicans (Köhlmeier-Degos)

Rudolf B., aged 48 years

CASE HISTORY

Abdominal pains, nausea, and vomiting occurred for the first time in 1940. 1943, shrapnel wounds, osteomyelitis. 1947–1948, jaundice. 1948, abdominal pains, nausea, vomiting. 1951, Billroth II gastrectomy performed as treatment for duodenal ulcer. Since 1952 the patient has suffered from bouts of abdominal pain, vomiting, and flatulence. 1957, caseous pneumonic tuberculosis of the right upper lobe (lobectomy). 1958–1960, tendency to attacks of tachycardia, nausea, and collapse. 1962, lateral visual-field defect in the right eye. 1963, enteritis. 1965, spring: "allergic enteritis"; summer: infiltrates, papules, skin necrosis, ulceration, and scar formation—commencing around the waist and spreading later over the trunk and extremities. 1966, mild stroke affecting the left side of the body.

DERMATOLOGICAL FINDINGS

Polymorphous lesions—consisting of lentil-sized infiltrates, papules, areas of skin necrosis, ulcers, and pitted scars—on the trunk and extremities (Figs 50 and 51). Face, palms, and soles spared.

HISTOLOGY

The blood vessels, including especially the small arteries, are surrounded by swollen mesenchymal cells, among which granulocytes and a few eosinophil leucocytes are scattered. Swelling of the endothelium and proliferation of endothelial cells has resulted in narrowing of the lumina of the small arteries in particular. Also visible are well-circumscribed, funnel-shaped zones of necrosis extending upwards to the surface and resembling anaemic infarcts. The elastic structural elements of the blood vessels are still intact (Fig. 52), (Prof. G. Könn, Bochum).

OTHER FINDINGS

Eyegrounds: old choroid scars in the nasal half of the right eye, including the lower peripheral portion.
Electro-encephalography: fairly pronounced irregularities of cortical activity in the left occipital region.
Nasal sinuses: ethmoid cells cloudy on the left.
Intestine: *Candida albicans*.
Serum lipids: increase in phospholipids as well as in total and esterified cholesterol; decrease in neutral fats.

Servicio Dermatológico del Hospital St. Josef de Bochum (Médico-jefe: Dr. H. Fabry)

FABRY, H.:

Papulosis maligna atrófica (Köhlmeier-Degos)

Rudolf B., 48 años

ANTECEDENTES PERSONALES

En 1940 padeció por primera vez dolores abdominales, náuseas y vómitos. En 1945 fue herido por cascos de metralla, osteomielitis. En 1947 y 1948 ictericia. En 1948, dolores abdominales, náuseas y vómitos. En 1951, gastrectomía parcial Billroth II por úlcera duodenal. Desde 1952 hasta hoy crisis abdominales dolorosas, vómitos y meteorismo. En 1957, tuberculosis caseosa necrosante del lóbulo superior del pulmón derecho (lobulectomía). De 1958 a 1960 palpitaciones, náuseas, colapso. En 1962, estrechamiento del campo visual temporal derecho. En 1963 enteritis. En la primavera de 1965 «enteritis alérgica»; en el verano: infiltrados cutáneos, pápulas, necrosis, ulceraciones y cicatrices, que empiezan en la cintura y se extienden por el tronco y las extremidades. En 1966, leve insulto apoplético izquierdo.

SINTOMATOLOGÍA DERMATOLÓGICA

En el tronco y las extremidades, dermatosis polimorfa consistente en infiltrados del tamaño de una lenteja, pápulas, necrosis, ulceraciones y cicatrices en forma de embudo (figs. 50 y 51). Se hallan indemnes la cara, las palmas y las plantas.

EXAMEN HISTOLÓGICO

Los vasos, particularmente las arteriolas, están rodeados de células mesenquimatosas turgentes y presentan granulocitos, así como algunos eosinófilos. La luz arteriolar está reducida por la tumefacción y proliferación endoteliales. Además, focos necróticos bien delimitados, en forma de embudo, que se dirigen a la superficie y recuerdan a los infartos anémicos. Subsisten los elementos elásticos de la pared vascular (fig. 52, Prof. G. Könn, Bochum).

EXAMEN GENERAL

Fondo del ojo: antiguas cicatrices coroidales en el lado nasal, abajo a la derecha y en la periferia. Electroencefalograma: irregularidades pronunciadas de la actividad cortical occipital a la izquierda.
Senos paranasales: células etmoidales opacas a la izquierda.
Frotis intestinal: presencia de Candida albicans.
Lípidos séricos: aumento de los fosfolípidos, de la colesterina total y esterificada, disminución de las grasas neutras.

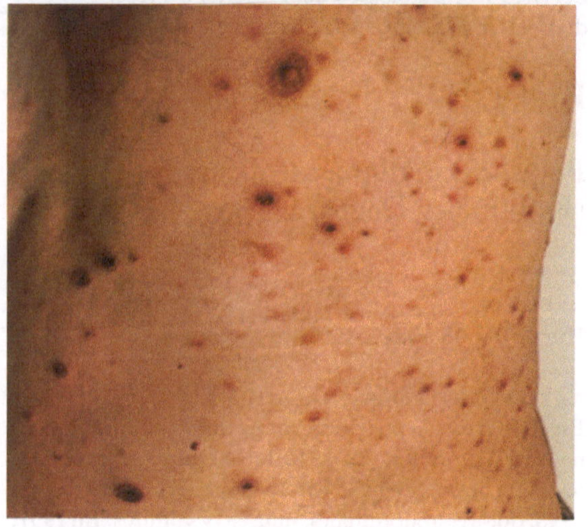

50

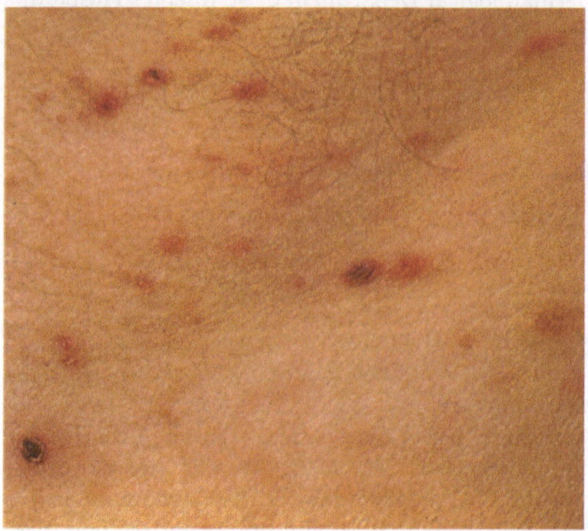

51

Papulosis maligna atrophicans.

Papulose atrophiante maligne.

Papulosis maligna atrophicans.

Papulosis maligna atrófica.

Papulosis maligna atrophicans.

Papulose atrophiante maligne.

Papulosis maligna atrophicans.

Papulosis maligna atrófica.

Immun-Fluoreszenzmikroskopie (Prof. Dr. HAFER-KAMP, Bonn): Keine Antikörper nachweisbar.

VERLAUF UND THERAPIE
Antibiotika, Glukocorticoide und Antikoagulantia ohne Wirkung. Schlagartige Abheilung unter Methotrexat.

BEURTEILUNG
Es handelt sich um die 22. Beschreibung des Krankheitsbildes und zugleich um den ersten mit Erfolg behandelten Patienten. Die Eigenart des klinischen Bildes und der Konstellation des Organbefalls lassen keine Zweifel an der Diagnose zu. Die Tiefenausdehnung im histologischen Bild liegt innerhalb der möglichen Streubreite. Die bisher nicht beobachteten, perivaskulären Granulome deuten auf eine besondere Phase des Krankheitsgeschehens und erhöhen im Verein mit dem Therapieerfolg die Wahrscheinlichkeit einer (auto-) allergischen Entstehungsweise. Zugleich wird verständlich, warum – im Gegensatz zu unserem Patienten – bisher die meisten Kranken verstorben sind. Der Umstand, daß perivaskuläre Granulome bis heute nicht beobachtet wurden, dürfte zufälliger Natur sein.

Auto-anticorps (Pr P. MIESCHER, Londres-New York): facteur nucléaire des anticorps titrés négatif; tissu gastrique négatif.
Microscopie à l'immuno-fluorescence (Pr HAFER-KAMP, Bonn): on ne décèle pas la présence d'anticorps.

ÉVOLUTION ET THÉRAPEUTIQUE
Antibiotiques, glucocorticoïdes et anticoagulants restent sans effet. Guérison rapide sous méthotrexate.

COMMENTAIRE
Il s'agit du vingt-deuxième cas de cette affection et du premier cas traité avec succès. L'originalité de la symptomatologie et le polymorphisme des atteintes organiques ne permettent aucun doute quant au diagnostic. L'extension en profondeur, à l'image histologique, entre dans le cadre de la dispersion possible. Les granulomes périvasculaires, qu'on n'avait pas observés jusqu'ici, indiquent qu'il s'agit d'une phase particulière du processus pathologique et, de concert avec le succès thérapeutique, plaident en faveur d'une pathogénèse (auto-)allergique. Par la même occasion, on comprend pourquoi la plupart des malades sont morts jusqu'à ce jour, à la différence du nôtre. Que les granulomes périvasculaires n'aient pas été décrits auparavant doit être vraisemblablement attribué au hasard.

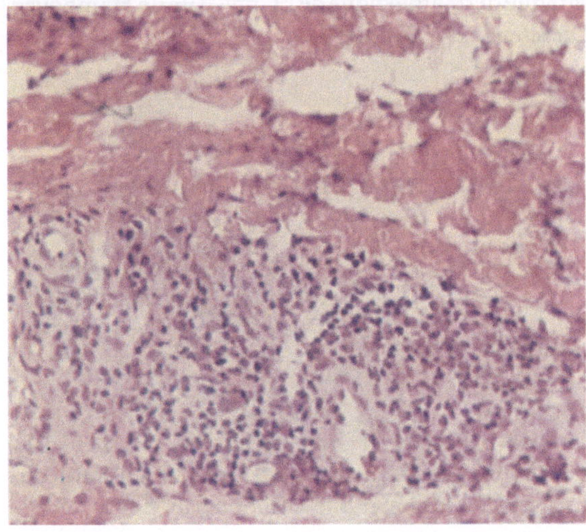

52

Histologischer Hautbefund.

Aspect histologique de la peau.

Histological picture of the skin.

Cuadro histológico de la piel.

Auto-antibodies (Prof. P. MIESCHER, London/New York): nuclear factor titrated antibodies negative; gastric tissue negative.
Immune fluorescence microscopy (Prof. HAFERKAMP, Bonn): no antibodies detectable.

CLINICAL COURSE AND TREATMENT
Antibiotics, glucocorticoids, and anticoagulants elicited no response. Very rapid recovery following treatment with methotrexate.

ASSESSMENT
This case, the 22nd of its kind to have been described, is the first one in which treatment has proved successful. The distinctive character of the clinical picture, coupled with the evidence presented by the organs involved, leaves no doubt as to the accuracy of the diagnosis. Although the pathological process has penetrated in considerable depth, as revealed by the histological picture, the degree of penetration is still consistent with the diagnosis established. The perivascular granulomata, which have never previously been observed in this condition, suggest that the disease was at the time passing through a peculiar phase; in view of the presence of these granulomata, and of the patient's excellent response to treatment, it seems all the more likely that the disease was of (auto)-allergic origin. If this is so, it is easy to understand why—in contrast to our patient—most of the others suffering from papulosis maligna atrophicans have died. It is probably a matter of mere chance that perivascular granulomata have not previously been encountered.

Autoanticuerpos (Prof. P. MIESCHER, Londres-Nueva York): factor nuclear negativo de los anticuerpos titulados; tejido gástrico negativo.
Microscopia inmunofluorescente (Prof. HAFERKAMP, Bonn): ausencia de anticuerpos.

EVOLUCIÓN Y TERAPÉUTICA
No produjeron efecto los antibióticos, los glucocorticoides y los anticoagulantes. Con el metotrexato se logró la rápida curación.

COMENTARIO
Se trata del 22.° caso descrito de esta afección y del primer paciente tratado con éxito. La originalidad de la sintomatología y el polimorfismo de las afecciones orgánicas no dejan lugar a dudas respecto al diagnóstico. La extensión en profundidad, en el cuadro histológico, se halla dentro de los límites posibles de dispersión. Los granulomas perivasculares, no observados hasta el presente, indican que se trata de una fase especial del proceso patológico y, junto con el éxito terapéutico, hablan en favor de una patogénesis (auto)alérgica. Así resulta comprensible por qué ha muerto hasta ahora la mayoría de los enfermos, al contrario de nuestro paciente. El hecho de que no se hayan observado hasta el presente granulomas perivasculares, puede ser atribuido probablemente a la casualidad.

Universitäts-Hautklinik Hamburg
(Direktor: Prof. Dr. Dr. J. Kimmig)

Klinique dermatologique de l'Université de Hambourg
(Directeur: Pr J. Kimmig)

Kimmig, J.:

Candida Granulome

Kimmig, J.:

Granulome moniliasique

Andreas W., 7 Jahre

Andreas W., 7 ans

ANAMNESE

Nach Angaben der Mutter sollen während der Zangengeburt die Stirn und der Hinterkopf verletzt worden sein. Am 8. Lebenstag traten die ersten Zeichen einer Soorinfektion auf. Befallen war zunächst nur die Mundschleimhaut; es folgten im 4. Lebensmonat kleine krustentragende Herde an der Stirn, die sich langsam ausdehnten und auf Moronal® nicht ansprachen. Drei Monate später erkrankt Andreas an einer spastischen Bronchitis; der Nachweis von Candida im Rachenabstrich gelang nicht. Im Juni 1960 entwickelte sich die Infektion zu einer schweren Stomatitis und Gingivitis. Die vordere und mittlere Schädelpartie war von Candida besiedelt. Die Behandlung u. a. mit Moronal wurde fortgesetzt (innerlich und äußerlich) ohne sichtbaren Erfolg; am besten reagierten die Hautveränderungen auf Pinselungen mit Pyoktanin®-Lösung. Der Candidanachweis gelang jetzt in allen befallenen Herden.

Im November 1960 kommt Andreas in die Hamburger Universitäts-Hautklinik, neue Herde haben sich am übrigen Kopf, im Gesicht, auf den stark aufgequollenen Lippen, der infiltrierten Zunge, in der Nasenschleimhaut, auch am Unterbauch, in der Anogenitalregion und an den Oberschenkelinnenseiten gebildet. Es besteht dazu eine fragliche Lungenbeteiligung mit Fieberschüben. Candida albicans läßt sich in Kopfschuppen, in Abstrichen der Mundhöhle und Nase, in Haaren, Nägeln und Stuhlproben nachweisen.

Im März 1961 beginnt die Amphotericin-B-Behandlung (Initialdosis 2,5 mg, spätere Einzeldosis 5,5 mg). Unter gleichzeitiger ACTH-Gabe bessert sich der Befund der Hautveränderungen, jedoch wird der Allgemeinzustand des damals 19 Monate alten Kindes ungünstig beeinflußt. Nach vorübergehender Behandlungspause kann die Amphotericin-B-Behandlung bis zur weitgehenden Abheilung durchgeführt werden. An der Mundschleimhaut und an den Lippen bleiben aber Restherde bestehen. Die Nachbehandlung erfolgt mit Moronal-Salbe und -Suspension, doch flackern zwischen 1964 und 1967 immer wieder einzelne Herde am behaarten Kopf und an den Lippen auf.

DERMATOLOGISCHER BEFUND

Weißgraue Beläge an Zungen- und Wangenschleimhaut. Lippen verdickt und von Rhagaden durchzogen (Abb. 53). Großflächige, von Schuppenkrusten be-

ANAMNÈSE

Aux dires de la mère, le front et l'occiput ont été blessés au cours de l'accouchement par forceps. Au huitième jour, premiers signes d'une infection par Monilia, frappant seulement la muqueuse buccale. Le quatrième mois, petits foyers recouverts de croûtes au front, s'étendant progressivement et ne réagissant pas au Moronal® (nystatine). Trois mois après, Andreas est atteint de bronchite spastique; on ne parvient pourtant pas à déceler de Candida dans le frottis pharyngien. En juin 1960, l'infection gagne et prend l'allure d'une stomatite et d'une gingivite graves. Les zones antérieures et médianes du cuir chevelu sont colonisées par Candida. On poursuit le traitement par le Moronal, par voie externe et interne, mais sans succès apparent. C'est au badigeon par la solution de Pyoktanine® (violet de gentiane) que les lésions cutanées réagissent le mieux. A ce moment, on décèle Candida dans tous les foyers. En novembre 1960, Andreas entre dans notre clinique. On observe de nouveaux foyers d'infection au reste du cuir chevelu, au visage, sur les lèvres qui sont tuméfiées, sur la langue qui est infiltrée, sur la muqueuse nasale, sur la peau de la moitié inférieure de l'abdomen, à la région ano-génitale et aux faces internes des cuisses. Des poussées fébriles font soupçonner en outre une participation pulmonaire. On met en évidence Candida albicans dans les squames du cuir chevelu, dans les frottis buccaux et pharyngiens, aux cheveux et aux ongles, dans les selles.

En mars 1961, on instaure une cure d'amphotéricine B, à la dose initiale de 2,5 mg, puis de 5,5 mg. Sous l'influence de ce traitement et de l'administration concomitante d'ACTH, les lésions cutanées s'amendent, mais l'état général de l'enfant, âgé alors de 19 mois, en pâtit. Après un arrêt, on poursuit le traitement par l'amphotéricine B jusqu'à obtenir une amélioration considérable. Des vestiges subsistent cependant aux lèvres et sur la muqueuse buccale. Post-cure au moyen de pommade et de suspension de Moronal. Malgré cela, quelques foyers au niveau du cuir chevelu et des lèvres réapparaissent entre 1964 et 1967.

STATUS DERMATOLOGIQUE

Enduit blanc grisâtre sur la muqueuse des joues et de la langue (muguet) (fig. 53). Lèvres épaissies et sillonnées de rhagades. Foyers étendus, recouverts de croûtes, au cuir chevelu et aux deux oreilles (fig. 54).

University Dermatological Clinic, Hamburg
(Director: Prof. J. Kimmig)

Kimmig, J.:

Monilial granulomata

Andreas W., aged 7 years

CASE HISTORY

According to the mother, the child's forehead and occiput were injured at birth in the course of a forceps delivery. The first signs of monilial infection appeared on the 8th day. At first only the buccal mucosa was affected, but, during the 4th month of life, the child developed small encrusted lesions on the forehead which slowly spread and which failed to clear in response to Moronal®. Three months later, the boy fell ill with spasmodic bronchitis, but throat-swabs yielded no evidence of monilial infection. In June 1960, severe stomatitis and gingivitis developed. The anterior and central portions of the scalp were infected with *Candida albicans*. Local and systemic treatment, including application of Moronal, was continued, but with no apparent success; the skin lesions seemed to respond best when painted with Pyoktanin® (gentian violet) solution. By this time, the presence of Candida fungi could be demonstrated in all the areas affected.

By November 1960, when Andreas was brought to the University Dermatological Clinic in Hamburg, fresh lesions had formed on the rest of the scalp, on the face, on the severely swollen lips, on the infiltrated tongue, in the nasal mucosa, and also on the lower abdomen, in the anogenital region, and on the inside of the thighs. In addition, the child was suffering from bouts of fever, and there was some suspicion of pulmonary involvement. *Candida albicans* was found in scales removed from the head, in smears taken from the oral cavity and nose, in the hairs and nails, and in the stools.

In March 1961, treatment was started with amphotericin B (2.5 mg. initially, later raised to 5.5 mg. per single dose), together with A.C.T.H. The skin lesions improved in response to this therapy, but the general condition of the patient, who was then 19 months old, deteriorated. After the treatment had been temporarily withdrawn, it was found possible to continue administration of amphotericin B until the lesions had largely cleared. Residual lesions, however, were still visible in the buccal mucosa and on the lips. Despite follow-up therapy (Moronal ointment and suspension), there have been repeated, though localised, flare-ups on the scalp and lips during the period from 1964 to 1967.

DERMATOLOGICAL FINDINGS

Tongue and mucosa of the cheeks coated with whitish-grey deposits. Lips swollen and cracked (Fig. 53). Ex-

Clínica Dermatológica de la Universidad de Hamburgo (Director: Prof. J. Kimmig)

Kimmig, J.:

Granuloma moniliásico

Andreas W., 7 años

ANAMNESIS

Según informa la madre, la frente y el occipucio han sido lesionados durante el parto con fórceps. Al octava día de vida, primeros signos de infección por Monilia que afectó solamente a la mucosa bucal. Al cuarto mes, pequeños focos recubiertos de costras en la frente, que se extendieron progresivamente y no respondieron al Moronal®. Tres meses después padece una bronquitis espástica, pero no se logra demostrar la presencia de Candida en el frotis faríngeo. En junio de 1960, la infección evoluciona hacia una estomatitis y gingivitis graves. Las zonas anteriores y medias del cuero cabelludo son colonizadas por Candida. Se prosigue el tratamiento con Moronal por vía interna y externa, pero sin éxito aparente; las lesiones reaccionan bien a las pinceladas de solución de Pioctanina®. En este momento se consiguió demostrar la presencia de Candida en todos los focos.

En noviembre de 1960 ingresa en nuestra clínica. Se observan nuevos focos de infección en el resto del cuero cabelludo, la cara, los labios tumefactos, la lengua infiltrada, la mucosa nasal, la piel de la mitad inferior del abdomen, la región anogenital y las superficies internas de los muslos. Los brotes febriles hacen sospechar además una participación pulmonar. Se descubren Candida albicans en las escamas del cuero cabelludo, en los frotis bucales y faríngeos, pelos, uñas y en las heces.

En marzo de 1961 se instaura la cura con anfotericina B, a la dosis inicial de 2,5 mg. y más tarde de 5,5 mg. Bajo la influencia de este tratamiento y de la administración concomitante de ACTH, mejoran las lesiones cutáneas, pero empeora el estado general del niño, que entonces contaba 19 meses de edad. Tras una pausa, se prosigue la terapéutica con anfotericina B hasta obtener una mejoría considerable. Sin embargo, subsisten vestigios en los labios y en la mucosa bucal. El tratamiento posterior se efectúa con pomada y suspensión de Moronal, a pesar de lo cual han reaparecido algunos focos en el cuero cabelludo y en los labios entre 1964 y 1967.

SINTOMATOLOGÍA DERMATOLÓGICA

Capa blanca grisácea sobre la mucosa de la lengua y de los carrillos (muguet). Labios engrosados y surcados por rágades (fig. 53). Focos extensos, cubiertos de costras, en el cuero cabelludo y en ambas orejas (fig. 54).

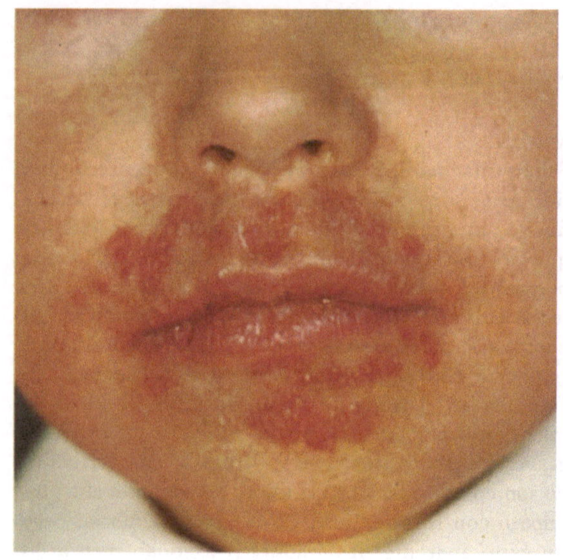

53

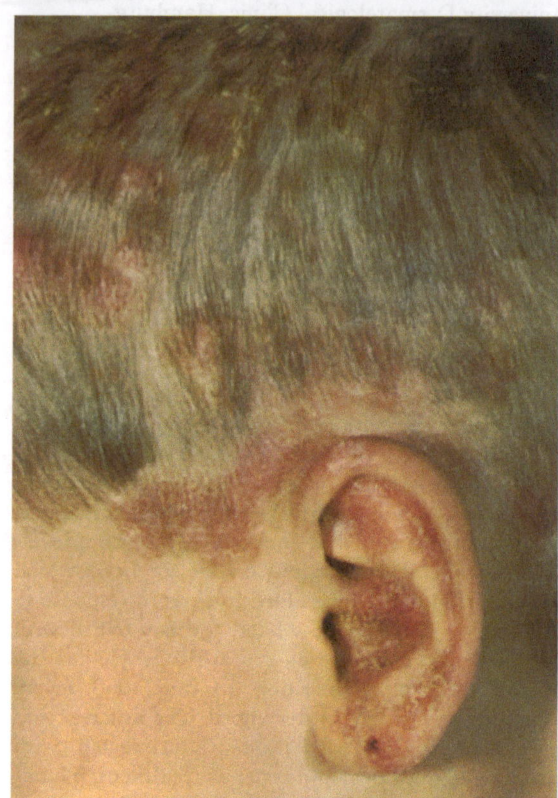

54

Lippen, Perioralbereich, Capillitium und Ohrmuscheln sind infiltriert und mit Schuppenkrusten bedeckt.

Lèvres, pourtour de la bouche, cuir chevelu et pavillon de l'oreille infiltrés et recouverts de croûtes squameuses.

Lips, perioral region, scalp, and ears infiltrated and covered with scaly crusts.

Están infiltrados y cubiertos por costras escamosas los labios, la región perioral, el cuero cabelludo y los pabellones auriculares.

---

deckte Herde am behaarten Kopf und an beiden Ohren (Abb. 54).

HISTOLOGIE

Buntes, unspezifisches Granulationsgewebe um die Follikel in Höhe des Infundibulums und der Kutis-Subkutis-Grenze (Abb. 55). Nach PAS-Färbung stellen sich massenhaft Myzelien und Pseudomyzelien dar in der Hornschicht, in den Follikelostien, innerhalb der Wurzelscheiden und in den Talgdrüsenausführungsgängen (Abb. 56).

EXAMEN HISTOLOGIQUE

Tissu de granulation polymorphe, non spécifique, autour des follicules au niveau de l'infundibulum et de la limite entre épiderme et derme (fig. 55). La coloration au PAS révèle d'innombrables mycéliums et pseudomycéliums dans la couche cornée, dans les orifices folliculaires, les gaines de la racine pilaire et les canaux excréteurs des glandes sébacées (fig. 56).

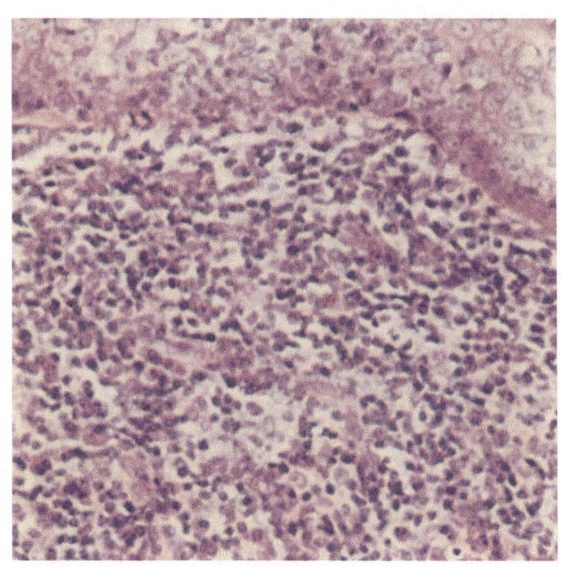

55

Candida-Granulom.

Granulome à Candida.

Monilial granuloma.

Granuloma moniliásico.

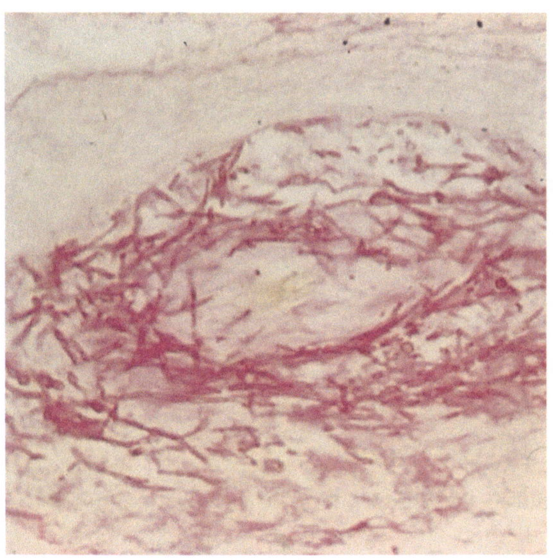

56

PAS-reaktive Myzelien und Pseudomyzelien im Gewebe.

Mycéliums prenant le PAS et pseudo-mycéliums intratissulaires.

Mycelium and pseudomycelium in the tissue, stained with P.A.S.

Micelios y seudomicelios en el tejido coloreados con PAS.

---

tensive lesions, covered with scaly crusts, on the scalp and both ears (Fig. 54).

HISTOLOGY

Variegated, non-specific granulation tissue around the follicles in the region of the infundibulum and the border between the cutis and subcutis (Fig. 55). P.A.S. staining reveals masses of mycelium and pseudomycelium in the stratum corneum, in the follicular orifices, in the root sheaths, and in the ducts of the sebaceous glands (Fig. 56).

Tejido de granulación polimorfo, inespecífico, alrededor de los folículos a nivel del infundíbulo y del límite entre la epidermis y la dermis (fig. 55). La coloración con PAS revela innumerables micelios y seudomicelios en la capa córnea, en los orificios foliculares, en las vainas de la raíz pilosa y en los canales excretores de las glándulas sebáceas (fig. 56).

Dermatologische Klinik und Poliklinik der Universität München (Direktor: Prof. Dr. O. Braun-Falco)

Weidner, F.:

Acrodermatitis chronica atrophicans (Pick-Herxheimer)

Clinique et policlinique dermatologiques de l'Université de Munich (Directeur: Pr O. Braun-Falco)

Weidner, F.:

Acrodermatite chronique atrophiante (érythromélie, maladie de Pick-Herxheimer)

Paul F., 66 Jahre

ANAMNESE

Die Hautkrankheit begann vor mehr als 25 Jahren mit eigentümlich blaurot verfärbten Erscheinungen an Armen und Beinen, die allmählich an Intensität zunahmen.

DERMATOLOGISCHER BEFUND

Man sieht jetzt an den Handrücken beidseits, links stärker ausgeprägt als rechts (Abb. 57), außerdem an der Ulnarseite des linken Unterarms und weniger ausgeprägt an den Fußrücken und Unterschenkeln (Abb. 58) atrophisch-welke, zigarettenpapierartig faltbare, rötlich-livide imponierende, flächenhafte bis streifige Hautbezirke mit Teleangiektasien und Venektasien. Stellenweise ist das Integument dermatosklerotisch verändert.

ANDERE BEFUNDE

BSG 36/74 mm n.W. Serumelektrophoretisch bestehen Hypalbuminämie (44 %) und eine Hypergammaglobulinämie von 28,5 %, deren Auftreten von Brehm bei diesem Krankheitsbild ebenfalls beobachtet wird. Unspezifische Veränderungen im Sternalmark, wie Eosinophilie und leichte Vermehrung der Plasmazellen und Monozyten, finden sich bei dem Patienten in Übereinstimmung mit Veröffentlichungen von Hauser und Kuhn. Röntgenologisch besteht bei dem Patienten an den Händen kein Hinweis auf konsumierende Knochenveränderungen.

HISTOLOGIE

Das histologische Bild ist mit der Diagnose vereinbar und zeigt außer atrophischer Epidermis im oberen und

Paul F., 66 ans

ANAMNÈSE

La dermatite est apparue il y a plus de 25 ans sous forme de taches rose violacé aux membres supérieurs et inférieurs, toujours plus intenses.

STATUS DERMATOLOGIQUE

Au dos des deux mains, mais plus à gauche qu'à droite (fig. 57), à la face interne de l'avant-bras gauche et, de façon moins marquée, sur le dos du pied et les jambes (fig. 58), on observe des territoires cutanés d'une coloration rougeâtre livide, disposés en taches ou en cordons, où la peau fanée, atrophique et plissée a l'aspect de papier à cigarettes; présence de télangiectasies et de phlébectasies. Par places, le tégument est sclérosé.

ÉTAT GÉNÉRAL

Vitesse de sédimentation des érythrocytes 36/74 mm d'après Westergren. Electrophorèse du sérum: taux des albumines abaissé à 44 %, taux des gammaglobulines élevé à 28,5 %, modifications que Brehm a également observées dans cette affection. Altérations non spécifiques de la moelle sternale consistant en éosinophilie et légère augmentation du nombre des plasmocytes et des grands mononucléaires, telles qu'elles ont été décrites par Hauser et par Kuhn. A la radiographie des mains, on ne note aucun indice d'un processus osseux destructif.

EXAMEN HISTOLOGIQUE

L'image histologique est conforme au diagnostic: épiderme atrophique, infiltration lymphocytaire, histiocytaire et surtout plasmocytaire dans les couches supé-

University Dermatological Clinic and Policlinic,
Munich (Director: Prof. O. BRAUN-FALCO)

WEIDNER, F.:

Acrodermatitis chronica atrophicans (Pick-Herxheimer)

Clínica y Policlínica Dermatológicas de la Universidad
de Munich (Director: Prof. O. BRAUN-FALCO)

WEIDNER, F.:

Acrodermatitis crónica atrofiante (enfermedad de Pick-Herxheimer)

Paul F., aged 66 years

CASE HISTORY
The patient's skin disease began over 25 years ago with the appearance, on the arms and legs, of peculiar bluish-red lesions which gradually increased in severity.

DERMATOLOGICAL FINDINGS
Visible now on the backs of both hands—the left hand being more severely affected than the right (Fig. 57)—as well as on the ulnar surface of the left forearm and, though less pronounced, on the dorsa of the feet and the lower legs (Fig. 58) are livid-reddish blotches and bands of shrivelled, atrophic skin whose wrinkled texture resembles that of cigarette-paper; in addition to the presence of telangiectasis and dilated venules, the skin is also affected in some places by sclerodermatous changes.

OTHER FINDINGS
E.S.R. 36/74 mm. (Westergren method). Serum electrophoresis revealed a low albumin (44 %) and hypergammaglobulinaemia (28.5 %), the occurrence of which in this disease has also been reported by BREHM. The non-specific changes observed in the patient's sternal marrow, such as eosinophilia and a slight increase in the number of plasma cells and monocytes, are similar to those mentioned in papers by HAUSER and KUHN. No signs of bone atrophy could be found when the hands were x-rayed.

HISTOLOGY
The histological picture, which is compatible with the diagnosis, reveals atrophy of the epidermis as well as a marked infiltrate of lymphocytes, histiocytes, and

Paul F., 66 años

ANAMNESIS
La dermatitis apareció hace más de 25 años en forma de manchas violáceas típicas en los miembros superiores e inferiores, de intensidad creciente.

SINTOMATOLOGÍA DERMATOLÓGICA
Se observan en el dorso de ambas manos, pero más pronunciadas en la izquierda que en la derecha (fig. 57), en la cara interna del antebrazo izquierdo y menos acusadas en el dorso de los pies y en las pantorrillas (fig. 58), zonas cutáneas de coloración rojiza lívida, dispuestas en manchas o en cordones; en ellas, la piel lacia, atrófica y plegada, tiene el aspecto de papel de fumar; presencia de telangiectasias y flebectasias. En algunos lugares el tegumento está esclerosado.

EXAMEN GENERAL
V.S.G. 36/74 mm. según Westergren. Electroforesis del suero: hipoalbuminemia (44 %) e hipergammaglobulinemia (28,5 %), modificaciones observadas también por BREHM en esta afección. Alteraciones inespecíficas en la médula esternal, consistentes en eosinofilia y ligero aumento de los plasmocitos y monocitos, que coinciden con las descritas por HAUSER y KUHN. En la radiografía de la mano no se aprecia ningún indicio de proceso óseo destructivo.

EXAMEN HISTOLÓGICO
El cuadro histológico concuerda con el diagnóstico: epidermis atrófica, infiltración linfocitaria, histiocitaria y sobre todo plasmocitaria en las capas superiores y medias de la dermis; las fibras elásticas están rarefecadas en las zonas de infiltración.

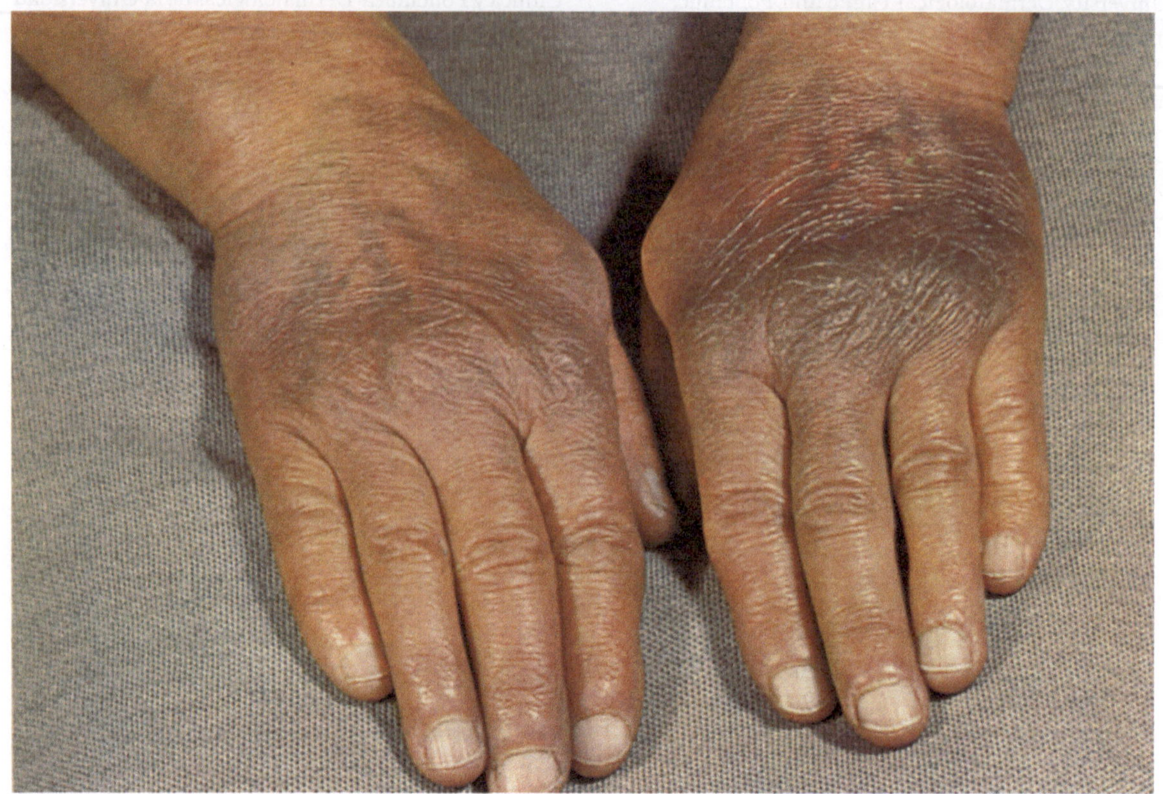

57

Acrodermatitis chronica atrophicans.

Acrodermatite chronique atrophiante.

Acrodermatitis chronica atrophicans.

Acrodermatitis crónica atrofiante.

---

mittleren Korium ein ausgeprägtes Infiltrat von Lymphozyten, Histiozyten und reichlich Plasmazellen. Die elastischen Fasern sind in den Infiltratzonen rarifiziert.

VERLAUF
Bei dem vorgestellten Patienten wurde bisher keine Therapie durchgeführt. Antibiotika stellen die Therapie der Wahl dar. – Vieles spricht für die infektiöse Genese der Krankheit und ihre Verbreitung durch den sog. «Holzbock» (Ixodes ricinus).

LITERATUR
BREHM, G.: Eiweißchemische und immunologische Untersuchungen bei Hautkranken. Arch. Dermat. Syph. *221*, 258, 1965.
HAUSER, W.: Sternalmarkbefunde und ihre Beziehungen zur Blutsenkungsgeschwindigkeit bei Acrodermatitis chronica atrophicans. Arch. Dermat. Syph. *195*, 164, 1952.
KUHN, E.: Serum- und Sternalpunktatsveränderungen bei Erkrankungen der Haut und Gefäße. Klin. Wschr. *30*, 1100, 1952.

rieures et moyennes du derme; les fibres élastiques sont raréfiées dans les zones d'infiltration.

ÉVOLUTION
Jusqu'à présent, notre malade n'avait été soumis à aucun traitement. Les antibiotiques constituent la médication de choix. De nombreux facteurs sont en faveur d'une étiologie infectieuse de cette dermatite qui serait propagée par une tique ou acarien ixodéidé: Ixodes ricinus Linné.

BIBLIOGRAPHIE
BREHM, G.: Eiweißchemische und immunologische Untersuchungen bei Hautkranken. Arch. Dermat. Syph. *221*, 258, 1965.
HAUSER, W.: Sternalmarkbefunde und ihre Beziehungen zur Blutsenkungsgeschwindigkeit bei Acrodermatitis chronica atrophicans. Arch. Dermat. Syph. *195*, 164, 1952.
KUHN, E.: Serum- und Sternalpunktatsveränderungen bei Erkrankungen der Haut und Gefäße. Klin. Wschr. *30*, 1100, 1952.

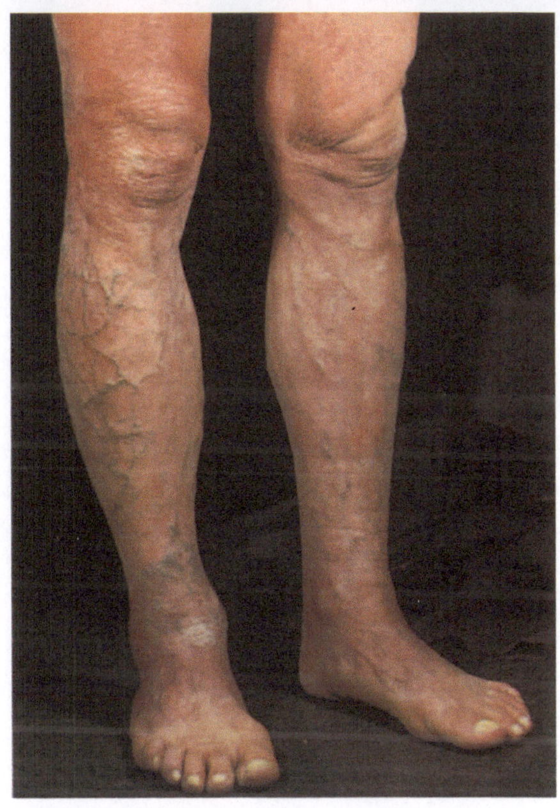

58

Acrodermatitis chronica atrophicans.

Acrodermatite chronique atrophiante.

Acrodermatitis chronica atrophicans.

Acrodermatitis crónica atrofiante.

---

numerous plasma cells in the upper and middle layers of the corium. In the infiltrated zones, rarefaction of the elastic fibres has occurred.

CLINICAL COURSE
The patient presented here has not yet·received any treatment. In this condition, antibiotics are the drugs of choice. There is strong evidence to suggest that the disease is of infectious origin and that the vector responsible is the European dog or sheep tick *Ixodes ricinus*.

REFERENCES
BREHM, G.: Eiweißchemische und immunologische Untersuchungen bei Hautkranken. Arch. Dermat. Syph. *221*, 258, 1965.
HAUSER, W.: Sternalmarkbefunde und ihre Beziehungen zur Blutsenkungsgeschwindigkeit bei Acrodermatitis chronica atrophicans. Arch. Dermat. Syph. *195*, 164, 1952.
KUHN, E.: Serum- und Sternalpunktatsveränderungen bei Erkrankungen der Haut und Gefäße. Klin. Wschr. *30*, 1100, 1952.

EVOLUCIÓN
Hasta el presente, nuestro paciente no ha sido sometido a ningún tratamiento. Los antibióticos constituyen la terapéutica de elección. Numerosos factores hablan en favor de una etiología infecciosa de esta dermatitis, que sería propagada por el arácnido Ixodes ricinus.

BIBLIOGRAFÍA
BREHM, G.: Eiweißchemische und immunologische Untersuchungen bei Hautkranken. Arch. Dermat. Syph. 221, 258, 1965.
HAUSER, W.: Sternalmarkbefunde und ihre Beziehungen zur Blutsenkungsgeschwindigkeit bei Acrodermatitis chronica atrophicans. Arch. Dermat. Syph. 195, 164, 1952.
KUHN, E.: Serum- und Sternalpunktatsveränderungen bei Erkrankungen der Haut und Gefäße. Klin. Wschr. 30, 1100, 1952.

Neoplastische Erkrankungen
der Haut

Néoplasies cutanées

Neoplastic diseases of the skin

Neoplasias cutáneas

Dermatologische Klinik und Poliklinik der Universität Würzburg (Direktor: Prof. Dr. H. Röckl)

Röckl, H.:

Generalisierte, disseminierte Arsenkeratosen

Adalbert B., 53 Jahre

FAMILIENANAMNESE
Unauffällig.

SPEZIELLE ANAMNESE
Seit 1938 Psoriasis vulgaris. Von 1957 bis 1960 etwa 20 Flaschen à 50 g «Psor-intern» (1 % Acid. arsenicum, 4,5 % Phenol) eingenommen. Diese Dosis entspricht einer Menge von etwa 10 g Acidum arsenicosum oder 7,5 g Arsen. Von 1963 ab hätten sich die Keratosen entwickelt. Die Psoriasis sei seitdem praktisch kaum mehr in Erscheinung getreten.

DERMATOLOGISCHER BEFUND
Im Bereich des Rumpfes (Abb. 59), besonders der Extremitäten (Abb. 60), zahlreiche, disseminierte, z.T. konfluierende bis erbsengroße, flache, braunrote, schuppende Papeln. Im Bereich der Handteller und Fußsohlen warzenartige bis linsengroße, graugelbe,

Clinique et policlinique dermatologiques de l'Université de Wurtzbourg (Directeur: Pr H. Röckl)

Röckl, H.:

Kératodermie arsenicale généralisée

Adalbert B., 53 ans

ANAMNÈSE FAMILIALE
Rien de particulier à signaler.

ANTÉCÉDENTS DERMATOLOGIQUES
Depuis 1938, psoriasis vulgaire. Le malade absorbe entre 1957 et 1960 environ 20 flacons à 50 g de «Psor-intern» (1 % d'acide arsénique, 4,5 % de phénol). Cette dose correspond à 10 g environ d'acide arsénique ou à 7,5 g d'arsenic. La kératodermie est apparue à partir de 1963. Quant au psoriasis, il ne s'est guère manifesté depuis lors.

STATUS DERMATOLOGIQUE
Au tronc (fig. 59) et surtout aux extrémités (fig. 60), nombreuses papules planes disséminées, parfois confluentes, de coloration brun rougeâtre, d'une dimension allant jusqu'à celle d'un pois, présentant de la desquamation. Sur la paume de la main et la plante des

University Dermatological Clinic and Policlinic, Würzburg (Director: Prof. H. Röckl)

RÖCKL, H.:

Generalised, disseminated arsenical keratosis

Adalbert B., aged 53 years

FAMILY HISTORY
No findings worthy of note.

CASE HISTORY
Since 1938 the patient has suffered from psoriasis, as treatment for which he took—from 1957 to 1960—some 20 bottles (each containing 50 g.) of "Psor-intern" (1 % arsenic acid, 4.5 % phenol). The quantity ingested was equivalent to approx. 10 g. arsenic acid or 7.5 g. arsenic. The arsenical keratosis developed from 1963 onwards, since when the psoriasis has practically disappeared.

DERMATOLOGICAL FINDINGS
Visible on the trunk (Fig. 59) and especially on the extremities (Fig. 60) are numerous disseminated, and—in some areas—confluent papules, which are of flat, brownish-red, and scaly appearance and whose size

Clínica y Policlínica Dermatológicas de la Universidad de Wurzburgo (Director: Prof. H. Röckl)

RÖCKL, H.:

Queratodermia arsenical diseminada

Adalbert B., 53 años

ANAMNESIS FAMILIAR
Sin particularidades.

ANTECEDENTES DERMATOLÓGICOS
Desde 1938, psoriasis vulgar. Ha consumido entre 1957 y 1960 cerca de 20 frascos de 50 g. de «Psor-intern» (1 % de ácido arsénico, 4,5 % de fenol). Esta dosis corresponde a unos 10 g. de ácido arsénico o a 7,5 g. de arsénico. La queratodermia apareció en 1963 y la psoriasis apenas si se ha manifestado desde entonces.

SINTOMATOLOGÍA DERMATOLÓGICA
En el tronco (fig. 59) y principalmente en las extremidades (fig. 60), numerosas pápulas planas diseminadas, a veces confluentes, de color pardo rojizo y del tamaño hasta de un guisante, que presentan descamación. En las áreas palmoplantares, pápulas semejantes a verru-

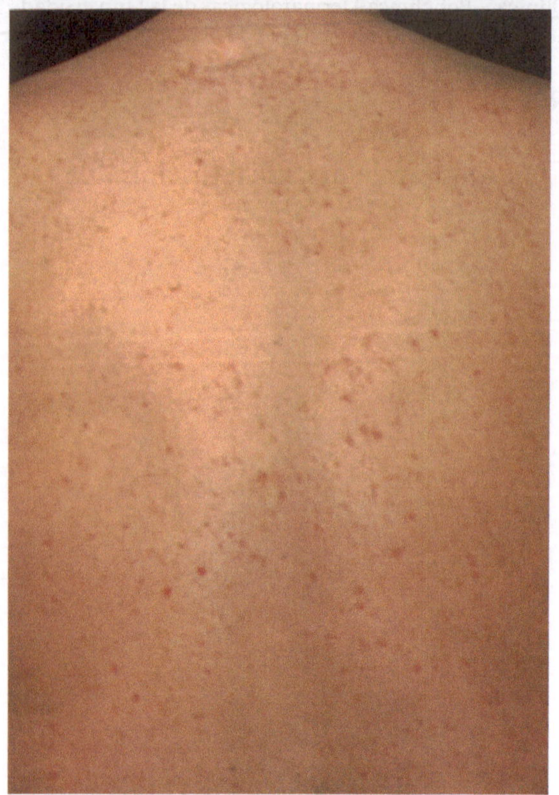

59

Arsenkeratosen am Rücken.

Kératodermie arsenicale du dos.

Arsenical keratosis affecting the back.

Queratosis arsenical en la espalda.

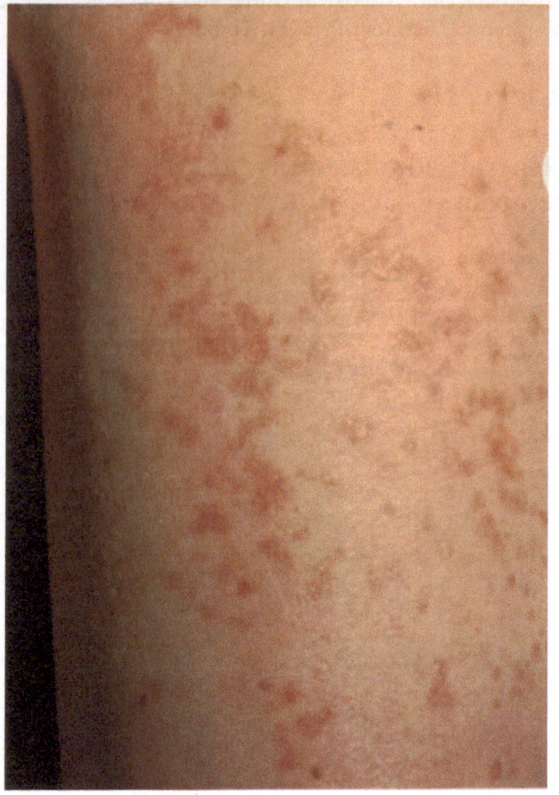

60

Disseminierte Arsenkeratosen.

Kératodermie arsenicale généralisée.

Disseminated arsenical keratosis.

Queratosis arsenical diseminada.

---

harte, mitunter zu flächenhaften Hyperkeratosen konfluierende Papeln.

HISTOLOGIE
Mäßige Orthohyperkeratose, herdförmige Parakeratose. Epidermis an umschriebenen Stellen atrophisch. Epithelzellen teilweise vakuolisiert. An einer Stelle Desorganisation der Zellen mit Parakeratose. Im Korium mäßig ausgeprägtes, perivasal angeordnetes Rundzelleninfiltrat (Abb. 61 und 62).

pieds, papules ressemblant à des verrues, jaune grisâtre, de consistance dure, de la dimension d'une lentille, parfois confluant jusqu'à former des plaques d'hyperkératose.

EXAMEN HISTOLOGIQUE
Orthohyperkératose modérée, parakératose en foyers. Epiderme atrophique sur des zones circonscrites. Cellules épithéliales en partie vacuolisées. On note à un endroit une anarchie cellulaire avec parakératose. Au niveau du chorion, infiltrat à cellules rondes, de dimensions moyennes, à disposition périvasculaire (fig. 61 et 62).

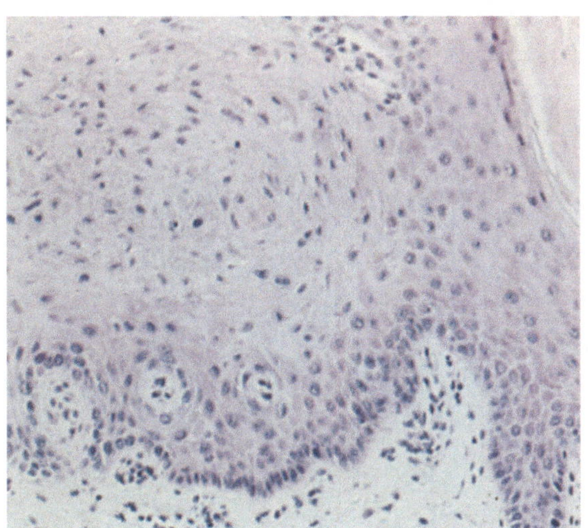

61

Arsenkeratosen. Histologisches Bild.

Kératodermie arsenicale. Aspect histologique.

Arsenical keratosis; histological picture.

Queratosis arsenical; cuadro histológico.

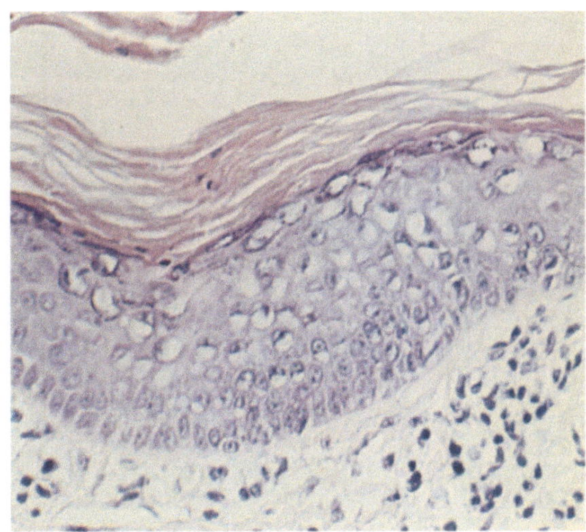

62

Arsenkeratosen. Histologisches Bild.

Kératodermie arsenicale. Aspect histologique.

Arsenical keratosis; histological picture.

Queratosis arsenical; cuadro histológico.

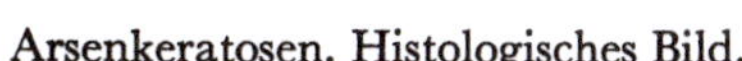

varies up to that of a pea. The palms of the hands and soles of the feet are studded with hard, greyish-yellow, wart-like papules up to the size of a lentil, some of which have coalesced to form hyperkeratotic areas.

HISTOLOGY

Moderate orthohyperkeratosis and discrete patches of parakeratosis. Circumscribed areas of epidermal atrophy. Vacuoles present in some of the epithelial cells. At one point affected by parakeratosis, the cells are disorganised. Moderately severe perivascular round-cell infiltration in the corium (Figs 61 and 62).

gas, de color amarillo grisáceo, consistencia dura, de la dimensión de una lenteja, que a veces confluyen hasta formar placas de hiperqueratosis.

EXAMEN HISTOLÓGICO

Ortohiperqueratosis moderada, focos de paraqueratosis. Epidermis atrófica en zonas circunscritas. Células epiteliales en parte vacuolizadas. En un lugar se observa anarquía celular con paraqueratosis. A nivel del corion, infiltrado de células redondas, de mediano tamaño y disposición perivascular (figs. 61 y 62.)

Dermatologische Klinik und Poliklinik der Universität München (Direktor: Prof. Dr. O. Braun-Falco)

Petzoldt, D.:

Multiple Leiomyome

Dietmar K., 26 Jahre

ANAMNESE

In der Familie wurden Hauttumoren nicht beobachtet. Seit zwei Jahren bilden sich kleine, gelbrötliche Knötchen, zunächst an Brust und Schultern, später an Oberarmen und Rücken. Einzelne Herde, vor allem die kleinsten, schmerzen, und zwar besonders nachts bei Druck.

DERMATOLOGISCHER BEFUND

Multiple, stecknadelkopf- bis linsengroße, teilweise größere, derbe, blaßrote Knötchen im Bereich von Rücken, Schultern, oberer Brustpartie und Streckseiten beider Arme. Besonders dichte Aussaat im Schulterbereich (Abb. 63). Seitlicher, weniger stark auch frontaler Druck führt zu Schmerzen in den Knoten.

Clinique et policlinique dermatologiques de l'Université de Munich (Directeur: Pr O. Braun-Falco)

Petzoldt, D.:

Léiomyomes cutanés multiples

Dietmar K., 26 ans

ANAMNÈSE

Aucune tumeur cutanée n'a été observée dans la famille. Depuis deux ans apparaissent de petits nodules d'un rouge tirant sur le jaune, d'abord sur la peau du thorax et des épaules, puis sur celle des bras et du dos. Certains foyers, surtout les plus petits, sont douloureux à la pression, notamment la nuit.

STATUS DERMATOLOGIQUE

Nodules multiples, de la grosseur d'une tête d'épingle à une lentille, parfois davantage, de consistance ferme, de coloration rosée, disséminés sur le dos, les épaules, la partie supérieure du thorax et les faces d'extension des deux bras. La dissémination est particulièrement dense aux épaules (fig. 63). Une pression latérale ou, dans une moindre mesure, frontale déclenche de la douleur locale.

University Dermatological Clinic and Policlinic, Munich (Director: Prof. O. Braun-Falco)

Petzoldt, D.:

Multiple leiomyomata

Dietmar K., aged 26 years

CASE HISTORY

No record of skin tumours in the family. Two years ago, small yellowish-red nodules began to form on the chest and shoulders and later on the upper arms and back. Some of the lesions—particularly the smallest ones—are painful, especially at night when they are subjected to pressure.

DERMATOLOGICAL FINDINGS

Visible on the back, shoulders, upper portions of the chest, and extensor surfaces of both arms are multiple, compact, pale-red nodules, all but the largest of which are of pinhead to lentil size. They are particularly numerous on the shoulders (Fig. 63). The patient feels pain when lateral pressure is exerted on the nodules, and less pain in response to direct pressure.

Clínica y Policlínica Dermatológicas de la Universidad de Munich (Director: Prof. O. Braun-Falco)

Petzoldt, D.:

Leiomiomas múltiples

Dietmar K., 26 años

ANAMNESIS

En la familia no se ha observado ningún tumor cutáneo. Desde hace dos años se forman pequeños nódulos, de color amarillo rojizo, primero en el tórax y los hombros, después en los brazos y la espalda. Algunos focos, sobre todo los más pequeños, son dolorosos a la presión, principalmente por la noche.

SINTOMATOLOGÍA DERMATOLÓGICA

Nódulos múltiples, del grosor de una cabeza de alfiler al de una lenteja, en parte de consistencia sólida y coloración rosa, diseminados por la espalda, los hombros, la parte superior del tórax y las superficies de extensión de ambos brazos. La diseminación es particularmente densa en los hombros (fig. 63). La presión lateral o frontal, incluso ligera, desencadena dolores locales.

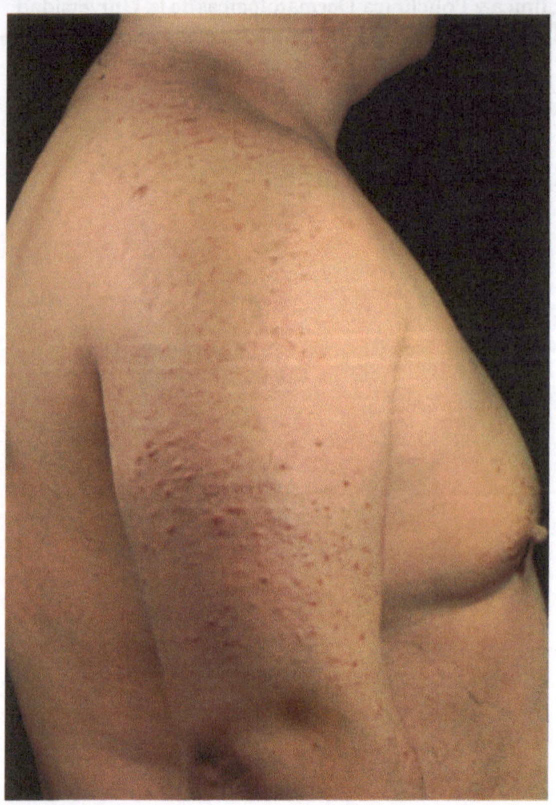

63

Multiple Leiomyome.

Léiomyomes cutanés multiples.

Multiple leiomyomata.

Leiomiomas múltiples.

ANDERE BEFUNDE
Bei klinischer Durchuntersuchung kein organpathologischer Befund, Nierenbecken-Kontrastdarstellung und Elektrokardiogramm normal.
Erythrozyten: 4,95 Mio./mm³. Hämoglobin: 16,3 g %.

HISTOLOGIE
Im Stratum reticulare corii finden sich ineinander verflochtene Züge von kollagenen Fasern und glatten Muskelfasern. Eine schmale Zone des Stratum papillare corii unterhalb der Epidermis ist frei von pathologischen Veränderungen (Abb. 64).

THERAPIE
Exzision einiger größerer und einiger besonders schmerzhafter Tumoren.

EXAMEN GÉNÉRAL
Rien de particulier à signaler. Radiographie de contraste du bassinet et électrocardiogramme s.p. Erythrocytes 4,95 millions/mm³, hémoglobine 16,3 g %.

EXAMEN HISTOLOGIQUE
Dans la couche réticulée du derme, on remarque des faisceaux de fibres collagènes et musculaires lisses entremêlées. Une zone étroite sous-épidermique de la couche papillaire du derme est exempte d'altérations pathologiques (fig. 64).

TRAITEMENT
Excision de quelques masses tumorales parmi les plus grosses et les plus douloureuses.

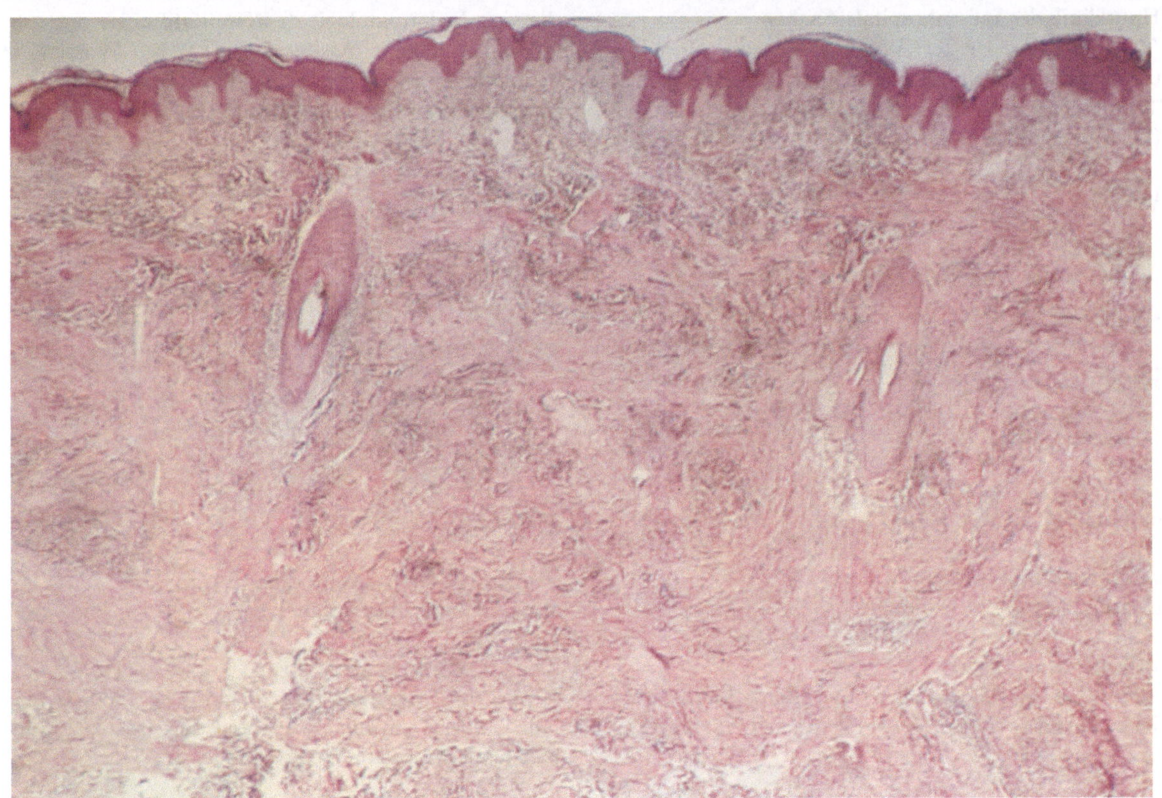

Geflecht von glatten Muskelfasern und kollagenen Fasern (Hämatoxylin-Eosin-Färbung; mikr. Vergr. 24fach).

Lacis de fibres musculaires lisses et de fibres collagènes (coloration à l'hématoxyline-éosine, grossissement 24×).

Network of collagenous and smooth-muscle fibres (stained with haematoxylin-eosin; magnification 24×).

Haces entremezclados de fibras musculares lisas y fibras colágenas (coloración con hematoxilina-eosina, 24 aumentos).

OTHER FINDINGS
A thorough clinical examination disclosed no organic diseases; pyelogram and electrocardiogram normal. Erythrocytes: 4.95 million. Haemoglobin: 16.3 g. %.

HISTOLOGY
Interlaced strands of collagenous and smooth-muscle fibres visible in the reticular layer of the corium. Beneath the epidermis, a narrow zone of the papillary body is free of pathological changes (Fig. 64).

TREATMENT
Excision of several of the larger and most painful tumours.

EXAMEN GENERAL
Sin particularidades. Radiografía renal de contraste y electrocardiograma sin particularidades. Eritrocitos 4,95 mill./mm.³, hemoglobina 16,3 g. %.

EXAMEN HISTOLÓGICO
En la capa reticular de la dermis se observan haces entremezclados de fibras colágenas y musculares lisas. Está exenta de alteraciones patológicas una estrecha zona subepidérmica de la capa papilar de la dermis (fig. 64).

TERAPÉUTICA
Excisión de algunos de los tumores más grandes y dolorosos.

Hautklinik des Luisenhospitals Aachen
(Chefarzt: Prof. Dr. KH. WOEBER)
und Dermatologische Abteilung der Rhein.-Westf.
Technischen Hochschule Aachen
(Direktor: Prof. Dr. W. GAHLEN)

WOEBER, KH.:

Mucinosis follicularis mit Übergang in Mycosis fungoides (Stadium II und III) beziehungsweise kleinzellige Retikulose

Balbine B., 55 Jahre

FAMILIENANAMNESE
Unauffällig.

EIGENE ANAMNESE
Außer einer gynäkologischen Operation (1934) angeblich keine Krankheiten. Zwei Partus, keine Fehlgeburten.

SPEZIELLE ANAMNESE
Die Patientin habe erstmalig im Jahre 1960 eine jukkende Stelle am rechten Unterschenkel bemerkt, die auf Bestrahlung zurückgegangen sei. 1963 hätten sich knotige Veränderungen der Gesichtshaut gezeigt, die zum Teil spontan wieder verschwunden wären. 1965 stationäre Behandlung in der Dermatologischen Abteilung der Technischen Hochschule Aachen. Diese Behandlung sei aus familiären Gründen unterbrochen worden.
Im November 1966 erneute Einweisung in die Hautabteilung des Luisenhospitals. Seither sei die Behandlung meist ambulant weitergeführt worden.

DERMATOLOGISCHER BEFUND
Am gesamten Integument mit Bevorzugung der Extremitäten und des Gesichts sind erythematöse, nodöse und tumoröse Veränderungen von Kirschkern- bis Walnußgröße zu erkennen, die solitär entstanden zu sein scheinen, jedoch zum Teil durch ihre Vielzahl als konfluierend imponieren. Die Haut erscheint verdickt und zum Teil stärker entzündlich infiltriert (Abb. 65). An den Händen sind rhagadische Veränderungen nachzuweisen. Auf dem behaarten Kopf finden sich alopezieartige Herde bei einer Haut, die, wie beschrieben, entzündlich verändert ist. Augenbrauen, Achsel- und Schamhaare sind vermindert.

HISTOLOGIE
13.5.1965 (Prof. Dr. W. GAHLEN): Die im Schnitt dicht stehenden Haarfollikel zeigen mit nur wenigen Ausnahmen weder Haare noch Talgdrüsen. Das Follikelepithel erscheint verbreitert. Eine Wurzelscheiden-

Service de dermatologie de l'Hôpital Louise d'Aix-la-Chapelle (Médecin-chef: Pr KH. WOEBER) et Clinique dermatologique de l'Ecole Polytechnique de Rhénanie-Westphalie, Aix-la-Chapelle
(Directeur: Pr W. GAHLEN)

WOEBER, KH.:

Mucinose folliculaire évoluant en mycosis fongoïde (stades II et III) et réticulose microcellulaire

Balbine B., 55 ans

ANAMNÈSE FAMILIALE
Rien de particulier à signaler.

ANTÉCÉDENTS PERSONNELS
A part une opération gynécologique en 1934, la malade n'aurait eu aucune maladie sérieuse. Deux accouchements, pas de fausse-couche.

ANTÉCÉDENTS DERMATOLOGIQUES
La malade a remarqué pour la première fois en 1960 une zone prurigineuse à la jambe droite, qui aurait régressé sous l'effet de la radiothérapie. En 1963, apparition au visage de nodules qui se seraient estompés spontanément par la suite. En 1965, hospitalisation à la Clinique dermatologique de l'Ecole Polytechnique d'Aix-la-Chapelle; le traitement a été interrompu pour des motifs d'ordre familial.
Nouvelle hospitalisation en novembre 1966 au Service de dermatologie de l'Hôpital Louise. Par la suite, le traitement se serait poursuivi ambulatoirement.

STATUS DERMATOLOGIQUE
Lésions nodulaires, tumorales, érythémateuses, de la grosseur d'un noyau de cerise à une noix, disséminées sur tout le tégument mais surtout nombreuses aux extrémités et au visage. Elles semblent être apparues isolément, mais paraissent en partie confluentes du fait de leur nombre. La peau est épaisse et présente par endroits une infiltration inflammatoire marquée (fig. 65). Rhagades aux mains. Au cuir chevelu, foyers d'alopécie sur une peau altérée par l'inflammation. Pilosité sourcilière, axillaire et pubienne diminuée.

EXAMEN HISTOLOGIQUE
13 mai 1965 (Pr W. GAHLEN): Les follicules pileux, denses à la coupe, ne sont plus pourvus ni de poils ni de glandes sébacées, à part quelques rares exceptions. L'épithélium folliculaire paraît épaissi. On ne distingue plus la structure de la gaine. L'épithélium présente, sous forme de foyers en partie multinodulaires, tantôt une spongiose avec formation d'un réseau de cellules

Dermatological Department of the Luisenhospital, Aachen (Senior physician: Prof. KH.WOEBER) and Dermatological Department of the Rhenish-Westphalian Institute of Technology, Aachen (Director: Prof. W.GAHLEN)

WOEBER, KH.:

Mucinosis follicularis in process of transition to mycosis fungoides (Stages II and III) or lymphocytic reticulosis

Balbine B., aged 55 years

FAMILY HISTORY
No findings worthy of note.

OTHER KNOWN DISEASES
According to the patient, she has suffered from no other illnesses, apart from a gynaecological operation in 1934. She has had 2 children and no abortions.

CASE HISTORY
In 1960, the patient noticed for the first time an itching lesion on the lower part of the right leg, which cleared in response to irradiation. In 1963, nodular eruptions appeared in the facial skin, some of which later subsided spontaneously. In 1965, she was admitted for treatment to the Dermatological Department of the Institute of Technology in Aachen. This treatment, however, had to be interrupted for family reasons.
In November 1966, the patient was re-admitted, this time to the Dermatological Department of the Luisenhospital. Since then she has been receiving treatment largely as an out-patient.

DERMATOLOGICAL FINDINGS
Present over the entire body surface, and particularly on the extremities and face, are erythematous, nodular, and tumorous lesions varying in size from a cherrystone to a walnut; they appear to develop as solitary lesions, but are so numerous in some areas as to form confluent elevations. The skin is of thickened texture and in some areas it contains fairly marked inflammatory infiltrates (Fig.65). The skin of the hands is cracked and fissured. On the scalp, the skin of which is also affected by inflammatory changes, are alopecic areas. The eyebrow, axillary, and pubic hair is sparse.

HISTOLOGY
13th May 1965 (Prof. W.GAHLEN): With few exceptions, the numerous hair follicles visible in the histological section are devoid of hairs and sebaceous glands. The follicular epithelium appears to be excessively thick. The structural elements of the root sheaths are

Clínica Dermatológica del Luisenhospital de Aquisgrán (Médico-jefe: Dr. KH.WOEBER) y Servicio Dermatológico de la Escuela Politécnica de Renania-Westfalia, Aquisgrán (Director: Prof. W.GAHLEN)

WOEBER, KH.:

Mucinosis folicular evolucionando hacia micosis fungoide (estadios II y III) y reticulosis microcelular

Balbine B., 55 años

ANAMNESIS FAMILIAR
Sin particularidades.

ANTECEDENTES PERSONALES
Aparte una operación ginecológica en 1934, al parecer no ha padecido ninguna enfermedad. Dos partos, sin abortos.

ANTECEDENTES DERMATOLÓGICOS
La enferma ha notado por primera vez en 1960 una zona pruriginosa en la pantorrilla derecha, que ha remitido bajo el efecto de la radioterapia. En 1963 surgen en la cara nódulos que desaparecieron espontáneamente. En 1965 es internada en el Servicio Dermatológico de la Escuela Politécnica de Aquisgrán; el tratamiento es interrumpido por motivos familiares.
Nueva hospitalización en noviembre de 1966 en el Servicio Dermatológico del Luisenhospital. Desde entonces continúa bajo tratamiento ambulatorio.

SINTOMATOLOGÍA DERMATOLÓGICA
Lesiones nodulares, tumorales, eritematosas, del tamaño de un hueso de cereza al de una nuez, diseminadas por todo el tegumento, pero muy numerosas sobre todo en las extremidades y la cara. Al parecer surgieron aisladamente, aunque en parte son confluentes a causa de su número. La piel está engrosada y en ciertos lugares presenta una infiltración inflamatoria acusada (fig.65). Rágades en las manos. En el cuero cabelludo, focos de alopecia sobre una piel alterada por la inflamación. Pilosidad superciliar, axilar y pubial disminuida.

EXAMEN HISTOLÓGICO
13–5–1965 (Prof. W.GAHLEN): Salvo raras excepciones, los folículos pilosos, densos al corte, están desprovistos de pelos y glándulas sebáceas. El epitelio folicular aparece engrosado; no se distingue más la estructura de la vaina. El epitelio presenta, en forma de focos en parte multicéntricos, o bien una espongiosis con formación de una red de células estrelladas y con

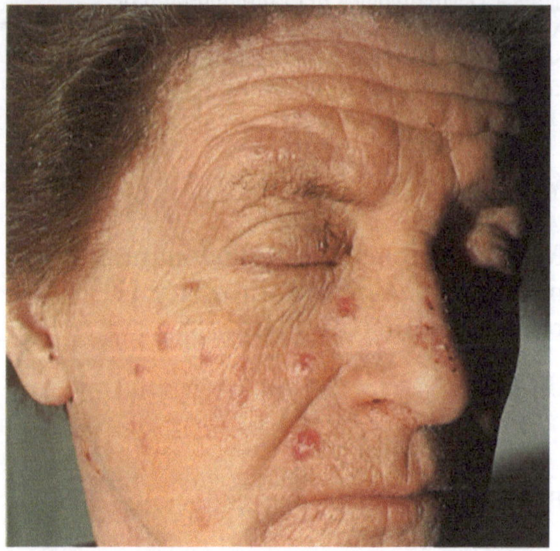

65

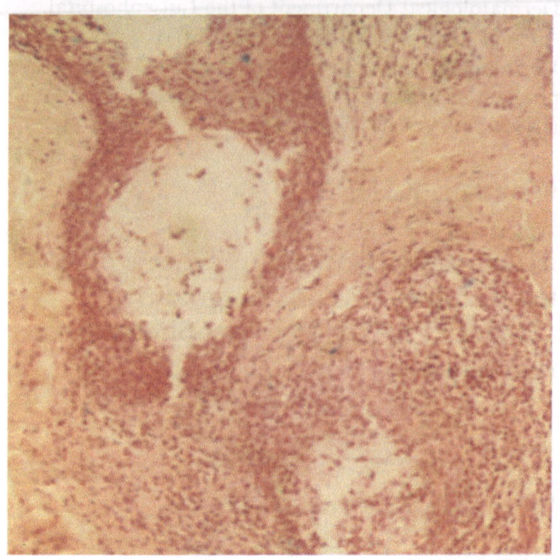

66

Teils kleinknotiges, teils flächenhaftes Infiltrat durch Mucinosis follicularis (vor oder) bei Retikulose.

Infiltrat tantôt micronodulaire, tantôt plan, dû à la mucinose folliculaire précédant on accompagnant une réticulose.

Infiltration—in the form of small nodules or plaques—due to mucinosis follicularis prior to or accompanying reticulosis.

Infiltrado en parte micronodular, en parte superficial, debido a mucinosis folicular precedente o acompañante a la reticulosis.

Mucinosis follicularis.

Mucinose folliculaire.

Mucinosis follicularis.

Mucinosis folicular.

---

architektur ist nicht zu erkennen. Das Epithel zeigt vielmehr herdförmig, z.T. sogar multizentrisch, entweder eine spongiöse Auflockerung mit Ausbildung eines Netzes sternförmiger Zellen und mit interzellulärem Ödem, oder eine zystische Hohlraumbildung mit Abflachung der begrenzenden Stachelzellen; ebenfalls sternförmige Epithelzellen, auch Kerntrümmer im Hohlraum, der im übrigen mit einer basophilen netzförmig-fädigen Substanz gefüllt ist. Diese Hohlräume nehmen nach beiden Seiten hin das ganze Follikelvolumen in Anspruch, so daß sie nur noch von wenigen Zellen des Epithels umschlossen sind. In der Nähe der Follikelostien zeigen viele Epithelzellen ein intrazelluläres Ödem. Die Talgdrüsen, soweit noch vorhanden, sind von spongiotischem Epithelgewebe umgeben. Die Musculi arrectores sind unverändert. Zwischen und unter einigen Follikeln bestehen wenig massive, rundlich begrenzte Infiltrate aus relativ kleinzelligen lympho-histiozytären Elementen und zahlreichen eosinophilen Zellen; trotz perifollikulärer Anordnung ist keine Immigration der Elemente in das Follikelepithel zu sehen. Die Epidermis ist atrophisch. Die

étoilées et d'œdème intercellulaire, tantôt des cavités cystiques avec aplatissement des cellules dentelées bordantes. Les cavités cystiques renferment une substance réticulaire et filamenteuse, de coloration basophile, de même que des cellules étoilées et des débris nucléaires; elles occupent toute l'étendue du follicule des deux côtés et ne sont plus limitées que par de rares cellules épithéliales. Au niveau de l'ostium folliculaire, de nombreuses cellules épithéliales sont œdématiées. Les glandes sébacées ou du moins ce qu'il en reste sont entourées d'un tissu épithélial spongieux. Les muscles arrecteurs des poils sont inchangés. Entre et sous certains follicules, on note des infiltrats peu volumineux, sphériques, constitués par des éléments lympho-histiocytaires microcellulaires et par de nombreux éosinophiles; malgré leur disposition périfolliculaire, on n'observe aucune migration de ces éléments dans l'épithélium folliculaire avoisinant. L'épiderme est atrophique. La substance réticulo-filamenteuse des zones de spongiose et des cavités cystiques se colore au bleu astra (fig. 66 et 67). Donc, au premier plan, mucinose folliculaire.

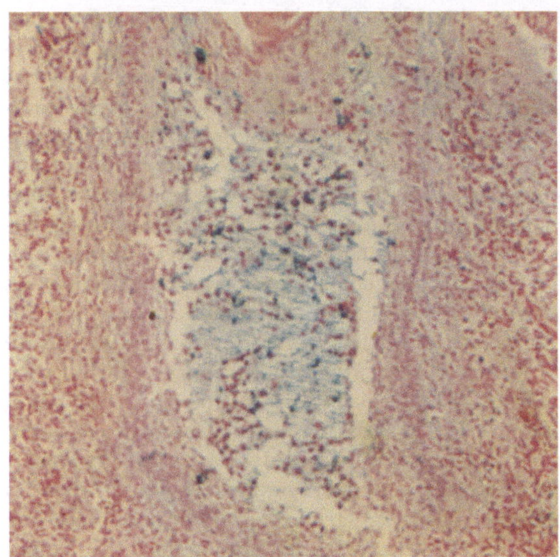

67

Mucinosis follicularis.

Mucinose folliculaire.

Mucinosis follicularis.

Mucinosis folicular.

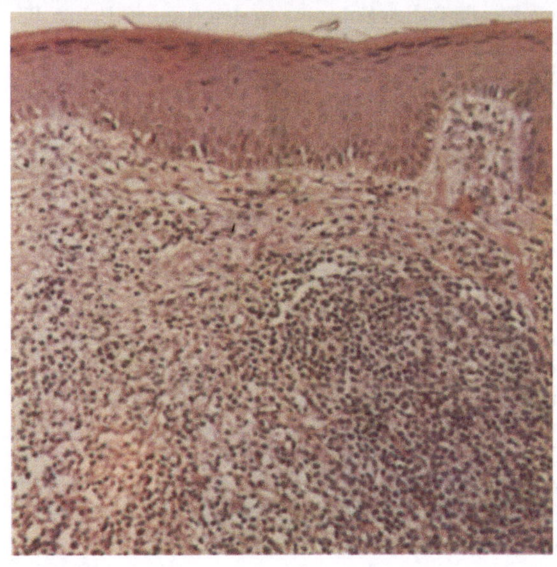

68

Dichtes, nicht polymorphes Infiltrat aus lymphoretikulären Zellen unter atrophischer Epidermis.

Infiltrat dense, non polymorphe, lymphocytaire et réticulocytaire sous un épiderme atrophique.

Dense, non-polymorphous, lymphocyte and reticulocyte infiltrate beneath the atrophic epidermis.

Denso infiltrado no polimorfo constituido por células linforreticulares bajo epidermis atrófica.

---

no longer distinguishable. Present in the epithelium are circumscribed, and occasionally multiple, zones in which the tissue has become spongy and less compact. These areas display a network of stellate cells separated by intercellular oedema or cystic cavities surrounded by flattened prickle cells; stellate epithelial cells and nuclear debris are also visible in the cavities, which are filled with a basophilic substance of net-like appearance. Each cavity occupies on both sides all the space which would otherwise be taken by a follicle, with the result that the cavity itself is enclosed by only a few epithelial cells. In the vicinity of the follicular orifices, many of the epithelial cells are affected by intracellular oedema. Such sebaceous glands as can still be seen are surrounded by spongy epithelial tissue. The arrectores pilorum muscles are unchanged. Between and beneath some of the follicles are rather small circumscribed infiltrates of lymphocytes and histiocytes together with numerous eosinophil cells; despite their perifollicular location, none of these elements appears to have invaded the follicular epithelium. The epidermis is atrophic. The basophilic

edema intercelular, o bien una cavidad quística con aplanamiento de las células dentadas limítrofes. Las cavidades quísticas contienen una substancia reticular y filamentosa, de coloración basófila, así como células estrelladas y restos nucleares; ocupan toda la extensión del folículo por los dos lados y están limitadas nada más que por escasas células epiteliales. A nivel del orificio folicular están edematizadas muchas células epiteliales. Las glándulas sebáceas, si existen aún, se hallan rodeadas por un tejido epitelial espongiósico. Los músculos erectores pilosos están inalterados. Entre ciertos folículos, y debajo de los mismos, se advierten infiltrados poco voluminosos, esféricos, constituidos por elementos linfohistiocitarios microcelulares y numerosos eosinófilos; a pesar de su disposición perifolicular, no se observa ninguna migración de dichos elementos al epitelio folicular vecino. La epidermis es atrófica. La substancia reticulofilamentosa de las zonas espongiósicas y de las cavidades quísticas se colorea con azul astra (figs. 66 y 67). El resultado de este examen hace pensar en la mucinosis folicular.

netzförmig fädige Substanz in den spongiotischen Bezirken und in den zystenähnlichen Hohlräumen färbt sich mit Astrablau (Abb. 66 und 67). Im Vordergrund steht also Mucinosis follicularis.

17.12.1966 (Prof. Dr. O. HORNSTEIN): Das Exzisat von der Gesäßhaut zeigt eine bis zum subkutanen Fettgewebe reichende, das ganze Korium diffus durchsetzende Proliferation von atypischen retikulären Zellelementen, in ihrem Aufbau teils großzellig-monozytoid, teils mehr kleinzellig-lymphozytoid. Riesenkernige Formen, ganz vereinzelt auch mehrkernige Riesenzellen, sind nachweisbar. Immer wieder finden sich hellere, großkernige und großzellige Abschnitte inmitten des dichten Proliferats («Pseudokeimzellen»). Der obere Anteil des Papillarkörpers ist teils noch frei von Infiltrationen, teils von Tumorzellen durchsetzt. Epidermis unregelmäßig abgeflacht und schmalzapfig akanthotisch. Stellenweise regressive Rückbildungsvorgänge innerhalb des Tumors, auch herdförmige Blutungen. Präexistente Talgdrüsen sind teilweise infiltriert und ähnlich einer sog. Mucinosis follicularis aufgelockert.
Das Exzisat vom Rücken zeigt demgegenüber nur eine bandförmige Infiltration in der Umgebung des subpapillaren Gefäßplexus, stellenweise noch etwas tiefergreifend, stellenweise auch die Epidermis kleinherdig infiltrierend (Bildung von Pautrierschen sog. Mikroabszessen). Einzelne der gewucherten retikulären Zellnester zeigen Rückbildungsvorgänge, besonders in den Spitzen des zellig infiltrierten Papillarkörpers. Die Epidermis zeigt hier schmalzapfige, z. T. psoriasiforme Akanthose und parakeratotische Schuppung. Diagnose: Sicher maligner retikulärer Prozeß, höchstwahrscheinlich vom Typ einer Mycosis fungoides, am Rücken Stadium II, am Gesäß bereits Stadium III (eindeutiges Tumorstadium).

17.5.1967 (Prof. Dr. W. GAHLEN): Das gesamte Korium ist von einem Infiltrat oder einer Zellproliferation eingenommen, die nur stellenweise nicht bis dicht an die Epidermis reicht. Es handelt sich vorwiegend um atypische, relativ kleine Retikulumzellen, in vereinzelten Gruppen auch um größere Zellen mit großen und chromatinarmen Kernen. Stellenweise wiegen lymphoide Elemente vor. Keine eosinophilen Zellen, keine Riesenzellen. Die Versilberung läßt ein zartes Retikulum im Bereich der Proliferation erkennen. Die Epidermis ist wiederum atrophisch (Abb. 68). Die Diagnose vom 17.12.1966 ist damit bestätigt.

THERAPIE
Die Patientin spricht günstig auf Röntgenfernbestrahlungen und Klimatherapie an.

17 décembre 1966 (Pr O. HORNSTEIN): Sur le fragment prélevé à la peau de la fesse, on observe une prolifération diffuse d'éléments réticulocytaires atypiques qui infiltrent tout le derme et s'étendent jusqu'au tissu adipeux sous-cutané; ces éléments ressemblent tantôt à de grands monocytes tantôt à de petits lymphocytes. On trouve aussi des cellules à noyaux géants et isolément quelques cellules géantes polynucléées. On remarque partout, au sein de la zone de dense prolifération, des secteurs plus clairs de grosses cellules à noyaux géants («cellules pseudo-germinales»). La partie supérieure de la couche papillaire est soit encore libre de toute infiltration, soit déjà infiltrée par des cellules tumorales. L'épiderme est aplati de façon irrégulière et présente une acanthose à prolongements étroits. Par places, processus régressif au sein de la tumeur, de même que foyers hémorragiques. Les glandes sébacées conservées sont en partie infiltrées et présentent une structure lâche rappelant celle de la mucinose folliculaire.
Le fragment prélevé au dos montre seulement une infiltration en ruban au voisinage du plexus vasculaire sous-papillaire, tantôt gagnant un peu en profondeur, tantôt parvenant par petits foyers jusque dans l'épiderme (formation de micro-abcès de Pautrier). Certains des amas réticulaires proliférants présentent des processus de régression, notamment dans les cônes de la couche papillaire infiltrée par les éléments cellulaires. L'épiderme montre ici une acanthose à bourgeons étroits, en partie psoriasiforme, et une desquamation parakératosique. Diagnostic: Il s'agit assurément d'une réticulose maligne et fort probablement du type du mycosis fongoïde (maladie d'Alibert), au stade II au dos, au stade III déjà au siège, stade tumoral net.

17 mai 1967 (Pr W. GAHLEN): Tout le chorion est envahi par l'infiltration ou la prolifération cellulaire, qui atteint partout l'épiderme sauf en de rares endroits. On distingue en prédominance des réticulocytes atypiques, relativement petits et, de façon isolée, quelques cellules plus grandes aux noyaux géants pauvres en chromatine. Par places, prépondérance des éléments lymphocytaires. Absence de cellules éosinophiles et de cellules géantes. L'imprégnation aux sels d'argent permet de reconnaître un fin réseau au niveau de la prolifération. Quant à l'épiderme, il est encore atrophique (fig. 68). Cet aspect confirme le diagnostic posé le 17 décembre 1966.

THÉRAPEUTIQUE
La malade réagit favorablement à la radiothérapie à distance et à la climatothérapie.

substance in the spongy areas and in the cyst-like cavities can be stained with Astra blue (Figs 66 and 67). The picture is thus predominantly one of follicular mucinosis.

17th December 1966 (Prof. O. HORNSTEIN): The tissue specimen excised from the skin of the buttocks is invaded—down to the subcutaneous fatty tissue and in the whole of the corium—by proliferating atypical reticular cell-elements whose structure is partly of monocytoid and partly of more lymphocytoid appearance. Cells containing giant nuclei are visible, as well as a few isolated multinuclear giant cells. Dotted within the mass of proliferating cell-elements are lighter zones in which both the nuclei and the cells themselves are large. Parts of the upper portions of the papillary bodies are still free of infiltrate, whereas other parts have been invaded by tumour cells. The epidermis is irregularly flattened and contains slender cones of acanthotic tissue. At certain points there are signs of regressive processes within the tumour, as well as discrete haemorrhages. Pre-existing sebaceous glands have become partially infiltrated and less compact, like those seen in so-called follicular mucinosis.

In the skin excised from the back, on the other hand, a perivascular infiltrate is present in the neighbourhood of the subpapillary vascular plexus; at some points this infiltrate extends a little deeper, whereas at other points it has also invaded small areas of the epidermis, leading to the formation of Pautrier micro-abscesses. A few of the reticular cell nests resulting from proliferation show evidence of regressive processes, particularly at the tips of the papillary bodies; here, there are slender acanthotic cones in the epidermis, some of which are of psoriasiform appearance, as well as parakeratotic desquamation. Diagnosis: definitely a malignant reticular process, very probably of the mycosis fungoides type; on the back it has reached Stage II, and on the buttocks Stage III (i.e. the stage of frank tumour formation).

17th May 1967 (Prof. W. GAHLEN): The entire corium is filled with infiltrating or proliferating cells, which extend in almost all places to the border of the epidermis. The cells in question consist for the main part of relatively small, atypical reticulum cells, together with isolated groups of bigger cells containing large nuclei of low chromatin content. At certain points, lymphoid elements predominate. No eosinophils or multinuclear giant cells are visible. Silver-salt impregnation reveals a delicate reticulum in the area of proliferation. The epidermis is once again atrophic (Fig. 68). The diagnosis of 17th December 1966 is herewith confirmed.

TREATMENT
The patient is responding well to radiotherapy and climatotherapy.

17-12-1966 (Prof. O. HORNSTEIN): En la excisión cutánea de la nalga se observa una proliferación difusa de elementos reticulocitarios atípicos, que infiltran toda la dermis y se extienden hasta el tejido adiposo subcutáneo; estos elementos se asemejan en parte a los grandes monocitos y en parte a los pequeños linfocitos. También se encuentran células de núcleos gigantes y algunas células gigantes polinucleares. Dentro de la zona de proliferación densa se observan por todas partes sectores más claros de grandes células con núcleos gigantes («células seudogerminales»). La parte superior de la capa papilar se halla aún exenta de infiltraciones o infiltrada ya por células tumorales. La epidermis está aplanada de modo irregular y presenta prolongaciones acantósicas estrechas.

En ciertos lugares, procesos regresivos dentro del tumor, así como focos hemorrágicos. Las glándulas sebáceas existentes están infiltradas en parte y presentan una estructura laxa similar a la de la mucinosis folicular.

En cambio, la excisión cutánea de la espalda muestra solamente una infiltración teniforme en la vecindad del plexo vascular subpapilar, en parte algo más profundo y en parte llega a través de pequeños focos hasta la epidermis (formación de microabscesos de Pautrier). Algunos aglomerados reticulares proliferantes presentan procesos regresivos, especialmente en los conos de la capa papilar infiltrada por elementos celulares. La epidermis muestra aquí una acantosis con brotes estrechos, en parte psoriasiforme, y una descamación paraqueratósica. Diagnóstico: se trata con seguridad de una reticulosis maligna, muy probablemente del tipo de micosis fungoide, que se halla en el estadio II en la espalda y en el III en la nalga (claro estadio tumoral).

17-5-1967 (Prof. W. GAHLEN): Todo el corion está invadido por un infiltrado o por una proliferación celular, que únicamente en puntos aislados no llega hasta la epidermis. Dominan los reticulocitos atípicos, relativamente pequeños y, en grupos aislados, algunas células mayores de núcleos gigantes pobres en cromatina. Preponderancia local de elementos linfocitarios; ausencia de células eosinófilas y de células gigantes. La impregnación con sales de plata permite reconocer una red fina a nivel de la proliferación. La epidermis sigue atrófica (fig. 68), todo lo cual confirma el diagnóstico del 17-12-1966.

TERAPÉUTICA
La paciente reacciona favorablemente a la radioterapia a distancia y a la climatoterapia.

Hautklinik im Städtischen Krankenhaus München-Schwabing (Chefarzt: Dr. C. Böhm)

BÖHM, C.:

Großknotiges Naevoxanthoendotheliom mit Lungenbeteiligung

Service de dermatologie de l'Hôpital municipal de Munich-Schwabing (Médecin-chef: Dr C. Böhm)

BÖHM, C.:

Nævo-endothélio-xanthome macronodulaire à participation pulmonaire

Josefine E., 2 Jahre, 7 Monate

FAMILIENANAMNESE
Eltern und vier Geschwister, einschließlich Zwillingsschwester, gesund.

EIGENANAMNESE
Normale Schwangerschaft und Geburt. Mit 5 Wochen Pneumonie. Im 8. Lebensmonat Auftreten von rötlich-bräunlichen Knoten an Kopf, Gesicht und Körper.

DERMATOLOGISCHER BEFUND
(bei Krankenhausaufnahme am 25. 11. 1966): Behaarter Kopf, Gesicht, Stamm, rechte kleine Labie zeigen disseminiert kirsch- bis walnußgroße, halbkugelige, derbe, teils gelblich-bräunliche, teils bräunlich- bis livid-rötliche Knoten mit glatter Oberfläche (Abb. 70). Die Knoten weisen auf Glasspateldruck einen gelblichen Grundton auf und sind mit der Haut gut verschieblich. An einzelnen Knoten besteht ein zarter teleangiektatischer Randsaum. Die regionalen Lymphdrüsen o.B.

Josefine E., 2 ans et 7 mois

ANAMNÈSE FAMILIALE
Parents, frères et sœurs y compris sœur jumelle: en bonne santé.

ANTÉCÉDENTS PERSONNELS
Née à terme d'une grossesse normale. Pneumonie à l'âge de cinq semaines. Au huitième mois, apparition de nodules brun rougeâtre au cuir chevelu, au visage et au tronc.

STATUS DERMATOLOGIQUE
Lors de l'hospitalisation le 25 novembre 1966, le cuir chevelu, le visage, le tronc, la petite lèvre droite, présentent des nodules hémisphériques, de surface lisse, de la grosseur d'une cerise à une noix, de consistance ferme, de coloration jaune brunâtre, rouge brunâtre ou livides (fig. 70). A la vitropression, ils sont mobiles sur la peau et prennent une teinte jaunâtre. Certains ont un fin liséré télangiectasique. Ganglions lymphatiques régionaux s.p.

Dermatological Clinic of the Municipal Hospital,
München-Schwabing (Senior physician: Dr. C. Böhm)

BÖHM, C.:

Macronodular naevoxantho-endothelioma with pulmonary involvement

Servicio Dermatológico del Hospital Municipal
de Munich-Schwabing (Médico-jefe: Dr. C. Böhm)

BÖHM, C.:

Nevoendotelioxantoma macronodular con participación pulmonar

Josefine E., aged 2 years and 7 months

FAMILY HISTORY
Parents and four siblings, including the patient's twin sister, all healthy.

CASE HISTORY
Following a normal gestation and delivery, the infant developed pneumonia at the age of 5 weeks. During the 8th month of her life, reddish-brown nodules appeared on the head, face, and body.

DERMATOLOGICAL FINDINGS
(at the time of admission to hospital on 25th November 1966): Disseminated nodes on the scalp, face, trunk, and right labium minus; these hard, smooth-surfaced, hemispherical nodes, some of which are of yellowish-brown and others of brownish to livid-reddish hue, vary in size from a cherry to a walnut (Fig. 70). When pressure is exerted on them with a glass spatula, they appear basically yellowish in colour; they move easily with the skin when lateral pressure is applied. Around

Josefine E., 2 años y 7 meses

ANAMNESIS FAMILIAR
Gozan de buena salud los padres y cuatro hermanos y hermanas, incluyendo la hermana gemela.

ANTECEDENTES PERSONALES
Embarazo normal, parto a término. Neumonía a la edad de 5 semanas. A los 7 meses, aparición de nódulos pardos rojizos en el cuero cabelludo, la cara y el tronco.

SINTOMATOLOGÍA DERMATOLÓGICA
Al ingresar el 25–11–1966, el cuero cabelludo, la cara, el tronco y el labio menor derecho presentaban nódulos hemisféricos de superficie lisa, de tamaño variable entre el de una cereza y una nuez, de color amarillo pardusco o rojo lívido (fig. 70). A la vitropresión se mueven con la piel y adquieren un matiz amarillento. Algunos poseen un fino ribete telangiectásico. Ganglios linfáticos regionales sin particularidades.

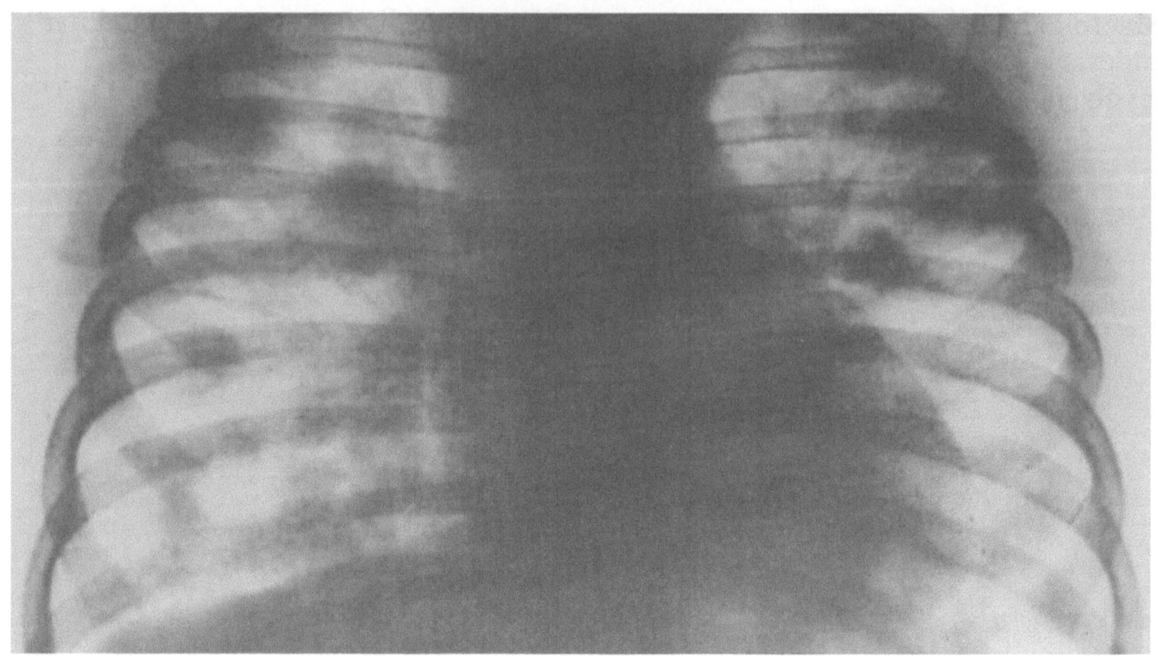

69

Rundliche Fleckschatten in den Mittel- und Unterfeldern.

Taches arrondies aux plages moyennes et inférieures.

Small roundish shadows in the midzones and lower areas of the lungs.

Manchas redondeadas en los campos medios e inferiores.

ANDERE BEFUNDE

Mittelblasige Rasselgeräusche über beiden Lungen; Abdomen weich, gebläht, Leber 1 Querfinger unter dem Rippenbogen; Milz am Rippenbogen zu tasten, von derber Konsistenz; übrige Körperorgane o.B. Röntgenkontrolle: Lungen: bronchopneumonische Infiltrationen; rundliche Fleckschatten im Bereich der Mittel- und Unterfelder beiderseits (Abb. 69). Abdomen: große Leber, sonst o.B. Handwurzelknochen und Schädel: o.B.

LABORWERTE

Blutbild: Erythrozyten 3,2 bis 3,5 Mill. Hb.: 8,8 bis 9,5 g %. Normale Leukozytenzahlen mit relativer Lymphozytose bis 80 %. Thrombozyten: 237 000. Gesamtcholesterin, Blutlipide, SGOT, SGPT sowie Gesamtbilirubin im Rahmen der Norm.
Myelogramm: Steigerung der Erythropoese, Retiku-

EXAMEN GÉNÉRAL

Râles à bulles moyennes sur les deux plages pulmonaires. Abdomen souple, ballonné. Le foie dépasse d'un travers de doigt le rebord costal. Rate palpable au rebord costal, de consistance ferme. Autres viscères s.p. Radiographie: Les poumons présentent une infiltration broncho-pneumonique; ombres arrondies au niveau des plages moyennes et inférieures des deux côtés (fig. 69); gros foie, sinon abdomen s.p.; os du tarse et du crâne s.p.

EXAMENS DE LABORATOIRE

Formule sanguine: érythrocytes 3,2 à 3,5 millions; hémoglobine 8,8–9,5 g %; formule blanche normale, lymphocytose relative jusqu'à 80 %; thrombocytes 237 000. Cholestérol total, lipides, transaminases glutamique-oxalacétique et glutamique-pyruvique, bilirubine totale: dans les limites de la normale.

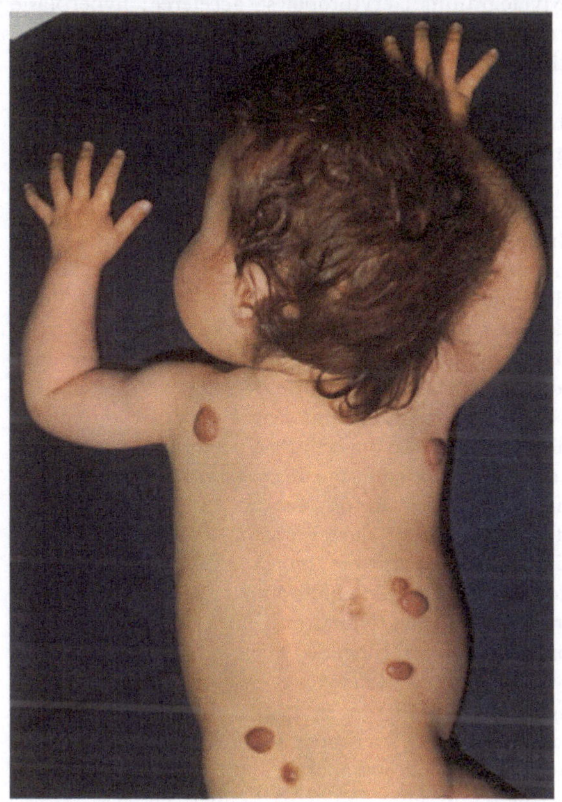

70

Disseminierte halbkugelige bräunlich-rötlich-gelbliche Knoten am Stamm.

Nodules hémisphériques disséminés, de couleur brunâtre, rougeâtre ou jaunâtre, localisés au tronc.

Disseminated hemispherical brownish, reddish, and yellowish nodes on the trunk.

Nódulos hemisféricos, de color amarillento o pardo rojizo, diseminados por el tronco.

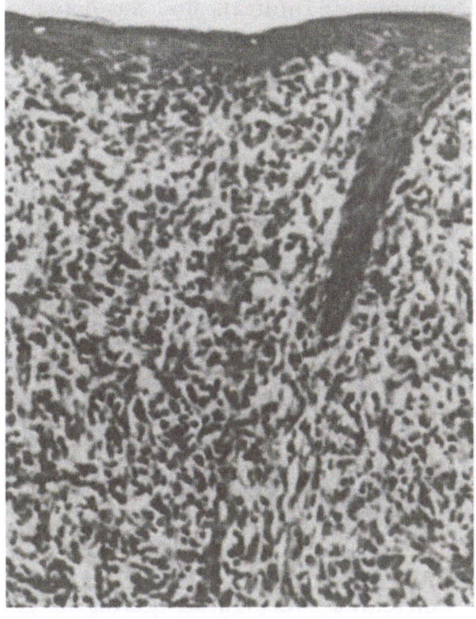

71

Histologisches Bild der Haut.

Aspect histologique de la peau.

Histological picture of the skin.

Cuadro histológico de la piel.

---

some of the nodes is a delicate telangiectatic fringe. Regional lymph glands: N.A.D.

OTHER FINDINGS
Medium bubbling râles over both lungs; abdomen soft and distended, liver palpable 1 fingerbreadth below the costal arch; spleen of solid consistence and palpable at the costal arch; other internal organs: N.A.D.
X-ray examinations: bronchopneumonic infiltrations, and small roundish shadows in the midzones and lower areas of both lungs (Fig.69); liver enlarged, but abdomen otherwise N.A.D.; wrist-bones and skull N.A.D.

LABORATORY TESTS
Blood picture: erythrocytes 3.2–3.5 million; Hb. 8.8–9.5 g. %; leucocyte count normal, with relative lymphocytosis (up to 80 %); platelets 237,000; total

EXAMEN GENERAL
Estertores de burbuja mediana en ambos pulmones; abdomen blando, hinchado. El borde del hígado es palpable a un través de dedo por debajo del reborde costal. Bazo palpable en el reborde costal, de consistencia dura. Otros órganos sin particularidades.
Radiografía: Los pulmones presentan una infiltración bronconeumónica; manchas redondeadas a nivel de los campos medios e inferiores en ambos lados (fig.69); hígado grande, por lo demás el abdomen sin particularidades. Carpo y cráneo sin particularidades.

EXÁMENES DE LABORATORIO
Cuadro hemático: eritrocitos 3,2 a 3,5 millones; hemoglobina 8,8–9,5 g. %; número de leucocitos normal, linfocitosis relativa hasta el 80 %, trombocitos 237.000. Colesterina total, lípidos, SGOT, SGPT y bilirrubina total dentro de los límites normales.

lumzellhyperplasie, wohl reaktiv (Tibiapunktion).
EEG und ophthalmologische Untersuchung ohne Anhalt für krankhaften Befund.

HISTOLOGIE

Im gesamten Korium bis dicht an die Epidermis massi-
ves ziemlich monomorphes retikulo-histiozytäres Infiltrat; vereinzelte Infiltratzellen in der Epidermis. Die
Epidermis verdünnt und mehr oder weniger stark pig-
mentiert. Im Zentrum des Infiltrats sind das örtliche
Bindegewebe und die Epidermisanhänge größtenteils
zugrunde gegangen. Das Infiltrat weist dichtes Gitter-
fasernetz auf und enthält Zellen, die einen großen ova-
len oder sichelförmig gekrümmten Kern mit teils einem,
teils mehreren Nucleoli haben; Plasma vakuolig aufgelockert, Zellgrenzen nicht erkennbar. Keine pathologischen Mitosen; daneben finden sich vereinzelt Riesenzellen vom Touton-Fremdkörper- und Langhans-
Typ, feintropfige intrazelluläre Lipideinlagerungen –
teils mit Doppelbrechung –, vereinzelte lymphozyten-
ähnliche Elemente, Mastzellen und Eosinophile sowie
zahlreiche Kapillaren. An der Peripherie weist das
Infiltrat Auflockerung und Lagebeziehung zu peri-
vasalen mesenchymalen Indifferenzzonen auf. Die
Anteile der Subkutis sind unauffällig (Abb. 71).

VERLAUF

Zur Zeit der Vorstellung des Kindes geringfügige
Rückbildung vor allem der Knoten am Stamm. Die
Röntgenkontrolle ergab eine geringe Abnahme der
rundlichen Fleckschatten im Bereich der Mittel- und
Unterfelder beiderseits.
Eine Therapie wurde vorläufig nicht eingeleitet, da
man bis zum 8. Lebensjahr mit Spontanheilung rech-
nen kann.

Myélogramme: érythropoïèse accélérée; hyperplasie
réticulocytaire, probablement réactionnelle (ponction
tibiale).

L'électro-encéphalogramme et l'examen ophtalmolo-
gique ne montrent aucun indice pathologique.

EXAMEN HISTOLOGIQUE

Infiltration réticulo-histiocytaire massive, relativement
homogène, envahissant tout le derme jusqu'aux limites
de l'épiderme. Quelques cellules infiltrantes dans l'épiderme. Ce dernier est aminci et plus ou moins intensé-
ment pigmenté. Au centre de l'infiltrat, le tissu conjonctif local et les annexes épidermiques ont en grande
partie disparu. L'infiltrat a une structure réticulaire
dense et renferme des cellules à noyau soit volumineux
et ovalaire, soit en forme de croissant, tantôt avec plusieurs nucléoles tantôt avec un seul. Protoplasme à
structure lâche et vacuolisée, limites cellulaires indis-
tinctes. Pas de mitoses anormales. Quelques cellules
géantes du type Langhans ou corps étranger de Touton; dépôts intracellulaires à fines gouttelettes de lipides, parfois biréfringents; quelques éléments d'aspect
lymphocytaire, mastocytes et éosinocytes, ainsi que de
nombreux capillaires. A la périphérie, l'infiltrat est
moins dense et a des rapports avec des zones mésénchy-
mateuses et périvasculaires indifférenciées. L'hypo-
derme ne présente rien de particulier (fig. 71).

ÉVOLUTION

A l'époque où l'on présente la petite malade, régression
minime des nodules du tronc. Le contrôle radiographi-
que décèle une faible diminution des ombres arrondies des plages moyennes et inférieures des deux poumons.
On renonce pour le moment à toute thérapeutique, car
on est en droit d'espérer une rémission avant la huitième année.

cholesterol, lipids, S.G.O.T., S.G.P.T., and total bilirubin—all within normal limits.

Bone marrow: erythropoiesis enhanced, reticular-cell hyperplasia—probably of reactive origin (tibial puncture). E.E.G. and ophthalmological examinations: no pathological findings.

HISTOLOGY

Massive, relatively monomorphous reticulohistiocytic infiltrate throughout the corium and extending up to the border of the epidermis; isolated cells invading the epidermis. Epidermis thin and more or less heavily pigmented. In the centre of the infiltrate, the local connective tissue and the epidermal appendages have largely been destroyed. Within the infiltrate is a thick network of fibres, as well as cells containing a large oval or crescent-shaped nucleus, in which one or sometimes more nucleoli can be seen; there are vacuoles in the cytoplasm, and the cell-boundaries are no longer distinguishable. No pathological mitoses. Also visible are isolated giant cells of the Touton foreign-body and Langhans type, fine lipid droplets deposited within the cells (some of the droplets being birefractive), occasional lymphocyte-like elements, mast cells, and eosinophils, as well as numerous capillaries. In the periphery, the infiltrate is less compact and is perivascular. The subcutis appears to be normal (Fig. 71).

CLINICAL COURSE

At the time the child was presented, the nodes—particularly those on the trunk—were regressing somewhat. X-ray examination revealed that the roundish patches of shadow in the midzones and lower areas of both lungs had faded slightly.

No treatment is contemplated at present, since it is to be hoped that spontaneous recovery will have occurred by the time the child has reached the age of 8 years.

Mielograma: eritropoyesis acelerada, hiperplasia reticulocitaria, probablemente reactiva (punción tibial). Electroencefalograma y examen oftalmoscópico sin indicios patológicos.

EXAMEN HISTOLÓGICO

Infiltración reticulohistiocitaria masiva, relativamente homogénea, que comprende toda la dermis hasta los límites de la epidermis; algunas células infiltrantes en la epidermis, la cual está adelgazada y más o menos intensamente pigmentada. En el centro del infiltrado han desaparecido en gran parte el tejido conjuntivo local y los anexos epidérmicos. El infiltrado posee una estructura reticular densa y contiene células con núcleo voluminoso de forma ovalada o de hoz, en parte con un nucléolo y en parte con varios. Protoplasma de estructura laxa y vacuolar; los límites de las células no son distinguibles. Sin mitosis anormales. Algunas células gigantes del tipo Langhans o cuerpos extraños de Touton; depósitos intracelulares a base de finas gotitas de lípidos, a veces birrefringentes; algunos elementos de aspecto linfocitario, mastocitos y eosinófilos, así como numerosos capilares. El infiltrado es menos denso en la periferia y está relacionado con las zonas mesenquimatosas y perivasculares indiferenciadas. La hipodermis no ofrece particularidades (fig. 71).

EVOLUCIÓN

En la época en que se presenta a la enfermita, regresión mínima de los nódulos del tronco. El control radiológico revela una ligera disminución de las manchas redondeadas en los campos medios e inferiores de ambos pulmones.

No se ha instaurado ninguna terapéutica, pues no puede esperarse una remisión espontánea antes de que tenga 8 años de edad.

Städtische Hautklinik Kassel (Chefarzt:
Prof. Dr. K. WULF)

WULF, K.:

Lymphatische Leukämie
mit Hautbeteiligung

Service de dermatologie de l'Hôpital municipal
de Kassel (Médecin-chef: Pr K. WULF)

WULF, K.:

Leucémie lymphoïde à participation
cutanée

Heinrich A., 81 Jahre

ANAMNESE
Unfälle, sonst nie ernstlich krank gewesen.

SPEZIELLE ANAMNESE
Seit Juni 1966 Rötung und Infiltration der Haut zunächst im Gesicht, später auch an Brust und den unteren Extremitäten. Gutes Allgemeinbefinden.

DERMATOLOGISCHER BEFUND
Im Stirn-Nasen-Bereich blaurote, tumoröse und plat-
tenartige Infiltrate (Abb. 72). Gleichartige Veränderungen auch hinter den Ohren, an Brust und Kinn; an
den Beinen teils fleckige, teils netzartige Exantheme.
Lymphknoten am Hals und in den Achselhöhlen sowie
in den Leistenbeugen; sie sind bis kastaniengroß, derb,
gut abgrenzbar und verschieblich.

ANDERE BEFUNDE
Unterer Leberrand zirka 2 Querfinger unter dem Rip-
penbogen tastbar, Milz weich, glatt, reicht bis zum
Beckenkamm und Nabel. Röntgenologisch: Thorax
und Schädel o.B., Abdomenübersichtsaufnahme o.B.
(Befund des Allgem. Röntgeninstituts am Stadtkran-
kenhaus Kassel vom 18. 10. 1966; Chefarzt: Dr.
E. BANDHAUER).

LABORWERTE
Blutbild im Oktober 1966: Erythrozyten 3,9 Mio.,
Hb. 74 %, Leukozyten 222 200, davon 4 % Segmentkernige, 94 % Lymphozyten, 1 % Monozyten, 1 % Eosinophile. BSG: 13/31. Blutungs- und Gerinnungszeit
normal. Wassermann- und Nebenreaktionen negativ,
Blutzucker normal, Urin: Eiweiß, Zucker, Sediment
o.B., Blutgruppe: 0, Rh positiv.

Heinrich A., 81 ans

ANAMNÈSE
Quelques accidents, sinon aucune affection sérieuse.

ANTÉCÉDENTS DERMATOLOGIQUES
Depuis juin 1966, érythème et infiltration de la peau
d'abord du visage, puis du thorax et des extrémités inférieures. Etat général bon.

STATUS DERMATOLOGIQUE
Infiltrats tumoraux de structure pavimenteuse, de
coloration rouge violacé, au niveau du front et du nez
(fig. 72). Lésions analogues de la région rétro-auriculaire, du menton et du thorax. Exanthème maculaire
ou réticulaire aux membres inférieurs. Ganglions lymphatiques cervicaux, axillaires et inguinaux, certains
gros comme une châtaigne, de consistance ferme, bien
délimités et mobiles sur le plan profond.

EXAMEN GÉNÉRAL
Foie palpable à deux travers de doigt sous le rebord
costal. Rate tendre, lisse, dont les bords atteignent la
crête iliaque et la région ombilicale. Radiographie
(18 octobre 1966): Crâne et thorax s.p., cavité abdominale s.p. (Institut de radiologie de l'Hôpital municipal de Kassel; médecin-chef: Dr E. BANDHAUER).

EXAMENS DE LABORATOIRE
Formule sanguine (octobre 1966): érythrocytes 3,9
millions, hémoglobine 74 %, leucocytes 222 200, dont
4 % à noyaux segmentés, 94 % lymphocytes, 1 % grands
mononucléaires, 1 % éosinophiles. Vitesse de sédimentation des globules rouges: 13/31. Temps de saignement et de coagulation normaux. Réactions de Bordet-
Wassermann, etc.: négatives. Glycémie normale.

Municipal Dermatological Clinic, Kassel
(Senior physician: Prof. K.WULF)

WULF, K.:

Lymphatic leukaemia with involvement of the skin

Heinrich A., aged 81 years

OTHER KNOWN DISEASES
Apart from accidents, the patient had never been seriously ill before.

CASE HISTORY
Since June 1966, reddening and infiltration of the skin, first on the face and later also on the chest and legs. General condition good.

DERMATOLOGICAL FINDINGS
Bluish-red, tumorous, and plaque-like infiltrates in the frontonasal region (Fig. 72). Similar lesions behind the ears and on the chest and chin; spotty or retiform rash on the legs. In the neck, axillae, and groin the lymph nodes have swollen—some of them to the size of chestnuts; they are solid, well delineated, and movable.

OTHER FINDINGS
Lower margin of the liver palpable approx. 2 finger-breadths below the costal arch; spleen soft, smooth, and extending as far as the iliac crest and umbilicus. X-ray examinations (carried out in the General Radiological Institute at the Municipal Hospital, Kassel, on 18th October 1966; Senior physician: Dr. E.BAND-HAUER): thorax and skull N.A.D., general x-ray of the abdomen N.A.D.

LABORATORY TESTS
Blood picture in October 1966: erythrocytes 3.9 million, Hb. 74 %, leucocytes 222,200 (segmented cells 4 %, lymphocytes 94 %, monocytes 1 %, eosinophils 1 %). E.S.R. 13/31. Bleeding and coagulation times normal. Wassermann and other syphilis tests negative;

Clínica Dermatológica Municipal de Kassel
(Médico-jefe: Prof. K.WULF)

WULF, K.:

Leucemia linfoide con participación cutánea

Heinrich A., 81 años

ANAMNESIS
Algunos accidentes, por lo demás sin afecciones graves.

ANTECEDENTES DERMATOLÓGICOS
Desde junio de 1966, eritema e infiltración de la piel primero de la cara, después del tórax y de las extremidades inferiores. Estado general bueno.

SINTOMATOLOGÍA DERMATOLÓGICA
Infiltrados tumorales pavimentosos, de coloración roja azulada, en la frente y la nariz (fig. 72). Lesiones análogas detrás de la orejas, en el tórax y en el mentón. Exantemas en forma de red en las piernas. Ganglios linfáticos cervicales, axilares e inguinales hasta del grosor de una castaña, de consistencia dura, bien delimitados y móviles.

EXAMEN GENERAL
Borde inferior del hígado palpable a dos traveses de dedo por debajo del reborde costal. Bazo blando, liso, cuyos bordes alcanzan la cresta iliaca y la región umbilical. Radiografía (18–10–1966): tórax y cráneo sin particularidades; cavidad abdominal sin particularidades (Instituto de Radiología del Hospital Municipal de Kassel; médico-jefe: Dr. E.BANDHAUER).

EXÁMENES DE LABORATORIO
Cuadro hemático (octubre de 1966): eritrocitos 3,9 millones; hemoglobina 74 %, leucocitos 222.200, de los cuales 4 % con núcleos segmentados; linfocitos 94 %, monocitos 1 %, eosinófilos 1 %. V.S.G. 13/31. Tiempos de sangría y de coagulación normales. Reacciones de Wassermann, etc. negativas. Glucemia normal. Orina: albúmina, glucosa, sedimento, sin particularidades. Grupo sanguíneo 0, Rh positivo.

Lymphatische Leukämie.

Leucémie lymphoïde.

Lymphatic leukaemia.

Leucemia linfoide.

HISTOLOGIE
In der Kutis sehr gleichmäßige Infiltration mit rund-
kernigen Zellen, ihrem Charakter nach jugendliche
Lymphozyten. Zellunregelmäßigkeiten nicht nachzuweisen, keine atypischen Zellformen, auch keine Mitosen. Histologische Diagnose: Hautinfiltrat bei Lym-
phadenose (Pathologisches Institut des Stadtkranken-
hauses Kassel, Chefarzt: Prof. Dr. W. WEPLER).

THERAPIE UND VERLAUF
Leukeran® «Burroughs Wellcome» zunächst 3mal
1 Dragée zu 5 mg täglich, später 1 Dragée jeden 2. Tag
über einen Monat, dann Behandlungspause. Blutkon-
trolle nach dieser Kur ergab im April 1967: Hb. 87 %,
Erythrozyten 4,2 Mio., Leukozyten 34 200, davon 2 %
Stabkernige, 12 % Segmentkernige, 1 % Eosinophile,
1 % Monozyten, 84 % Lymphozyten, Thrombozyten
79 000. Unter Leukeran-Therapie Rückbildung besonders der Lymphknotenschwellung und der Hauterscheinungen an Rumpf und Extremitäten. Stirn-
herde wurden am wenigsten beeinflußt. Gutes Allgemeinbefinden.

Urine: pas d'albumine ni de sucre; sédiment s.p.
Groupe sanguin: 0, Rh positif.

EXAMEN HISTOLOGIQUE
Infiltrats homogènes à cellules au noyau rond, des
lymphocytes jeunes d'après leur caractère. On ne décèle ni anomalies cellulaires, ni formes atypiques, ni
mitoses. Diagnostic histologique: Infiltrat cutané de
lymphadénose (Institut d'anatomie pathologique de
l'Hôpital municipal de Kassel; Médecin-chef: Pr W.
WEPLER).

THÉRAPEUTIQUE ET ÉVOLUTION
Leukeran® (Burroughs Wellcome), d'abord 1 dragée
à 5 mg 3 fois par jour, puis 1 dragée tous les 2 jours
pendant un mois. Ensuite arrêt du traitement. Contrôle hématologique en avril 1967 après cette cure:
érythrocytes 4,2 millions, hémoglobine 87 %, leucocytes 34 200, dont 2 % à noyau en bâtonnet et 12 % à
noyau segmenté, 1 % éosinophiles, 1 % grands mononucléaires, 84 % lymphocytes, thrombocytes 79 000.
Sous Leukeran, régression des adénopathies et des lésions cutanées du tronc et des extrémités. Ce sont les
foyers de la peau du front qui furent le moins influencés.
Etat général bon.

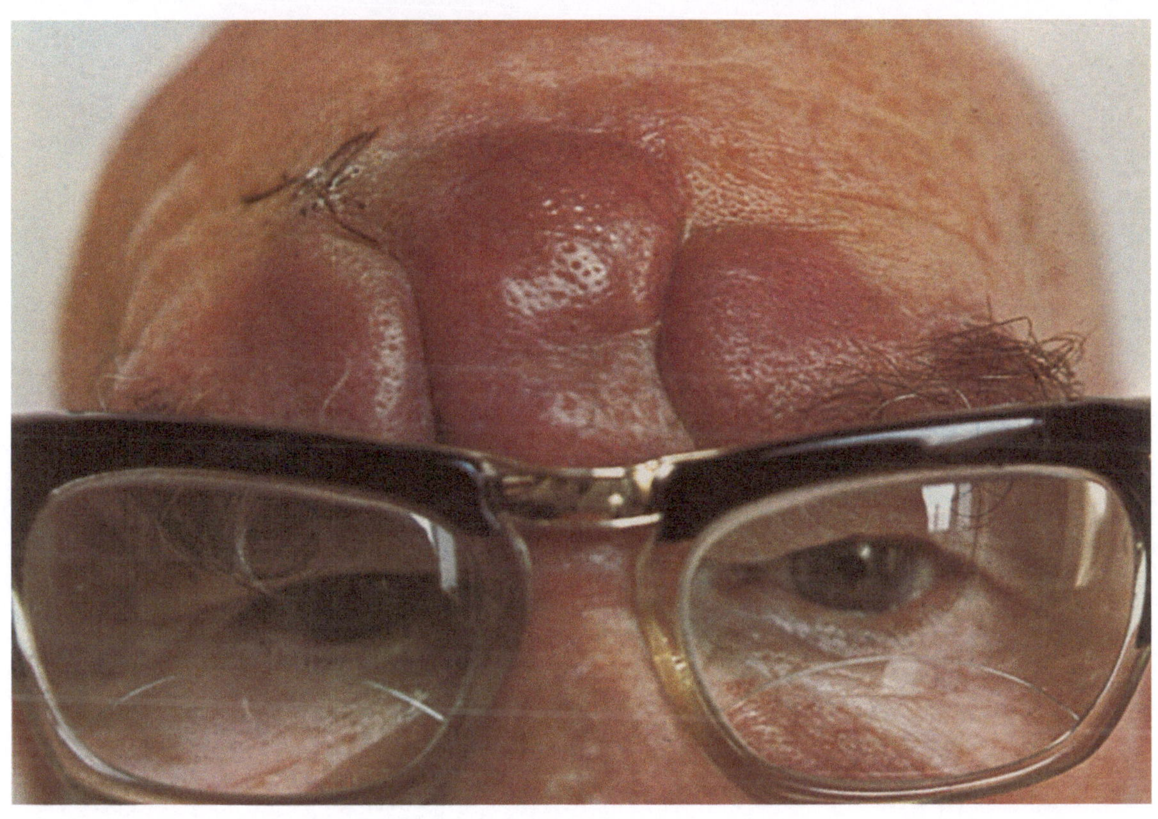

72

blood sugar normal; urine: no protein or sugar, and sediment N.A.D.; blood group: 0, Rh-positive.

HISTOLOGY
Present in the cutis are homogeneous infiltrates consisting of cells containing round nuclei, the appearance of which suggests that they are young lymphocytes. No discernible irregularities in the cells, no atypical cell forms, and no mitoses. Histological diagnosis: cutaneous infiltration due to lymphadenosis (Pathological Institute of the Municipal Hospital, Kassel; Senior physician: Prof. W.WEPLER).

TREATMENT AND CLINICAL COURSE
Leukeran® (Burroughs Wellcome) was administered first in a dosage of 1 tablet (5 mg.) three times daily, reduced later to 1 tablet every 2nd day for one month, followed by a break in the treatment. After this course of medication, the blood picture in April 1967 was found to be as follows: Hb. 87 %, erythrocytes 4.2 million, leucocytes 34,200 (stab cells 2 %, segmented cells 12 %, eosinophils 1 %, monocytes 1 %, lymphocytes 84 %, platelets 79,000). In response to Leukeran there was a marked improvement particularly in the lymph-node swellings and in the skin lesions on the trunk and extremities. The treatment had least effect on the forehead lesions. Patient's general condition good.

EXAMEN HISTOLÓGICO
Infiltrados homogéneos de células con núcleo redondo, linfocitos jóvenes a juzgar por su carácter. No se perciben anomalías celulares, ni formas atípicas ni mitosis. Diagnóstico histológico: infiltrado cutáneo con linfadenosis (Instituto de Anatomía Patológica del Hospital Municipal de Kassel; médico-jefe: Prof. W.WEPLER).

TERAPÉUTICA Y EVOLUCIÓN
Leukeran® (Burroughs Wellcome), primero una gragea de 5 mg. tres veces al día, después una gragea cada dos días durante un mes y pausa terapéutica. Control hematológico en abril de 1967 tras esta medicación: hemoglobina 87 %, eritrocitos 4,2 millones, leucocitos 34.200: 2 % en bandas y 12 % segmentados, eosinófilos 1 %, monocitos 1 %, linfocitos 84 %, trombocitos 79.000. Bajo el efecto del Leukeran, regresión de las adenopatías, así como de las lesiones cutáneas en el tronco y extremidades. Los focos en la frente resultaron menos influidos. Estado general bueno.

Stoffwechselkrankheiten der Haut

Dermatoses dysmétaboliques

Skin conditions due to metabolic disturbances

Dermatosis metabólicas

Universitäts-Hautklinik Heidelberg
(Direktor: Prof. Dr. U.W. Schnyder)

Clinique dermatologique de l'Université
de Heidelberg (Directeur: Pr U.W. Schnyder)

Schnyder, U.W., und Th. Hardmeier:

Skleromyxödem Arndt-Gottron

Schnyder, U.W. et Th. Hardmeier:

Scléromyxœdème d'Arndt-Gottron

Wilhelm S., 34 Jahre (1)

Wilhelm S., 34 ans (1)

FAMILIENANAMNESE
Unauffällig.

ANAMNÈSE FAMILIALE
Rien de particulier à signaler.

EIGENANAMNESE
Frühere Vorgeschichte außer einer Magenresektion wegen Blutungen im Alter von 24 Jahren unauffällig.

ANTÉCÉDENTS PERSONNELS
Rien de particulier à signaler à part une résection d'estomac pour hématémèse à l'âge de 24 ans.

SPEZIELLE ANAMNESE
Anfangs März 1966 bemerkte der Patient, nachdem er zwei Tage vor einem heißen Verdampfer gearbeitet hatte, eine Rötung und Schwellung von Gesicht und Händen sowie der Füße. Anfängliche Behandlung durch den einweisenden Arzt als akutes Ekzem.

ANTÉCÉDENTS DERMATOLOGIQUES
Au début de mars 1966, le malade remarque une rougeur et une enflure du visage, des mains et des pieds, après avoir travaillé pendant deux jours devant un évaporateur bouillant. Traité initialement pour eczéma aigu par le médecin qui le fait hospitaliser.

DERMATOLOGISCHER BEFUND
Muskulöser, breitschultriger, 191 cm langer und 111,2 kg schwerer Mann. Das gesamte Integument ist verdickt und zeigt eine rötlich-livide Färbung. Grobe Faltenbildung am Hals, im Bereich der Gelenkbeugen sowie am Rücken (Abb. 73). Gesicht, Schultergürtel, Extremitäten und vordere Schweißrinne mit diffusem Erythem. Hier und vor allem auch periaxillär sind zahlreiche bis stecknadelkopfgroße, lichenoide Knötchen zu sehen. Im Gesicht sind die Infiltrate plattenförmig, die Mimik ist starr und das Öffnen des Mundes erschwert. Zunge und Schleimhäute frei.

STATUS DERMATOLOGIQUE
Homme bien charpenté, musculeux, de 191 cm de taille et ayant un poids de 111,2 kg. Tout le revêtement cutané est épaissi et a une coloration rougeâtre livide. Plis grossiers au cou, aux faces de flexion articulaires et au dos (fig. 73). Le visage, la ceinture scapulaire, les extrémités et la gouttière sternale présentent un érythème diffus. A ces endroits et surtout autour de l'aisselle, nombreux nodules lichénoïdes, gros comme une tête d'épingle. Au visage, infiltrats en placards, mimique figée; le malade éprouve de la difficulté à ouvrir la bouche. Langue et muqueuse buccale s.p.

ANDERE BEFUNDE
Blutdruck um 160/90 mm Hg bei sonst normalem Befund am Herz-Kreislauf-System und an den übrigen Organen. Skelett-Röntgenaufnahmen unauffällig.

EXAMEN GÉNÉRAL
Tension artérielle à 160/90 mm Hg. Sinon rien de particulier du côté du système cardio-vasculaire et des autres organes. Radiographie du squelette s.p.

LABORWERTE
BKS 5/14 mm n.W. Serumelektrophorese: Gesamteiweiß 7,2 g %, Albumin 48,6 %, α-1-Globulin 4,2 %, α-2-Globulin 11,1 %, β-Globulin 11,1 %, γ-Globulin 25 %. Immunoelektrophorese: langsam wanderndes

EXAMENS DE LABORATOIRE
Vitesse de sédimentation des érythrocytes 5/14 mm d'après Westergren. Electrophorèse du sérum: protéines totales 7,2 g %, alb. 48,6 %, glob. α_1 4,2 %, glob. α_2, 11,1 %, glob. β 11,1 %, glob. γ 25 %. Immuno-

University Dermatological Clinic, Heidelberg
(Director: Prof. U.W. SCHNYDER)

SCHNYDER, U.W., and T. HARDMEIER:

Scleromyxoedema (Arndt-Gottron)

Clínica Dermatológica de la Universidad de Heidelberg (Director: Prof. U.W. SCHNYDER)

SCHNYDER, U.W. y TH. HARDMEIER:

Escleromixedema de Arndt-Gottron

Wilhelm S., aged 34 years (1)

FAMILY HISTORY
No findings worthy of note.

OTHER KNOWN DISEASES
Apart from a partial gastrectomy, carried out as treatment for haemorrhage when he was 24 years old, there is nothing worthy of note in the patient's past record.

CASE HISTORY
At the beginning of March 1966, after he had been working for 2 days in front of a hot evaporator, the patient noticed that his face, hands, and feet had become red and swollen. The doctor who subsequently referred him to us treated him initially as a case of acute eczema.

DERMATOLOGICAL FINDINGS
The patient is a broad-shouldered, muscular man; height 191 cm. (= approx. 6' 3"), weight 111.2 kg. (= approx. 245 lbs). The skin over the whole of the body is thickened and of reddish-livid hue. There are coarse folds in the skin of the neck, on the flexor surfaces of the joints, and on the back (Fig. 73). The face, shoulder girdle, extremities, and presternal region are affected by diffuse erythema. Here, and especially in the area around the axillae, numerous pinhead-sized lichenoid nodules are visible. The infiltrates in the face are plaque-like, the facial expression is rigid, and the patient has difficulty in opening his mouth. The tongue and buccal mucosa are of normal appearance.

OTHER FINDINGS
Blood pressure 160/90 mm. Hg; cardiovascular system and other organs N.A.D.; x-ray of the skeleton N.A.D.

LABORATORY TESTS
E.S.R. 5/14 mm. (Westergren method). Serum electrophoresis: total protein 7.2 g. %, albumin 48.6 %, a_1-

Wilhelm S., 34 años (1)

ANAMNESIS FAMILIAR
Sin particularidades.

ANTECEDENTES PERSONALES
Sin particularidades a excepción de una resección gástrica por hematemesis a la edad de 24 años.

ANTECEDENTES DERMATOLÓGICOS
A principios de marzo de 1966 el paciente observa enrojecimiento e hinchazón del rostro, de las manos y de los pies, al haber trabajado dos días ante un evaporizador caliente. El médico que le ha hecho hospitalizar lo trató inicialmente como un eccema agudo.

SINTOMATOLOGÍA DERMATOLÓGICA
Hombre musculoso, de anchas espaldas, 191 cm. de talla y 111,2 kg. de peso. Todo el revestimiento cutáneo está engrosado y tiene un color rojizo lívido. Pliegues gruesos en el cuello, en las superficies de flexión articulares y en la espalda (fig. 73). La cara, la cintura escapular, las extremidades y la zona sebácea media anterior presentan un eritema difuso. En estas regiones y, sobre todo, alrededor de las axilas, numerosos nódulos liquenoides del tamaño de una cabeza de alfiler. En el rostro, infiltrados pavimentosos; mímica rígida con dificultades para abrir la boca. La lengua y la mucosa bucal sin particularidades.

EXAMEN GENERAL
Tensión arterial 160/90 mm. de Hg; sistema cardiovascular y demás órganos sin particularidades. Radiografía del esqueleto normal.

EXÁMENES DE LABORATORIO
V.S.G. 5/14 mm. según Westergren. Electroforesis sérica: proteínas totales 7,2 g. %, albúmina 48,6 %, glob. a_1 4,2 %, a_2 11,1 %, β 11,1 %, γ 25 %. Inmuno-

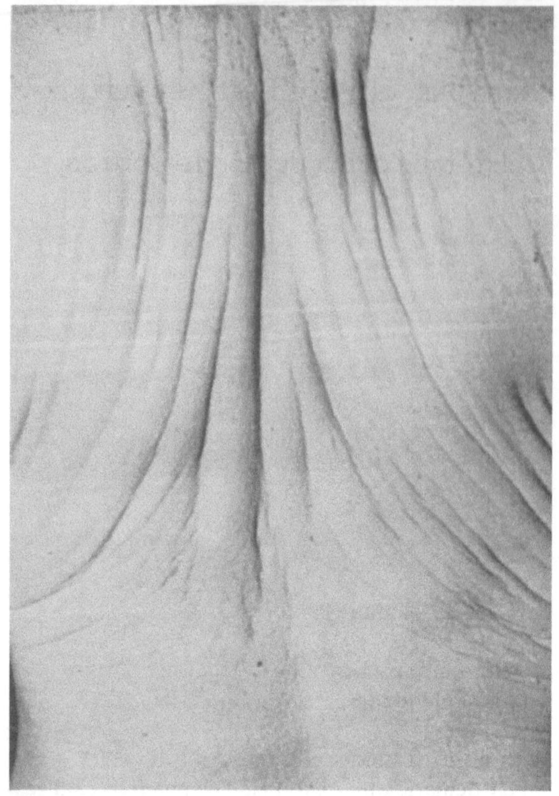

73

Pachydermie mit Faltenbildung am Rücken.

Pachydermie et formation de plis à la région dorsale.

Pachydermia and formation of skin folds on the back.

Paquidermia con formación de pliegues en la espalda.

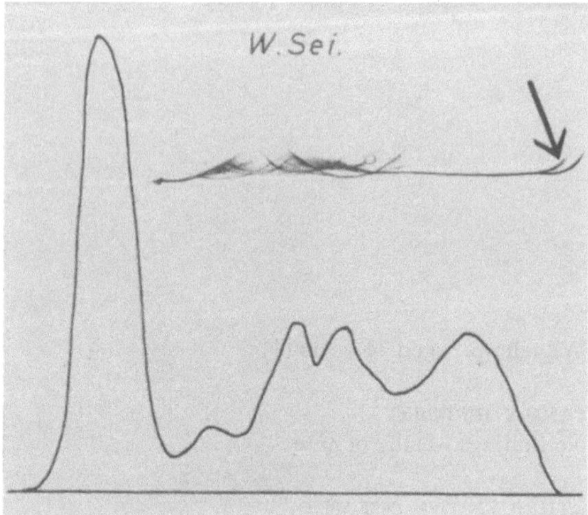

74

Oben: Immunoelektrophorese mit γG-Paraprotein (Pfeil), unten: unauffällige Papierelektrophorese.

En haut: Immuno-électrophorèse de la paraprotéine γG (cf. flèche). En bas: Electrophorèse sur papier, sans particularités.

Above: immuno-electrophoresis, showing γG-paraprotein (arrow); below: paper-electrophoresis N.A.D.

Arriba: inmunoelectroforesis con paraproteína γG (flecha); abajo: electroforesis sobre papel sin particularidades.

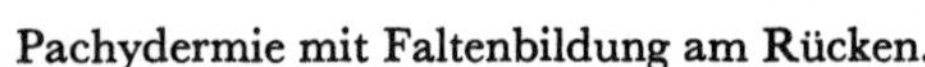

γG-Paraprotein (Abb. 74). Serummukoide 100 mg % (normal 64–81 mg %), Hexosen 244 mg % (normal 73–93 mg %).

HISTOLOGIE

Im Stratum papillare und im oberen Teil des Stratum reticulare des Koriums findet man eine Ablagerungszone. Die Bindegewebszellen sind vermehrt, stellenweise sind hier auch reichlich Mastzellen zu sehen. Die kollagenen Fasern werden durch abnorm vermehrte Zwischensubstanz auseinandergedrängt. Die positive Hale-Reaktion und die Metachromasie mit der alkoholischen Toluidinblaufärbung zeigen, daß es sich bei

électrophorèse: migration lente de la paraprotéine γG (fig. 74). Mucoprotéines sériques 100 mg % (normalement 64–81 mg %), hexoses 244 mg % (normalement 73–93 mg %).

EXAMEN HISTOLOGIQUE

Dans la couche papillaire et la partie supérieure de la couche réticulée du derme, on distingue une zone de dépôts. Les cellules conjonctives sont augmentées en nombre; par places, on distingue des mastocytes en abondance. Les fibres collagènes sont dissociées par une substance intermédiaire anormalement augmentée. La réaction de Hale positive et la métachromasie après

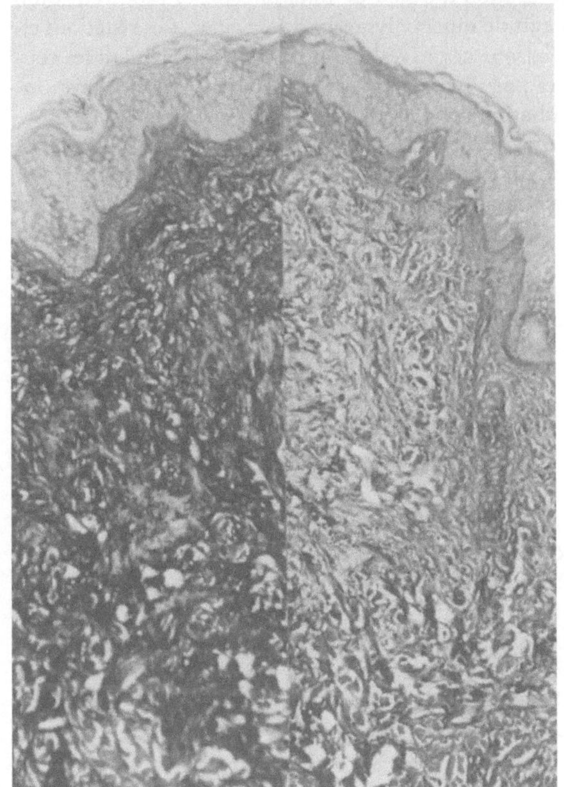

75

Subepidermale Ablagerungszone: Hale-PAS-Färbung, rechts nach Vorbehandlung mit Hyaluronidase.

Zone de dépôts sous-épidermique. Coloration Hale-PAS; à droite, après traitement préalable à l'hyaluronidase.

Zone of subepidermal deposition, stained with Hale's P.A.S.; on the right: after pre-treatment with hyaluronidase.

Zona de depósitos subepidérmica: coloración con Hale-PAS; a la derecha: después de tratamiento con hialuronidasa.

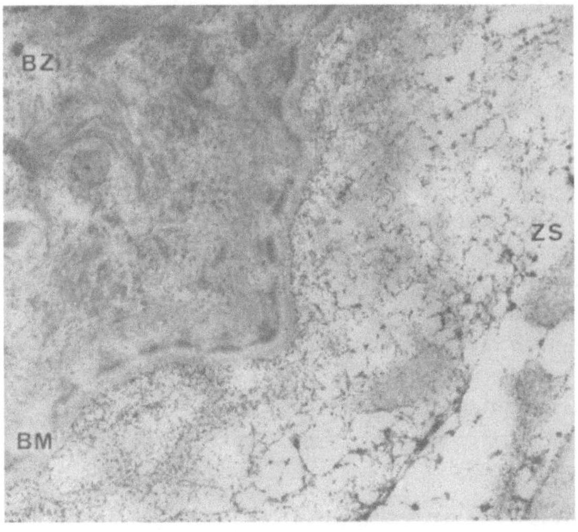

76

BZ = Basalzelle, BM = Basalmembran, ZS = mit Eisenteilchen «markierte» Zwischensubstanz. Vergr. 40 000fach.

BZ = cellule basale, BM = membrane basale, ZS = substance intermédiaire «marquée» par des particules de fer. Grossissement: 40 000 ×.

BZ = basal cell, BM = basement membrane, ZS = interstitial substance impregnated with iron particles (magnification 40,000 ×).

BZ = célula basal, BM = membrana basal, ZS = substancia intermedia «marcada» con partículas de hierro; 40.000 aumentos.

---

globulin 4.2 %, α_2-globulin 11.1 %, β-globulin 11.1 %, γ-globulin 25 %. Immuno-electrophoresis: slowly moving γG-paraprotein (Fig. 74). Serum mucoids 100 mg. % (normal range: 64–81 mg. %), hexoses 244 mg. % (normal range: 73–93 mg. %).

HISTOLOGY

A deposition zone is visible in the papillary and upper reticular dermis. The connective-tissue cells have increased in number, and large quantities of mast cells can also be seen at certain points. The presence of interstitial substance in abnormal amounts has caused the collagenous fibres to become forced apart; this

electroforesis: migración lenta de la paraproteína γG (fig. 74). Mucoproteínas séricas 100 mg. % (normal 64–81 mg. %), hexosas 244 mg. % (normal 73–93 mg. %).

EXAMEN HISTOLÓGICO

En la capa papilar y la parte superior de la capa reticular de la dermis se encuentra una zona de depósitos. Las células conjuntivas están aumentadas en número; en ocasiones se distinguen mastocitos en abundancia. Las fibras colágenas están disociadas por una substancia intermedia anormalmente aumentada. La reacción positiva de Hale y la metacromasia tras la coloración

diesem Material um saure Mukopolysaccharide handelt. Die erwähnten Reaktionen fallen nach Vorbehandlung der Schnitte mit Hyaluronidase negativ aus (Abb. 75 und Tab.). Elektronenmikroskopisch ist diese an sauren Mucopolysacchariden reiche Zwischensubstanz nach Inkubation der Schnitte in kolloidaler Eisenhydroxydlösung (2) «markiert» (Abb. 76).

Histochemische Untersuchungen bei Skleromyxödem ARNDT-GOTTRON.

	Vorbehandlung der Schnitte mit Hyaluronidase	
	ohne	mit
PAS-Reaktion	—	—
Hale-Reaktion	+	—
Alzianblau-Färbung...	+	—
Luxol fast blue	+	—
Metachromasie	+	—
Neutralfettfärbungen	—	—
Kongorotfärbung ...	—	—

THERAPIE UND VERLAUF

Im Sommer 1966 Behandlungsversuch mit Endoxon® über knapp zwei Monate (täglich 200 mg, anfangs per os, später intravenös, Gesamtdosis 16,4 g). Bis heute weiterhin langsam progredienter Verlauf mit konstant bleibenden papier- und immunoelektrophoretischen Befunden ohne weitere Hinweise für ein multiples Myelom. Zur Zeit Versuch mit parenteralen Gaben von Proluton® (seit Februar 1967 alle 14 Tage 125 mg als Depotpräparat i.m.).

LITERATUR
(1) PIPER, W., TH. HARDMEIER und E. SCHÄFER: Das Skleromyxödem ARNDT-GOTTRON: eine paraproteinämische Erkrankung. Schweiz.med.Wschr. *97*, 829, 1967, vgl. Beobachtung 3, p.832.
(2) RUPEC, M., und O. BRAUN-FALCO: Zur Verteilung Hale-reaktiver Substanzen im Bindegewebe normaler menschlicher Haut. Arch.klin.exper.Dermat. *223*, 251, 1965.

coloration au bleu de toluidine-alcool montrent qu'il s'agit de mucopolysaccharides acides. Les réactions citées sont négatives si l'on traite préalablement les coupes par l'hyaluronidase (fig. 75 et tableau). Après incubation des coupes dans une solution colloïdale d'hydroxyde de fer (2), cette substance intermédiaire riche en mucopolysaccharides apparaît «marquée» au microscope électronique (fig. 76).

Epreuves histochimiques lors de scléromyxœdème d'ARNDT-GOTTRON.

	Traitement préalable des coupes par l'hyaluronidase	
	sans	avec
Réaction au PAS	—	—
Réaction de Hale	+	—
Coloration au bleu alcian ...	+	—
Luxol fast blue	+	—
Métachromasie	+	—
Coloration des graisses neutres	—	—
Coloration au rouge Congo	—	—

THÉRAPEUTIQUE ET ÉVOLUTION

En été 1966, essai de traitement par Endoxan® (cyclophosphanide) pendant deux mois à raison de 200 mg par jour, d'abord per os, puis i.-v., à la dose totale de 16,4 g. La dermatose continue à progresser lentement, les données de l'électrophorèse restant les mêmes et ne fournissant aucun indice quant à l'existence d'un myélome multiple. Actuellement, essai au moyen de doses de Proluton® retard i.-m. à raison de 125 mg tous les 15 jours depuis février 1967.

BIBLIOGRAPHIE
1. PIPER, W., TH. HARDMEIER et E. SCHÄFER: Das Skleromyxödem Arndt-Gottron: eine paraproteinämische Erkrankung. J.suisse méd. *97*, 829, 1967; cf. observation N° 3, p.832.
2. RUPEC, M. et O. BRAUN-FALCO: Zur Verteilung Hale-reaktiver Substanzen im Bindegewebe normaler menschlicher Haut. Arch.klin.exper.Dermat. *223*, 251, 1965.

substance consists of acid mucopolysaccharides, as revealed by a positive Hale reaction and a metachromatic reaction to staining with toluidine blue dissolved in alcohol. These reactions prove negative when the sections are pre-treated with hyaluronidase (Fig. 75 and Table). After the histological sections have been incubated in colloidal ferric-hydroxide solution (2), the acid mucopolysaccharides of the interstitial substance can be visualised in the electron-microscope (Fig. 76).

Histochemical investigations in scleromyxoedema (ARNDT-GOTTRON)

	Sections pre-treated with and without hyaluronidase	
	Without	With
P.A.S. reaction	—	—
Hale reaction	+	—
Alcian blue staining ...	+	—
Luxol fast blue	+	—
Metachromasia	+	—
Staining for neutral fats	—	—
Congo red staining ...	—	—

TREATMENT AND CLINICAL COURSE

In the summer of 1966, treatment with Endoxan® was tried over a period of just on 2 months (200 mg. daily, initially by mouth and later intravenously; total dose 16.4 g.). Since then the disease has continued to progress slowly; the paper-electrophoretic and immuno-electrophoretic findings have remained unchanged, and no further evidence of multiple myeloma has been forthcoming. At present an attempt is being made at parenteral treatment with Proluton® (125 mg. i.m. as depot therapy, every 14 days since February 1967).

REFERENCES

(1) PIPER, W., T. HARDMEIER, and E. SCHÄFER: Das Skleromyxödem Arndt-Gottron: eine paraproteinämische Erkrankung. Schweiz. med. Wschr. *97*, 829, 1967 (cf. Case No. 3, page 832).
(2) RUPEC, M., and O. BRAUN-FALCO: Zur Verteilung Hale-reaktiver Substanzen im Bindegewebe normaler menschlicher Haut. Arch. klin. exper. Dermat. *223*, 251, 1965.

con azul de toluidina y alcohol muestran que se trata de mucopolisacáridos. Las reacciones citadas son negativas si los cortes se tratan previamente con hialuronidasa (fig. 75 y tabla). Vista con el microscopio electrónico, esta substancia intermedia rica en mucopolisacáridos ácidos está «marcada» tras incubar los cortes en solución coloidal de hidróxido férrico (2) (fig. 76).

Pruebas histoquímicas en el escleromixedema de ARNDT-GOTTRON.

	Cortes tratados previamente con o sin hialuronidasa	
	sin	con
reacción al PAS	—	—
reacción de Hale	+	—
coloración con azul alcian	+	—
Luxol fast blue	+	—
metacromasia	+	—
coloración grasas neutras	—	—
coloración rojo Congo ...	—	—

TERAPÉUTICA Y EVOLUCIÓN

Durante el verano de 1966, ensayo terapéutico con Endoxan® por espacio de dos meses (200 mg. al día, primero por vía bucal, luego intravenosa; dosis total 16,4 g. La dermatosis continúa progresando lentamente; los resultados de la electroforesis sobre papel y de la inmunoelectroforesis permanecen constantes y no proporcionan indicios de que exista un mieloma múltiple. Actualmente se realiza un ensayo con Proluton® (desde febrero de 1967, 125 mg. por vía intramuscular cada dos semanas en forma de depósito).

BIBLIOGRAFÍA

1. PIPER, W., TH. HARDMEIER y E. SCHÄFER: Das Skleromyxödem Arndt-Gottron: eine paraproteinämische Erkrankung. Schweiz. med. Wschr. 97, 829, 1967; cf. 3.ª observación, p. 832.
2. RUPEC, M. y O. BRAUN-FALCO: Zur Verteilung Hale-reaktiver Substanzen im Bindegewebe normaler menschlicher Haut. Arch. klin. exper. Dermat. 223, 251, 1965.

Universitäts-Hautklinik Gießen
(Direktor: Prof. Dr. R.M. Bohnstedt)

Bohnstedt, R.M., und G. Ehlers:

Mucinosis papulosa (Myxomatosis cutis papulosa, Lichen myxoedematosus) bei Makroglobulinämie Waldenström

Walter D., 39 Jahre

FAMILIENANAMNESE

Eine Schwester mit 28 Jahren an Diabetes mellitus, Vater mit 71 Jahren an Altersschwäche verstorben. Mutter lebt, gesund.

EIGENANAMNESE

Der Patient war nie ernsthaft krank.

SPEZIELLE ANAMNESE

Erstmals im Jahre 1954 mit Juckreiz verbundenes Auftreten von Knötchen im Bereich der Gesäßregion. Allmähliche Ausdehnung der Dermatose mit Befall des Stammes und der Extremitäten. Seit wenigen Jahren Entwicklung papulöser Effloreszenzen auch im Gesicht. 1957 internistische Durchuntersuchung (Prof. Dr. H.E. Bock, Med. Universitätsklinik, Marburg): Außer einer feintropfigen Verfettung der Leber- und von Kupfferschen Sternzellen keine pathologischen Befunde. Papierelektrophorese und Serumlipide bei mehrfacher Kontrolle unauffällig. 1961 auf Grund histochemischer Untersuchungen Diagnose «Myxomatosis cutis papulosa» (W. Knoth und G. Ehlers: Zschr. Haut-Geschl.-krkh. *30*, XXI, 1961). 1965 zunehmender Muskelschwund im Bereich des Thenar und Hypothenar mit Parästhesien. Elektromyographisch Nachweis von Denervationspotentialen, rarefizierten Entladungsmustern sowie Verlängerung der motorischen Nervenleitungsgeschwindigkeit (Dr. Kunze, Neurol. Univ-Klinik, Gießen).

DERMATOLOGISCHER BEFUND

Man erkennt multiple, leicht über das Hautniveau erhabene Knötchen mit gelblichem, porzellanartigem Glanz. Die Größe der Knötchen schwankt zwischen der eines Hanfkornes, Pfefferkornes oder einer Linse (Abb. 77). In einigen Bereichen sieht man Fibromata-pendulantes-ähnliche Gebilde. Die Hautveränderungen sind im Bereich des Gesichts (Periorbital-, Perioral- und Retroaurikular-Region), des Rumpfes, der Extre-

Clinique dermatologique de l'Université de Giessen
(Directeur: Pr R.M. Bohnstedt)

Bohnstedt, R.M. et G. Ehlers:

Mucinose papuleuse (myxœdème lichénoïde ou lichen myxœdémateux de Kreibich) et macroglobulinémie essentielle de Waldenström

Walter D., 39 ans

ANAMNÈSE FAMILIALE

Une sœur décédée à 28 ans de diabète sucré, le père mort à 71 ans de «vieillesse». Mère en bonne santé.

ANTÉCÉDENTS PERSONNELS

N'a jamais été sérieusement souffrant.

ANTÉCÉDENTS DERMATOLOGIQUES

Pour la première fois en 1954, le malade remarque l'apparition dans la région fessière de nodules s'accompagnant de prurit. La dermatose s'étend progressivement au tronc et aux extrémités. Depuis quelques années, efflorescences papuleuses au visage également. En 1957, examiné à fond à la Clinique médicale universitaire de Marbourg (Pr H.E. Bock): A part une dégénérescence graisseuse à fines gouttelettes des cellules hépatiques et des cellules étoilées de Kupffer, rien de particulier ne fut décelé. Rien non plus à signaler à l'électrophorèse sur papier ni quant au taux des lipides sériques, malgré de multiples examens de contrôle. En 1961, on pose le diagnostic de «myxomatosis cutis papulosa» (W. Knoth et G. Ehlers: Zschr. Haut-Geschl.-krkh. *30*, XXI, 1961) sur la base des épreuves histochimiques. En 1965, fonte musculaire progressive au niveau des éminences thénar et hypothénar, paresthésies. A l'électromyographie, mise en évidence de potentiels de dénervation, de rares potentiels en rafale, d'un allongement du temps de conduction neuro-musculaire (Dr Kunze, Clinique neurologique de l'Université de Giessen).

STATUS DERMATOLOGIQUE

On distingue aisément de multiples nodules proéminents, avec un reflet luisant jaunâtre faisant penser à la porcelaine. La grosseur de ces nodules varie entre celles d'une graine de chanvre, d'un grain de poivre et d'une lentille (fig. 77). Dans certaines zones, on voit des formations rappelant les fibromes pédiculés de la peau. Les lésions sont particulièrement développées au ni-

University Dermatological Clinic, Giessen
(Director: Prof. R.M. Bohnstedt)

Bohnstedt, R.M., and G. Ehlers:

Scleromyxoedema (mucinosis papulosa, myxomatosis cutis papulosa, lichen myxoedematosus) associated with Waldenström's macroglobulinaemia

Walter D., aged 39 years

FAMILY HISTORY
The patient's sister died of diabetes mellitus at the age of 28, and his father died of senile debility at the age of 71; his mother is alive and well.

OTHER KNOWN DISEASES
The patient has never had any other serious illnesses.

CASE HISTORY
In 1954, itching nodules appeared for the first time on the buttocks. The eruption gradually spread to the trunk and limbs. For the past few years, papular efflorescences have also been present on the face. In 1957 the patient underwent a thorough medical examination (Prof. H.E. Bock, University Medical Clinic, Marburg): apart from the fact that the liver, including the Kupffer cells, was infiltrated with fine droplets of fat, no pathological findings were obtained. Repeated paper-electrophoresis and serum lipid determinations yielded normal results. In 1961, on the basis of histochemical studies, the patient's condition was diagnosed as "myxomatosis cutis papulosa" (W. Knoth and G. Ehlers: Zschr. Haut-Geschl.-krkh. 30, XXI, 1961). In 1965, increasing muscular atrophy, accompanied by paraesthesia, was observed in the region of the thenar muscles and hypothenar eminence. Electromyography revealed denervation potentials, rarefied discharge patterns, and sluggish motor-nerve conduction (Dr. Kunze, University Neurological Clinic, Giessen).

DERMATOLOGICAL FINDINGS
Present in the skin are slightly raised multiple nodules with a glossy, yellowish, porcelain-like sheen. Their size varies from that of a hempseed to a peppercorn or lentil (Fig. 77). In certain areas, lesions reminiscent of pedunculated fibromata are visible. The skin changes are particularly pronounced in the face (periorbital, perioral, and retro-auricular regions) as well as on the trunk, extremities, and buttocks. The palms and soles are unaffected.

Clínica Dermatológica de la Universidad de Giessen
(Director: Prof. R.M. Bohnstedt)

Bohnstedt, R.M. y G. Ehlers:

Mucinosis papulosa (mixedema papuloso o liquenoide) y macroglobulinemia de Waldenström

Walter D., 39 años

ANAMNESIS FAMILIAR
Una hermana murió a los 28 años de diabetes mellitus, el padre falleció a los 71 años por debilidad senil. La madre goza de buena salud.

ANTECEDENTES PERSONALES
No ha estado nunca gravemente enfermo.

ANTECEDENTES DERMATOLÓGICOS
En 1954, el paciente aprecia por primera vez la aparición de nódulos, acompañados de prurito, en la región glútea. La dermatosis se extiende paulatinamente al tronco y a las extremidades. Desde hace unos años se forman eflorescencias papulosas también en la cara. En 1957, exploración interna en la Clínica Médica de la Universidad de Marburgo (Prof. H.E. Bock): aparte una degeneración grasa hepática de gotas finas y de células estrelladas de Kupffer, no se observó nada de particular. La electroforesis sobre papel y la tasa de lípidos séricos no revelaron anomalías en diversos controles. Sobre las pruebas histoquímicas se establece en 1961 el diagnóstico de «mixomatosis cutis papulosa» (W. Knoth y G. Ehlers: Zschr. Haut-Geschl.-krkh. 30, XXI, 1961). En 1965, atrofia muscular progresiva a nivel de las eminencias tenar e hipotenar. La electromiografía revela potenciales de denervación, potenciales de descarga rareficados y prolongación del tiempo de conducción neuromuscular (Dr. Kunze, Clínica Neurológica de la Universidad de Giessen).

SINTOMATOLOGÍA DERMATOLÓGICA
Se distinguen fácilmente múltiples nódulos prominentes, con un reflejo amarillento similar al de la porcelana. El tamaño de los nódulos varía entre el de un grano de cañamón o de pimienta y el de una lenteja (fig. 77). En ciertas zonas se ven formaciones semejantes a los fibromas pediculados. Las lesiones son muy acusadas en el rostro (región periorbital, perioral y

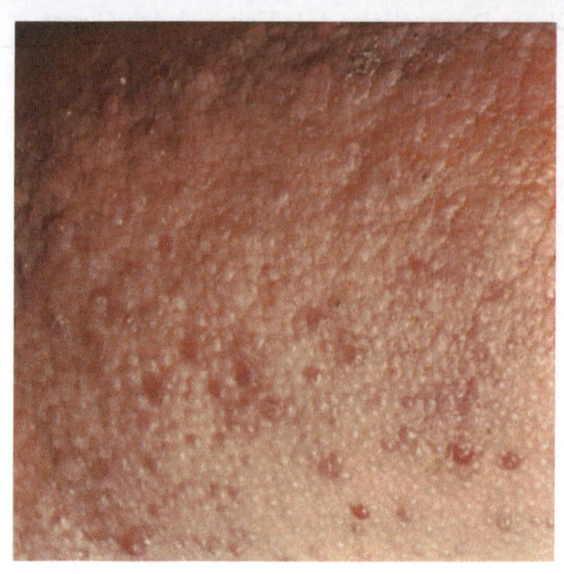

Mucinosis papulosa. Multiple bis linsengroße Knötchen mit gelblichem, porzellanartigem Glanz.

Mucinose papuleuse. Nodules multiples d'une grosseur allant jusqu'à la lentille, d'un éclat jaunâtre rappelant la porcelaine.

Mucinosis papulosa; multiple nodules—of lentil size or smaller—with a yellowish, porcelain-like sheen.

Mucinosis papulosa; múltiples nódulos, hasta del tamaño de una lenteja, con brillo amarillento similar al de la porcelana.

Mucinosis papulosa. Im Sternalpunktat Zunahme der lymphoidzelligen Elemente.

Mucinose papuleuse. Ponction sternale: augmentation des éléments de la série lymphatique.

Mucinosis papulosa; increase in the number of lymphoid cells in the sternal marrow.

Mucinosis papulosa; punción esternal: aumento de las células linfoides.

---

mitäten und der Gesäßregion besonders ausgeprägt. Handflächen und Fußsohlen frei.

ANDERE BEFUNDE
Herz und Lungen o.B. Milz und Leber zwei Querfinger unterhalb des Rippenbogens tastbar. Karpaltunnel-Syndrom beiderseits.

LABORWERTE
BSG n.W. 15/33. Blutbild: Lymphopenie (17 %), geringe Thrombozytopenie (136 000). Urinstatus o.B., Bence-Jones-Eiweißkörper negativ, Transaminasen o.B. Sternalpunktat: Steigerung der Erythropoese, Vermehrung der eosinophilen Leukozyten, Zunahme der Lymphoidzellen (Zellen mit rundem, retikulärem Kern und graublauem Zytoplasma), vereinzelt Mastzellen (Abb. 78). Milzpunktat: Erhebliche Vermehrung der lymphoid-plasmazellulären Elemente (typischer Befund eines Morbus Waldenström). Leberpunktat: Mäßige Fetteinlagerung in den Leberparenchymzellen. Papier- und Immunelektrophorese, Ultrazentrifuge: siehe Abb. 79. Lipoidelektrophorese: o.B. Histochemische Untersuchungen: siehe Tabelle S. 146. Gerinnungsanalyse: geringer Faktor II- und VII-Mangel. Pathologischer Prothrombinverbrauch. Fibrinogen teilweise auf 40 mg % erniedrigt. Thrombozytenfaktor 3-Störung (Dr. HUTH, Med. Univ.-Klinik, Gießen).

THERAPIE
Seit Mai 1966 eine, seit Juli 1966 zwei Tabletten Leu-

veau du visage (région périorbitale, périorale et rétro-auriculaire), du tronc, des extrémités et des fesses. Paumes et plantes sont exemptes.

EXAMEN GÉNÉRAL
Cœur et poumons s.p. Rate et foie palpables, dépassant de deux travers de doigt le rebord costal. Syndrome du canal carpien présent des deux côtés.

EXAMENS DE LABORATOIRE
Vitesse de sédimentation des érythrocytes: 15/33 mm d'après Westergren. Formule sanguine: lymphopénie à 17 % et légère thrombocythopénie (136 000). Urine: s.p., réaction de l'albumose selon Bence-Jones négative, transaminases s.p. Ponction sternale: érythropoïèse accélérée, éosinophilie, augmentation du nombre des cellules de la série lymphoïde (cellules à noyau rond réticulé et à cytoplasme gris-bleu), quelques mastocytes (fig. 78). Ponction-biopsie de la rate: augmentation considérable des éléments lymphoïdes et plasmocytaires, caractéristique de la maladie de Waldenström. Ponction-biopsie du foie: dépôts de lipides en quantité modérée dans les cellules parenchymateuses. Immuno-électrophorèse et électrophorèse sur papier, ultracentrifugation: cf. fig. 79. Electrophorèse des lipides: s.p. Examens histochimiques: cf. tableau p. 146. Analyse de la coagulabilité: facteur II et facteur VII déficitaires; consommation pathologique de prothrombine; fibrinogène en partie abaissé à 40 mg %; trouble du facteur III (Dr HUTH, Clinique médicale de l'Université de Giessen).

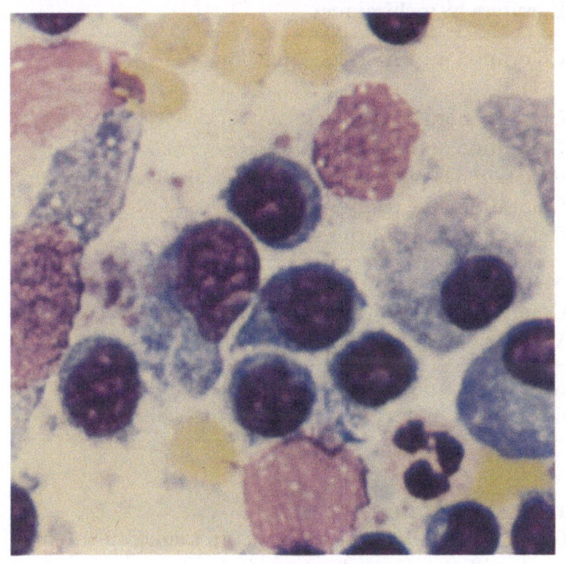

78

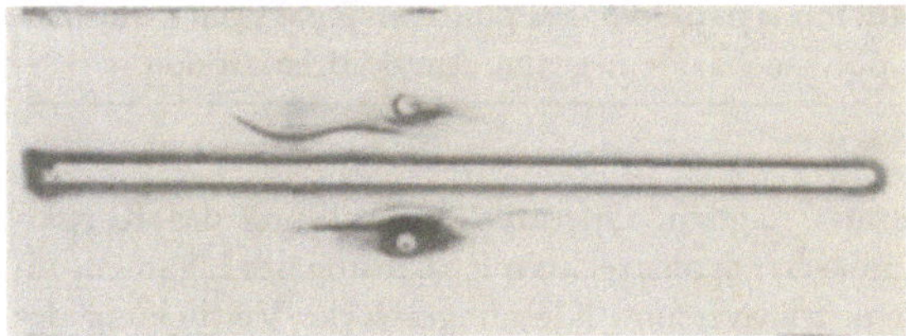

79

Mucinosis papulosa. Nachweis von Paraproteinen. Vermehrung der γM-Globuline.

Mucinose papuleuse. Mise en évidence de paraprotéines. Augmentation des γM-globulines.

Mucinosis papulosa; demonstration of paraproteins and increased γM-globulins.

Mucinosis papulosa; presencia de paraproteínas, aumento de las globulinas γM.

OTHER FINDINGS

Heart and lungs N.A.D. Spleen and liver palpable 2 fingerbreadths below the costal arch. Bilateral carpaltunnel syndrome.

LABORATORY TESTS

E.S.R. 15/33 mm. (Westergren method). Blood picture: lymphopenia (17 %), mild thrombocytopenia (136,000). Urine N.A.D., Bence-Jones protein negative, transaminases N.A.D. Sternal puncture: increased erythropoiesis, eosinophil leucocytes increased, rise in the number of lymphoid cells (cells with a round reticular nucleus and greyish-blue cytoplasm), isolated mast cells (Fig. 78). Needle-biopsy of the spleen: considerable increase in lymphoid plasma-cell elements (a typical finding in Waldenström's disease). Needle-biopsy of the liver: moderate fatty infiltration of the parenchymal cells. Paper-electrophoresis, immuno-electrophoresis, and ultracentrifugation: see Fig. 79. Lipoid-electrophoresis N.A.D. Histochemical studies: see Table, page 147. Blood coagulation tests: slight deficiency of Factors II and VII. Pathological prothrombin consumption. Fibrinogen reduced to as little as 40 mg. %. Thrombocyte Factor 3 defective. (Dr. HUTH, University Medical Clinic, Giessen.)

TREATMENT

The patient was placed on 1 tablet of Leukeran® daily in May 1966, a dosage which—since July 1966—has been raised to 2 tablets. An operation involving splitting of the transverse carpal ligament has been per-

retroauricular), tronco, extremidades y nalgas. Están indemnes las regiones palmoplantares.

EXAMEN GENERAL

Corazón y pulmones normales. Bazo e hígado palpables a dos traveses de dedo por debajo del reborde costal. Síndrome del canal carpiano bilateral.

EXÁMENES DE LABORATORIO

V.S.G. 15/33 según Westergren. Cuadro hemático: linfopenia (17 %), ligera trombocitopenia (136.000). Orina: normal, albúmina de Bence-Jones negativa, transaminasas sin particularidades. Punción esternal: eritropoyesis acelerada, eosinofilia, aumento de las células linfoides (células con núcleo redondo reticulado y citoplasma gris azulado), algunos mastocitos (fig. 78). Punción del bazo: aumento considerable de los elementos linfoides y plasmocitarios, característico de la enfermedad de Waldenström. Punción hepática: depósitos de lípidos en cantidad moderada en las células parenquimatosas. Electroforesis sobre papel, inmunoelectroforesis, ultracentrifugación: cf. fig. 79. Electroforesis de los lípidos: sin particularidades. Exámenes histoquímicos: cf. tabla p. 147. Análisis de la coagulabilidad: factor II disminuido, factor VII deficitario; consumo patológico de protrombina; fibrinógeno en parte reducido a 40 mg. %; trastorno del factor trombótico III (Dr. HUTH, Clínica Médica de la Universidad de Giessen).

Histochemische Untersuchungen	
PAS-Färbung (McManus-Hotchkiss)	+++
Mucikarmin-Färbung	+++
Toluidinblau-Färbung	++
Polysaccharid-Reaktion nach BAUER	++
Carmin-Färbung nach BEST	+
Fibrin-Färbung nach WEIGERT...	+
Kongorot-Technik nach BENNHOLD	∅
Amyloid-Jod-Reaktion	∅
Methylviolett	∅

Mucinosis papulosa. Bei positiven Reaktionen auf Mucopolysaccharide negative Amyloidreaktionen.

keran® täglich. Operative Behandlung des Karpaltunnel-Syndroms rechts mit Spaltung des Ligamentum carpi transversum. Kleinfingerstarke Verdickung des N. medianus.

VERLAUF

Seit der Medikation von Leukeran bisher keine Progredienz der Dermatose. Besserung der Nervenleitungsgeschwindigkeit. Nachlassen der Sensibilitätsstörungen. Normalisierung der Thrombozytenfunktion und der Fibrinogenwerte.

ZUSAMMENFASSUNG

Bei dem Patienten handelt es sich um eine Makroglobulinämie Waldenström. Die Hautveränderungen des Patienten stellen ein Teilsymptom dieser Paraproteinämie dar, die im vorliegenden Fall einen chronisch-«benignen» Verlauf aufweist. Die positiven Ergebnisse der histochemischen Untersuchungen sind auf den besonders hohen Polysaccharidanteil der Paraproteine beim Waldenströmschen Syndrom zurückzuführen. Das Karpaltunnel-Syndrom muß als Folgeerscheinung einer perinervalen Ablagerung von Paraproteinen aufgefaßt werden. Der vorliegende Fall bestätigt die bereits 1955 von TAPPEINER geäußerte Auffassung über die Pathogenese des Lichen myxoedematosus als einer Stoffwechselerkrankung mit Vermehrung mukoider Eiweißkörper. Unsere Beobachtung erinnert an im amerikanischen Schrifttum von NELSON, EPSTEIN, McCARTHY und Mitarbeiter, FOWLKES und Mitarbeiter publizierte Fälle, bei denen immunelektrophoretisch ebenfalls eine Vermehrung der Paraproteine nachweisbar war. Es wäre zu prüfen, ob auch bei anderen Fällen von Mucinosis papulosa eine Paraproteinämie vorliegt. Bei weiterer Bestätigung der Untersuchungsergebnisse sollte unter Berücksichtigung der Ätiopathogenese dieser Erkrankung nicht mehr der Terminus Lichen myxoedematosus, sondern die Bezeichnung Lichen paramyloidosus verwendet werden.

Epreuves histochimiques	
Coloration au PAS selon McManus-Hotchkiss...	+++
Coloration au mucicarmin	+++
Coloration au bleu de toluidine	++
Réaction des polysaccharides selon Bauer ...	++
Coloration au carmin selon Best	+
Coloration de la fibrine selon Weigert... ...	+
Méthode au rouge Congo selon Bennhold...	∅
Coloration de la matière amyloïde par l'iode	∅
Violet de méthyle	∅

Mucinose papuleuse. Réaction positive aux mucopolysaccharides et négative aux substances amyloïdes.

THÉRAPEUTIQUE

Depuis mai 1966, un comprimé de Leukeran® (chlorambucil) par jour, dose portée à deux comprimés à partir de juillet 1966. Traitement chirurgical du syndrome du canal carpien par débridement du ligament transverse du carpe (épaississement du nerf médian du diamètre d'un auriculaire).

ÉVOLUTION

Depuis la cure de Leukeran, la maladie a cessé de progresser. Amélioration du temps de conduction neuro-musculaire. Les troubles de la sensibilité s'amendent. La fonction thrombocytaire et le taux de fibrinogène se normalisent.

RÉSUMÉ

Il s'agit ici d'une macroglobulinémie de Waldenström. On sait que le macroglobulinisme se caractérise par la présence, dans le plasma sanguin, de globulines de poids moléculaire élevé. Les lésions cutanées constituent une partie de la symptomatologie de cette paraprotéinémie qui, dans le cas présent, a une évolution chronique certes, mais dans un certain sens bénigne. Les résultats positifs des examens histochimiques doivent être attribués à la part très considérable qui revient, dans le syndrome de Waldenström, aux polysaccharides dans le taux des paraprotéines. On doit considérer le syndrome du canal carpien comme la conséquence d'une accumulation de paraprotéines autour du nerf médian. Ce cas confirme l'opinion exprimée en 1955 déjà par TAPPEINER au sujet de la pathogénèse du lichen myxœdémateux: C'est une dermatose dysmétabolique caractérisée par l'augmentation des mucoprotéines. Notre observation rappelle les cas publiés par les auteurs américains NELSON, EPSTEIN, McCARTHY et coll., FOWLKES et coll., cas qui présentaient à l'immuno-électrophorèse également une augmentation des paraprotéines. Il reste à étudier s'il existe une paraprotéinémie aussi chez d'autres malades atteints de mucinose papuleuse. Si cela s'avérait, il faudrait tenir compte de cette donnée étiopathogénique et abandonner le terme de lichen myxœdémateux pour celui de lichen paramyloidosus.

Histochemical investigations

P.A.S. staining (McManus-Hotchkiss)... ...	+++
Mucicarmine staining	+++
Toluidine blue staining	++
Polysaccharide reaction (Bauer's method)...	++
Carmine staining (Best's method)	+
Fibrin staining (Weigert's method)	+
Congo red technique (Bennhold's method)	∅
Amyloid-iodine reaction	∅
Methyl violet...	∅

Mucinosis papulosa; positive reactions to mucopolysaccharides, but negative amyloid reactions.

formed on the right hand as treatment for the carpal-tunnel syndrome. Median nerve thickened to the size of a little finger.

CLINICAL COURSE
Since treatment with Leukeran was started there has been no further worsening of the skin condition. The nerve-conduction velocity has increased, and the paraesthesia has subsided. Platelet function and fibrinogen values have reverted to normal.

SUMMARY
The patient is suffering from Waldenström's macroglobulinaemia. His skin condition constitutes only one of the various manifestations of this paraproteinaemic disease—a disease which, in the present case, appears to be running a chronic, "benign" course. The positive findings obtained in the histochemical studies are attributable to the fact that in Waldenström's syndrome the polysaccharide content of the paraproteins is exceptionally high. The carpal-tunnel syndrome can be assumed to have resulted from perineural deposition of paraproteins. The case presented here confirms the hypothesis, advanced by TAPPEINER in 1955, that lichen myxoedematosus originates from a metabolic disorder in which mucoid proteins are produced in excessive quantities. It is also reminiscent of cases described in the American literature by NELSON, EPSTEIN, McCARTHY et al., and FOWLKES et al., in which immuno-electrophoretic analyses had also revealed an increase in the paraproteins. In this connection, it would be interesting to discover whether paraproteinaemia is also present in other cases of mucinosis papulosa. If further investigations were to confirm the above-mentioned findings, we would suggest that, in view of the aetiology and pathogenesis of this disease, it should no longer be termed lichen myxoedematosus, but "lichen paramyloidosus".

Pruebas histoquímicas

coloración con PAS (McManus-Hotchkiss)	+++
coloración con mucicarmín	+++
coloración con azul de toluidina	++
reacción al polisacárido según Bauer	++
coloración con carmín según Best	+
coloración con fibrina según Weigert	+
técnica con rojo Congo según Bennhold ...	∅
reacción yodo-amiloide...	∅
violeta de metilo...	∅

Mucinosis papulosa: reacciones positivas a los mucopolisacáridos, reacciones negativas a los amiloides.

TERAPÉUTICA
Desde mayo de 1966 un comprimido de Leukeran® al día; a partir de julio de 1966 dos comprimidos diarios. Tratamiento quirúrgico del síndrome del canal carpiano derecho, mediante desbridamiento del ligamento transverso del carpo (engrosamiento del nervio mediano del diámetro de un meñique).

EVOLUCIÓN
Después de la cura con Leukeran, la enfermedad ha cesado de progresar. Mejoría del tiempo de conducción neuromuscular. Disminuyen los trastornos de la sensibilidad, se normalizan la función trombocitaria y los valores de fibrinógeno.

RESUMEN
Se trata de una macroglobulinemia de Waldenström. Las lesiones cutáneas constituyen una parte de la sintomatología de esta paraproteinemia que, en el caso presente, es de evolución crónica «benigna». Los resultados positivos de los exámenes histoquímicos deben ser atribuidos a la parte considerable que recae, en el síndrome de Waldenström, en los polisacáridos dentro de las paraproteínas. El síndrome del canal carpiano ha de considerarse como consecuencia de la acumulación de paraproteínas alrededor del nervio mediano. Este caso confirma la opinión expresada por TAPPEINER en 1955 sobre la patogénesis del liquen mixedematoso, en el sentido de que es una dermatosis metabólica caracterizada por el aumento de mucoproteínas. Nuestra observación recuerda a los casos publicados por los autores norteamericanos NELSON, EPSTEIN, McCARTHY y colabs., FOWLKES y colabs., en los que se comprobó igualmente con la inmunoelectroforesis un aumento de las paraproteínas. Queda aún por estudiar si existe una paraproteinemia también en otros enfermos de mucinosis papulosa. De ser así, habría que tener en cuenta este dato etiopatogénico y substituir el término de liquen mixedematoso por el de liquen paramieloidósico.

Hautklinik der Christian-Albrechts-Universität Kiel
(Direktor: Prof. Dr. A. Proppe)

PROPPE, A.:

Xanthoma anulare migrans

Clinique dermatologique de l'Université
Christian-Albrecht, Kiel (Directeur: Pr A. Proppe)

PROPPE, A.:

Xanthome annulaire migrateur

Dora M., 71 Jahre

ANAMNESE

Die ersten erbsengroßen Knoten traten vor zwölf Jahren an der linken Halsseite auf. Seit elf Jahren kontrollieren wir an Hand photographischer Befunddokumentation die ungewöhnliche, fortschreitende Wanderung der Effloreszenzen über Brust und Rücken.

DERMATOLOGISCHER BEFUND

Die Hautveränderungen bei hyperlipidämischen und hypercholesterinämischen Xanthomatosen bestehen im allgemeinen in ortsfesten disseminierten oder lokalisierten gelblichen Knoten. Bei der vorgestellten Kranken handelt es sich um anuläre und girlandenförmige Herde, die perinomodisch wandern (Abb. 80–82).

ANDERE BEFUNDE

Am Skelett finden sich röntgenologisch keine wesentlichen krankhaften Veränderungen. Im Blut sind ur-

Dora M., 71 ans

ANAMNÈSE

Les premiers nodules, de la grosseur d'un pois, apparurent il y a douze ans sur la face latérale gauche du cou. Depuis onze ans, nous avons suivi, sur la base des contrôles photographiques, la migration inhabituelle et progressive des efflorescences sur le thorax et le dos.

STATUS DERMATOLOGIQUE

Les lésions de la xanthomatose hyperlipidémique et hypercholestérolémique consistent d'ordinaire en nodules jaunâtres, disséminés ou localisés, mais sessiles. Chez la présente malade, il s'agit de foyers annulaires, disposés en guirlande, qui émigrent (fig. 80–82).

EXAMEN GÉNÉRAL

Radiographie: pas d'altérations pathologiques notables des os. Sang (chiffres relevés au début): cholestérol total 338 mg %, lipides totaux 1,7 g %.

Dermatological Clinic of the Christian Albrecht University, Kiel (Director: Prof. A. Proppe)

PROPPE, A.:

Xanthoma annulare migrans

Clínica Dermatológica de la Universidad Christian Albrecht de Kiel (Director: Prof. A. Proppe)

PROPPE, A.:

Xantoma anular migrante

Dora M., aged 71 years

CASE HISTORY
The first, pea-sized nodes appeared 12 years ago on the left side of the neck. Over the past 11 years we have kept a photographic record of the case, which illustrates the unusual manner in which the efflorescences have progressively spread over the thorax and back.

DERMATOLOGICAL FINDINGS
The skin lesions encountered in patients with hyperlipaemic and hypercholesterolaemic xanthomatosis generally consist of disseminated or localised, yellowish nodes which remain confined to their original location. In the present case, the affected areas are annular and rosette-shaped and have steadily migrated (Figs 80–82).

OTHER FINDINGS
X-ray examination failed to disclose any pathological

Dora M., 71 años

ANAMNESIS
Los primeros nódulos, del tamaño de un guisante, aparecieron hace doce años en el lado izquierdo del cuello. Desde hace once años venimos siguiendo, mediante controles fotográficos, la migración inhabitual y progresiva de las eflorescencias sobre el tórax y la espalda.

SINTOMATOLOGÍA DERMATOLÓGICA
Las lesiones cutáneas de la xantomatosis hiperlipémica e hipercolesterinémica consisten de ordinario en nódulos amarillentos, diseminados o localizados, pero sésiles. En nuestra paciente, se trata de focos anulares, dispuestos en guirnalda, que se desplazan (figs. 80 a 82).

EXAMEN GENERAL
Radiografía: sin alteraciones patológicas notables de los huesos. Sangre: al principio 338 mg. % de colesterina total y 1,7 g. % de lípidos totales.

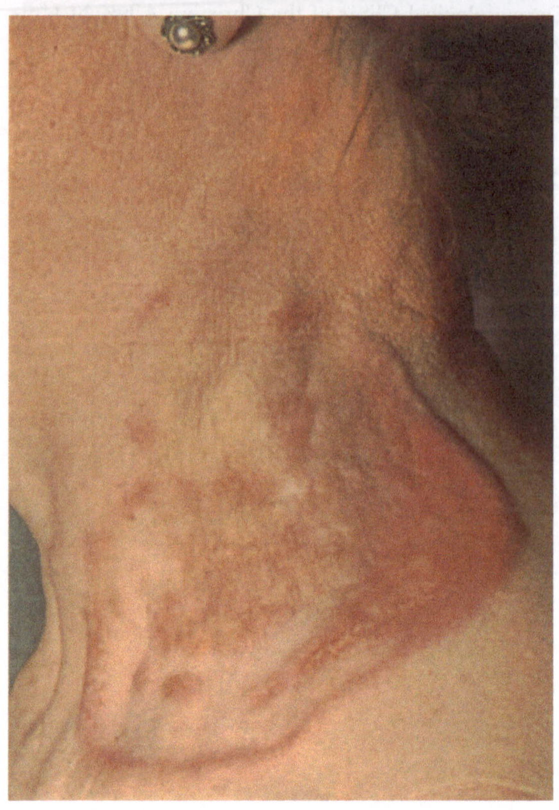

80

Herd an der linken Halsseite zwei Jahre nach Beginn der Krankheit (1957).

Foyer à la face latérale gauche du cou, deux ans après le début de la maladie (1957).

Lesion on the left side of the neck 2 years after the onset of the disease (1957).

Foco en el lado izquierdo del cuello a los dos años de comenzar la enfermedad (1957).

---

sprünglich 338 mg % Gesamtcholesterin und 1,7 g % Gesamtfette nachweisbar gewesen.

HISTOLOGIE
Der Befund ist, wie bei anderen Xanthomen, durch Schaumzellen gekennzeichnet.

THERAPIE
Versuche mit Röntgenstrahlen, fettarmer Diät und Heparin waren wenig wirksam. Eine entscheidende Besserung brachte im März 1965 die interne Anwendung von Triamcinolon. Die Cholesterinwerte jedoch sind jetzt kaum niedriger.

EXAMEN HISTOLOGIQUE
Présence de cellules spumeuses, ou cellules de Touton (grandes cellules phagocytaires), comme dans les autres formes de xanthomatose.

THÉRAPEUTIQUE
La radiothérapie, le régime pauvre en corps gras et l'héparine se sont révélés peu efficaces. En mars 1965, la triamcinolone par voie interne a entraîné une nette amélioration. Les taux de cholestérolémie n'ont pourtant guère baissé à ce jour.

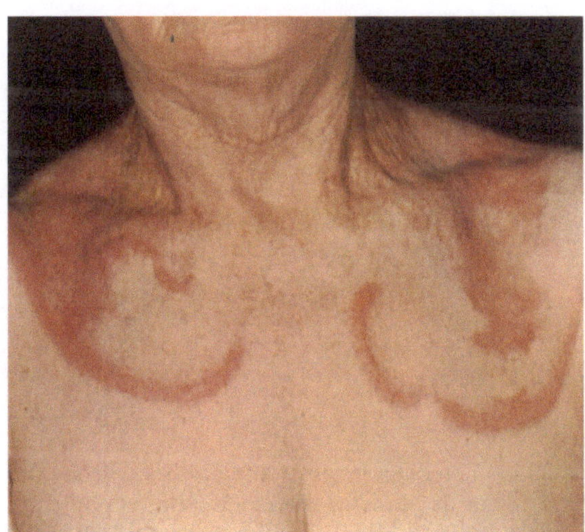

81

Ausdehnung auf Brust und Rücken fünf Jahre später (1962).

Extension au thorax et au dos cinq ans plus tard (1962).

Involvement of the thorax and back 5 years later (1962).

Cinco años más tarde (1962), extensión al tórax y a la espalda.

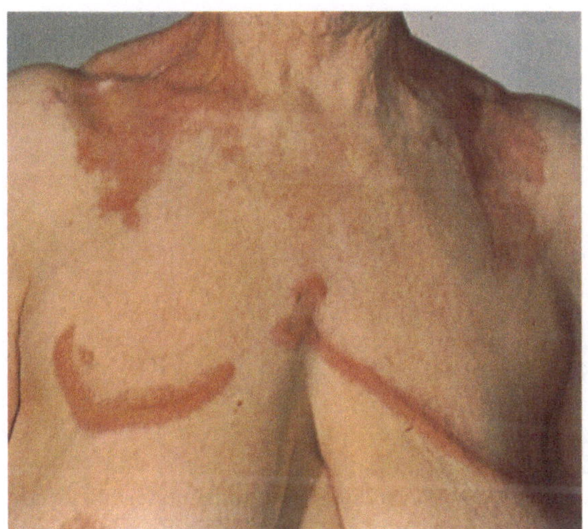

82

Befund im elften Krankheitsjahr (1965).

Aspect à la onzième année de maladie (1965).

Patient's condition in the 11th year of the disease (1965).

Estado a los once años de comenzar la enfermedad (1965).

---

changes of note in the skeletal system. The total cholesterol level originally recorded in the blood was 338 mg. %, and the total fat level 1.7 g. %.

HISTOLOGY
As in other cases of xanthoma, the chief histological feature is the presence of foam cells.

TREATMENT
Attempts at x-ray therapy, coupled with imposition of a low-fat diet and administration of heparin, elicited little response. A decisive improvement occurred when, in March 1965, systemic treatment with triamcinolone was instituted. The blood cholesterol values, however, have shown hardly any decrease.

EXAMEN HISTOLÓGICO
Presencia de células espumosas como en las otras formas de xantomas.

TERAPÉUTICA
La radioterapia, la reducción de grasas en la alimentación y la heparina han revelado ser poco eficaces. En marzo de 1965, la triamcinolona por vía interna logró una mejoría decisiva; no obstante, actualmente apenas han descendido los valores de la colesterina.

Universitäts-Hautklinik Hamburg
(Direktor: Prof. Dr. Dr. J. Kimmig)

Clinique dermatologique de l'Université
de Hambourg (Directeur: Pr J. Kimmig)

Kimmig, J.:

Disseminierte kleinfleckige Nekrobiosis maculosa

Kimmig, J.:

Nécrobiose maculeuse de Miescher à petites taches disséminées

Klara P., 66 Jahre

Klara P., 66 ans

ANAMNESE

Zwischen 1945 und 1950 Verletzungen und Kontusionen. 1950 mehrmonatiger Krankenhausaufenthalt bzw. Kuraufenthalt. Seit dieser Zeit Bewegungseinschränkung der Hüft-, Knie- und Fingergelenke. 1956 Nephrolithiasis.

ANAMNÈSE

Entre 1945 et 1950, lésions traumatiques diverses. En 1950, séjour de plusieurs mois à l'hôpital et post-cure. Dès lors, limitation de la motilité aux articulations des hanches, des genoux et des doigts. En 1956, lithiase rénale.

SPEZIELLE ANAMNESE

Im August 1963 traten zunächst unter den Mammae etwa reiskorngroße rote, anfangs wenig juckende Hautveränderungen auf. Ausbreitung und Größenzunahme der Läsionen vorwiegend in der unteren Körperhälfte. Vorübergehend Remission, der im April 1965 aber ein neuer anhaltender, therapeutisch nicht zu beeinflussender Schub folgte. Unter Okklusivverbänden mit Sermaka®- und Jellin®-Salbe verschwand lediglich eine ekzematische Komponente. Innerlich wurde nur Valium® 5 verabreicht.

ANTÉCÉDENTS DERMATOLOGIQUES

En août 1963, il apparaît dans la région sous-mammaire des taches rouges des dimensions d'un grain de riz, peu prurigineuses au début. Ces taches s'étendent et s'agrandissent surtout à la peau de la moitié inférieure du corps. Rémission passagère, suivie en avril 1965 d'une nouvelle poussée tenace et rebelle au traitement. Les pommades Sermaka® et Jellin®, appliquées sous pansement occlusif, provoquent uniquement la disparition d'un eczéma surajouté. Par voie interne, on s'est borné à administrer du Valium® à 5 mg.

DERMATOLOGISCHER BEFUND

Submammär, Abdominalbereich, Rücken, Beine, retroaurikulär und an der Stirnhaargrenze punktförmig bis fünfmarkstückgroße makulöse, meist nicht infiltrierte dunkelbraunrote Läsionen mit hellem, meist etwas glänzendem Zentrum und feiner bis feinlamellöser Schuppung (Abb. 83 und 84).

STATUS DERMATOLOGIQUE

Taches du diamètre d'un point à celui d'une pièce de cinq marks, d'un rouge brun foncé, au centre en général légèrement brillant, pour la plupart non infiltrées, présentant une desquamation fine ou lamellaire, localisées derrière les oreilles et à la ligne d'implantation du cuir chevelu, au sillon sous-mammaire, sur l'abdomen et le dos, aux membres inférieurs (fig. 83 et 84).

ANDERE BEFUNDE

Teilversteifung der Hüft-, Knie- und Fingergelenke. Leber einquerfingerbreit unterhalb des Rippenbogens palpabel.

EXAMEN GÉNÉRAL

Ankylose partielle des articulations des hanches, des genoux et des doigts. Le foie est palpable à un travers de doigt au-dessous du rebord costal.

LABORWERTE

Gesamtlipide 855 mg %, Triglyzeride 74 g %, Cholesterolester 328 mg %, Cholesterol 36 mg %, freie Fettsäuren 24 mg %, Phosphatide 120 mg %. Traubenzuckerdoppelbelastung nicht pathologisch, Rasti-

EXAMENS DE LABORATOIRE

Sang: Vitesse de sédimentation des érythrocytes 23/55 mm. Formule sanguine, tests de la fonction hépatique s.p. Réactions de Wassermann et de Nelson négatives.

University Dermatological Clinic, Hamburg
(Director: Prof. J. KIMMIG)

KIMMIG, J.:

Disseminated small-spotted necrobiosis maculosa

Clínica Dermatológica de la Universidad de Hamburgo (Director: Prof. J. KIMMIG)

KIMMIG, J.:

Necrobiosis maculosa de pequeñas manchas diseminadas

Klara P., aged 66 years

OTHER KNOWN DISEASES
Between 1945 and 1950 the patient sustained injuries and contusions. In 1950 she spent several months in hospital and in a convalescent home. Since then she has had difficulty in moving her hip, knee, and finger joints. Nephrolithiasis in 1956.

CASE HISTORY
In August 1963, red skin lesions, which were the size of rice-grains and at first caused little itching, appeared under the breasts. They subsequently spread and increased in size, chiefly on the lower half of the body. A temporary remission was followed in April 1965 by a fresh outbreak, which has failed to respond to treatment. Application of Sermaka® and Jellin® ointment under occlusive dressings merely cleared the accompanying eczema. As systemic therapy, the patient received only Valium® (tablets of 5 mg.).

DERMATOLOGICAL FINDINGS
Macular lesions, varying in size from mere dots to areas several centimetres in width, are visible in the submammary and abdominal regions, on the back and legs, as well as behind the ears and at the hairline on the forehead; the lesions, which are of dark brownish-red colour, are seldom infiltrated; most of them have a lighter-coloured glistening centre and are covered with fine scales (Figs 83 and 84).

OTHER FINDINGS
Partial ankylosis of the hip, knee, and finger joints. Liver palpable 1 fingerbreadth below the costal arch.

LABORATORY TESTS
Total lipids 855 mg. %, triglycerides 74 g. %, esterified cholesterol 328 mg. %, free cholesterol 36 mg. %, free fatty acids 24 mg. %, phospholipids 120 mg. %. Results

Klara P., 66 años

ANAMNESIS
Entre 1945 y 1950, diversas lesiones traumáticas. En 1950, hospitalización durante varios meses y balneoterapia. Desde entonces, limitación de la movilidad articular de las caderas, rodillas y dedos. En 1956, nefrolitiasis.

ANTECEDENTES DERMATOLÓGICOS
En agosto de 1963 aparecen en la región submamaria manchas rojas, del tamaño de un grano de arroz, poco pruriginosas al principio. Dichas manchas se agrandan y extienden principalmente por la mitad inferior del cuerpo. Remisión pasajera, a la que sigue en abril de 1965 un brote rebelde a la terapéutica. Las pomadas Sermaka® y Jellin®, aplicadas bajo vendaje oclusivo, provocan únicamente la desaparición del componente eccemático. Por vía interna se ha administrado solamente Valium® (comprimidos de 5 mg.).

SINTOMATOLOGÍA DERMATOLÓGICA
Manchas del diámetro de un punto hasta el de una moneda de cinco marcos, de color rojo pardo oscuro y centro en general algo brillante; la mayoría no están infiltradas, presentan una descamación fina o laminar, y están localizadas detrás de las orejas, en la línea de implantación del cuero cabelludo, región submamaria, abdomen, espalda y miembros inferiores (figs. 83 y 84).

EXAMEN GENERAL
Anquilosis articular parcial de las caderas, rodillas y dedos. El hígado es palpable a un través de dedo por debajo del reborde costal.

EXÁMENES DE LABORATORIO
Lípidos totales 855 mg. %, triglicéridos 74 g. %, éster de colesterina 328 mg. %, colesterina 36 mg. %, ácidos grasos libres 24 mg. %, fosfátidos 120 mg. %. Prueba de la

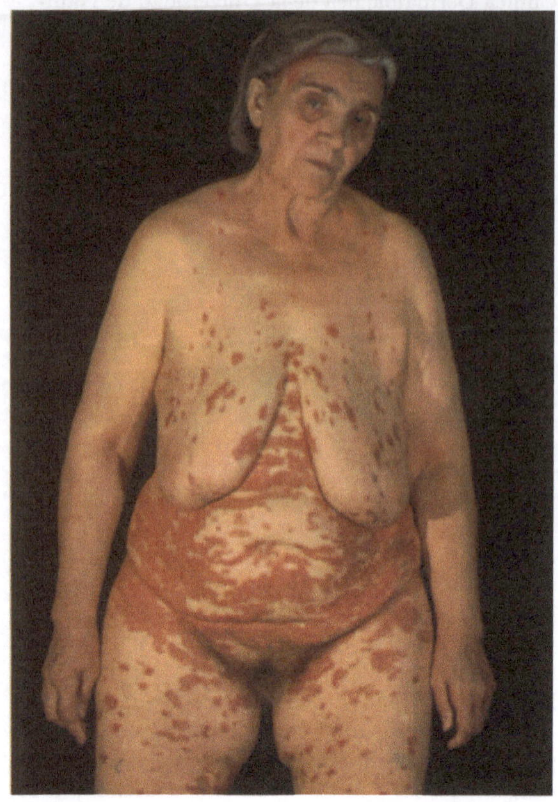

83

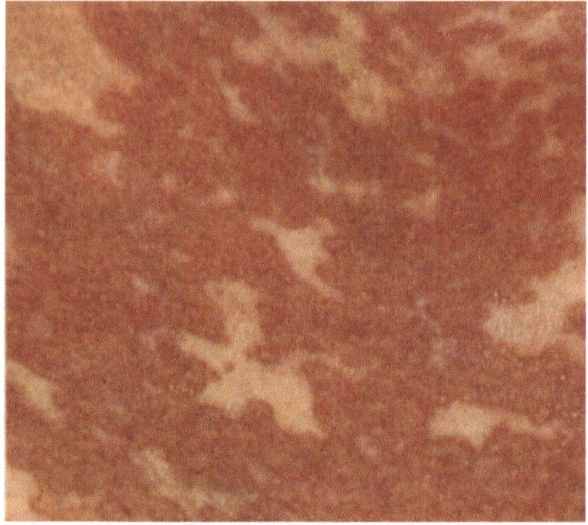

84

Disseminierte kleinfleckige, partiell konfluierende Nekrobiosis maculosa.

Nécrobiose maculeuse à petites taches disséminées, parfois confluentes.

Disseminated small-spotted, partially confluent necrobiosis maculosa.

Necrobiosis maculosa de pequeñas manchas diseminadas, en parte confluentes.

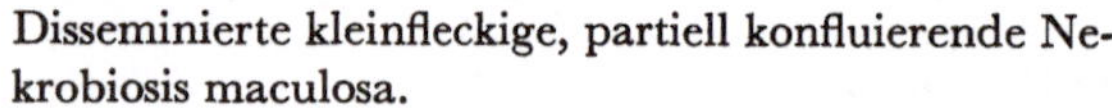

non®-Test unauffällig. BSG 23/55, Blutbild und Leberfunktionsproben o.B., WaR und NR negativ.

HISTOLOGIE
Im Exzisat der Bauchhaut sieht man unter der im wesentlichen intakten Epidermis ein granulomatöses Infiltrat aus Epitheloidzellen, Riesenzellen (Fremdkörper und Langhans-Typ) und Lymphozyten. Die Herde reichen nur an einer Stelle bis zur Koriummitte. Degenerative Kollagenveränderungen. Die Fettfärbung läßt im Bereich der epitheloidzelligen Granulome deutliche Lipoideinlagerung erkennen (Abb. 85).

Lipides totaux 855 mg %, triglycérides 74 g %, cholestérol estérifié 328 mg %, cholestérol 36 mg %, acides gras libres 24 mg %, phosphatides 120 mg %. Epreuve de double surcharge au glucose selon Traugott-Staub: s.p. Test au Rastinon®: s.p.

EXAMEN HISTOLOGIQUE
Biopsie de la peau de l'abdomen: Sous un épiderme somme toute intact, infiltrat granulomateux constitué par des cellules épithéloïdes, des cellules géantes (du type Langhans et granulome à corps étranger) et des lymphocytes. Les foyers n'atteignent le milieu du derme qu'à un endroit. Altérations dégénératives du collagène. La coloration des graisses met en évidence une nette accumulation de lipoïdes au niveau des granulomes à cellules épithéloïdes (fig. 85).

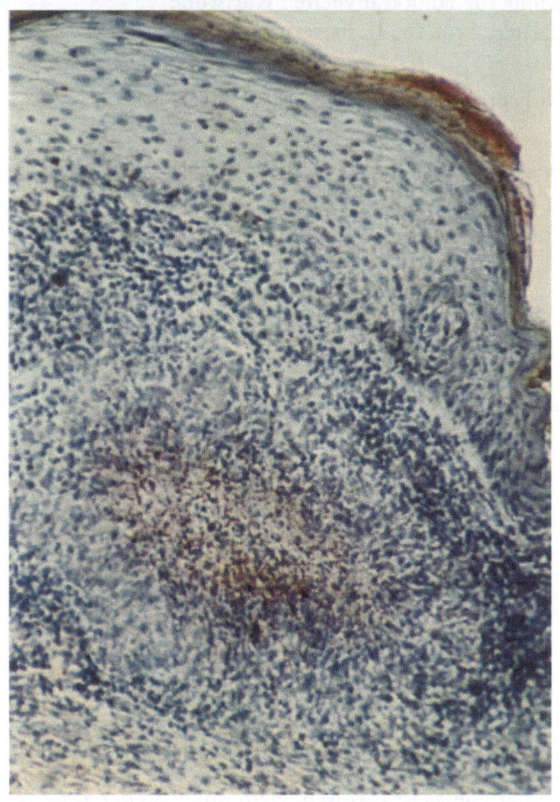

85

Granulomatös-epitheloidzelliges Infiltrat mit Lipoid-einlagerung.

Infiltrat granulomateux à cellules épithéloïdes et dépôts de substances lipoïdiques.

Granulomatous, epithelioid-cell infiltrate with lipoid deposition.

Infiltrado granulomatoso de células epitelioides con acumulación lipoidea.

---

of glucose-tolerance test, using double the normal dose of glucose, were not pathological; Rastinon® test normal. E.S.R. 23/55, blood picture and liver-function tests N.A.D.; Wassermann and other syphilis tests negative.

HISTOLOGY
In a specimen excised from the abdominal skin, the epidermis is largely intact, but visible beneath it is a granulomatous infiltrate containing epithelioid cells, giant cells (of the foreign-body and Langhans type), and lymphocytes. Only at one point does the infiltrate reach as far as the middle of the corium. Degenerative collagenous changes are also discernible. When stained for fats, the granulomata composed of epithelioid cells can clearly be seen to contain lipoid deposits (Fig. 85).

sobrecarga doble con glucosa: normal. Prueba del Rastinon®: sin particularidades. V.S.G. 23/55. Cuadro hemático y pruebas de la función hepática: normales. Reacciones de Wassermann y de Nelson: negativas.

EXAMEN HISTOLÓGICO
Biopsia de la piel abdominal: bajo una epidermis intacta en lo esencial, infiltrado granulomatoso compuesto por células epitelioides, células gigantes (del tipo Langhans y de las que se observan en el granuloma por cuerpo extraño) y linfocitos. Los focos alcanzan el centro de la dermis solamente en un lugar. Alteraciones degenerativas del colágeno. La coloración de las grasas pone de manifiesto una neta acumulación de lipoides a nivel de los granulomas de células epitelioides (fig. 85).

Klinik für Hautkrankheiten Karlsruhe
(Leiter: Prof. Dr. R. PFISTER)

PFISTER, R., und P. KAMMERER:

Angiokeratoma corporis diffusum Fabry (Glykolipid Lipidose)

Service de dermatologie des Hôpitaux municipaux de Karlsruhe (Médecin-chef: Pr R. PFISTER)

PFISTER, R. et P. KAMMERER:

Angiokératome de Fabry (angiokeratoma corporis diffusum)

Heinz St., 36 Jahre

FAMILIENANAMNESE

Die Mutter ist, 64jährig, an einem Morbus Fabry erkrankt. Sie weist klassische Symptome an der Kornea auf. An der Hautoberfläche findet man insgesamt fünf punktförmige, dunkelrote Effloreszenzen, drei im Bereich des Rückens und zwei in der Nabelgegend. Die histochemische Untersuchung der Hauteffloreszenzen ist typisch. Vater gesund. Eine Schwester verheiratet, zwei Kinder haben an Hämangiomen gelitten. Der Patient selbst hat zwei Söhne; sie fühlen sich gesund, es besteht kein Anhalt für das Vorliegen eines Morbus Fabry.

EIGENANAMNESE

Mit 12 Jahren rheumatische Beschwerden an Hand- und Fußgelenken. Wegen eines verstärkten Herzspitzenstoßes und wegen eines systolischen Geräusches wurde der Verdacht auf eine Mitralinsuffizienz in der Jugend ausgesprochen. Mit 15 Jahren hat der Patient am rechten Unterschenkel eine Osteomyelitis durchgemacht, die ausgeheilt ist. Er fühlt sich gesund, klagt aber über vermehrten Durst und über eine starke Hyperhidrosis. Drei Tage vor der Krankenhausaufnahme klagte er über einen leichten uncharakteristischen Druck in der Herzgegend, was zusammen mit der Linkshypertrophieschädigung des Herzens zur Einweisung in die Medizinische Klinik Karlsruhe (Leiter: Prof. Dr. ZEH) wegen Herzinfarktverdacht führte.

DERMATOLOGISCHER BEFUND

Bei der klinischen Untersuchung waren im Bereich des Stammes unzählige kleine Flecken und Papeln von purpurroter bis schwarzer Farbe auffallend, die sich in mehr oder weniger dichter, zusammengedrängter Aussaat über die gesamte Körperoberfläche verstreut

Heinz St., 36 ans

ANAMNÈSE FAMILIALE

Mère âgée de 64 ans, atteinte d'angiokératome de Fabry: signes cornéens classiques; cinq éléments punctiformes, rouge foncé, dont trois sur le dos et deux dans la région périombilicale; caractère typique des efflorescences à l'examen histochimique. Père en bonne santé. Une sœur mariée; deux de ses enfants ont eu des hémangiomes. Le malade a lui-même deux fils qui se sentent en bonne santé et ne présentent rien qui fasse soupçonner une maladie de Fabry.

ANTÉCÉDENTS PERSONNELS

A l'âge de 12 ans, rhumatisme des articulations de la main et du pied. On soupçonne chez l'adolescent une insuffisance mitrale, du fait de l'existence d'un choc renforcé à la pointe et d'un souffle systolique. A 15 ans, ostéomyélite des os de la jambe droite, qui guérit. Actuellement, notre malade se sent en bonne santé, à part une polydipsie et une hyperhidrose marquée.
Trois jours avant l'hospitalisation, il s'est plaint d'une légère sensation d'oppression, non caractéristique, dans la région précordiale. Comme il existe des troubles cardiaques dus à une hypertrophie gauche, il est adressé au Service de médecine des Hôpitaux de Karlsruhe (Médecin-chef: Pr ZEH) avec le diagnostic de soupçon d'un infarctus du myocarde.

STATUS DERMATOLOGIQUE

Innombrables macules et papules de coloration pourpre à noire sur le tronc, disséminées de façon plus ou moins dense sur l'ensemble du revêtement cutané. Le siège, la ceinture et, de là, les régions lombo-sacrée (fig. 86) et périombilicale, la face de flexion des cuisses, les genoux, les coudes et le scrotum sont particulièrement atteints. Quelques télangiectasies de la paume

Clinic for Skin Diseases, Karlsruhe
(Director: Prof. R. PFISTER)

PFISTER, R., and P. KAMMERER:

Angiokeratoma corporis diffusum Fabry (glycolipid lipidosis)

Heinz S., aged 36 years

FAMILY HISTORY

The patient's mother (aged 64 years) is suffering from Fabry's disease, the classic signs of which are visible in the cornea; there are, in all, five dark red punctate lesions on her body: three on the back, and two in the umbilical region. Histochemical examination of these lesions yielded typical findings. The patient's father is healthy. One sister is married, and two of her children suffered from haemangiomata. The patient himself has two sons, both of whom feel fit; there is no reason to suppose that they have Fabry's disease.

OTHER KNOWN DISEASES

At the age of 12 the patient developed rheumatoid disorders affecting the joints of the hands and feet. While still in his youth, he was suspected of suffering from mitral incompetence on the grounds of an exaggerated apex beat and a systolic murmur. When he was 15 years of age, osteomyelitis of the right lower leg was diagnosed, but this subsequently cleared. The patient feels fit, but complains of excessive thirst and severe hyperhidrosis.

Three days before his admission to hospital, he complained of a mild, ill-defined feeling of pressure in the region of the heart; this—together with evidence of left ventricular hypertrophy—led to his being admitted to the Karlsruhe Medical Clinic (Director: Prof. ZEH) as a case of suspected cardiac infarction.

DERMATOLOGICAL FINDINGS

Clinical examination disclosed the presence on the trunk of innumerable small spots and papules which were purplish-red to black in colour and more or less thickly disseminated over the whole body surface. Areas particularly severely affected were the

Clínica Dermatológica de Karlsruhe
(Médico-jefe: Prof. R. PFISTER)

PFISTER, R. y P. KAMMERER:

Angioqueratoma corporis diffusum de Fabry (lipidosis glucolípida)

Heinz St., 36 años

ANAMNESIS FAMILIAR

La madre, de 64 años de edad, muestra un angioqueratoma de Fabry. Presenta los clásicos síntomas en la córnea; cinco eflorescencias puntiformes, de color rojo oscuro, de las cuales tres se encuentran en la espalda y dos en la región periumbilical; las eflorescencias tienen un carácter histoquímico típico. El padre está sano. Una hermana está casada y dos de sus hijos han padecido hemangiomas. El paciente tiene dos hijos con buena salud y no presentan indicios que hagan sospechar una enfermedad de Fabry.

ANTECEDENTES PERSONALES

A la edad de 12 años, reumatismo articular en pies y manos. Se sospecha en el joven una insuficiencia mitral, debido a la existencia de un choque reforzado en la punta y de un soplo sistólico. A los 15 años, osteomielitis en la pierna derecha, que ha curado. Actualmente se siente bien, pero aqueja polidipsia e hiperhidrosis intensa.

Tres días antes de ser hospitalizado se ha quejado de una ligera opresión, no característica, en la región precordial. Como quiera que presentaba trastornos cardíacos debidos a una hipertrofia izquierda, fue enviado a la Clínica Médica de Karlsruhe (Médico-jefe: Prof. ZEH), por sospecharse un infarto de miocardio.

SINTOMATOLOGÍA DERMATOLÓGICA

Llaman la atención innumerables máculas y pápulas pequeñas de color rojo púrpura a negro sobre el tronco, que también se hallan diseminadas más o menos densamente por todo el tegumento. Están particularmente afectas las nalgas, la cintura, la región lumbosacra (fig. 86) y umbilical, la superficie de flexión de los muslos, las rodillas, los codos y el escroto. Algunas telangi-

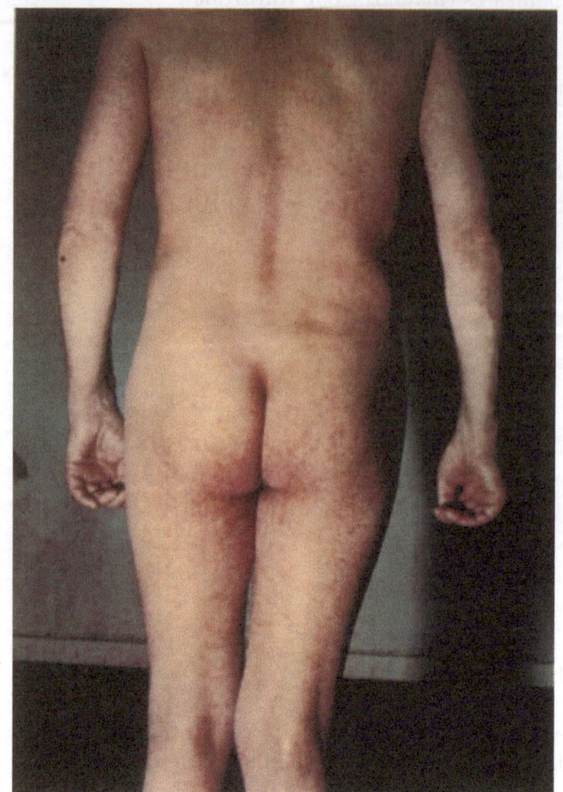

86

Angiokeratoma corporis diffusum Fabry.

Angiokératome de Fabry.

Angiokeratoma corporis diffusum Fabry.

Angioqueratoma corporis diffusum de Fabry.

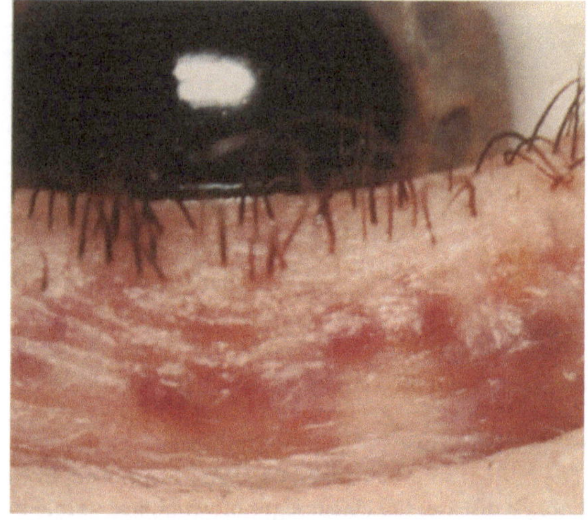

87

Augenlid des Patienten mit deutlicher Gefäßzeichnung.

Paupière du malade, présentant un dessin vasculaire accentué.

Prominence of the blood vessels on the patient's eyelid.

Vasos prominentes en el párpado.

---

hatten. Besonders stark befallen waren das Gesäß, die Gürtellinie und von hier aus die distalen Rückenpartien (Abb. 86), der Nabel, die Beugeseite der Oberschenkel, die Knie und Ellenbogen, das Skrotum. Vereinzelt ließen sich kleine Teleangiektasien im Bereich der Handflächen und der Fingerkuppen nachweisen. Auch im Bereich der Unterlippenschleimhaut, des harten und weichen Gaumens fanden sich isolierte Teleangiektasien. Beide Ohren und der behaarte Kopf waren frei von Hauterscheinungen. Zu erwähnen sind noch rosenkranzartige, über das Niveau der Haut hinausragende Gefäße im Bereich des rechten Augenlids (Abb. 87). Auffallend bei der Untersuchung war eine abnorm trockene Haut.

des mains et de la pulpe des doigts, ainsi qu'à la muqueuse de la lèvre inférieure et du palais. Le cuir chevelu et les oreilles sont indemnes. Il faut encore mentionner des vaisseaux saillants, en chapelet, au niveau de la paupière supérieure droite (fig. 87). A noter: peau anormalement sèche.

EXAMEN GÉNÉRAL

Les troubles cardiaques n'étaient pas caractéristiques. Choc de la pointe visible, souffle protosystolique accidentel à la pointe. Tension artérielle: 120/85 mm Hg. ECG: modification signant une hypertrophie gauche. Poumons: amplitude normale des deux côtés, sonorité normale à la percussion. Radiographie: thorax, tube

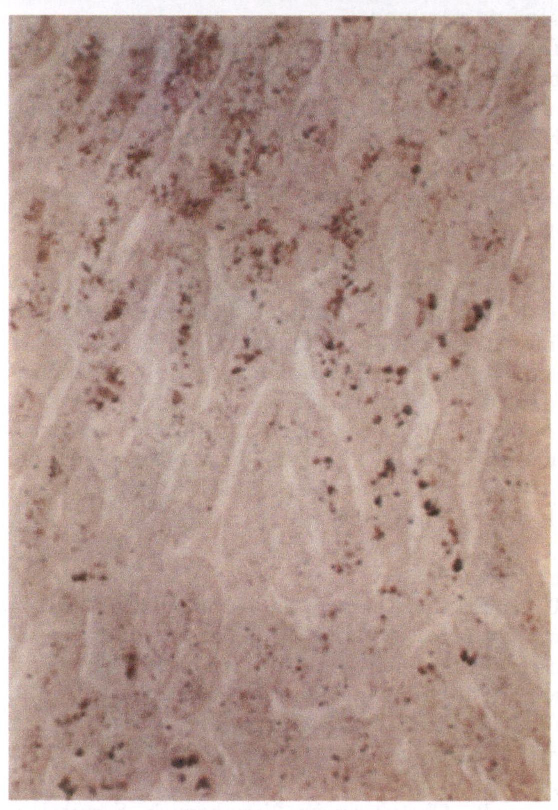

88

Leberpunktat des Patienten. Kernnahe Lagerung sudanschwarz anfärbbarer Granula.

Ponction-biopsie du foie: Dépôts de granulation prenant le noir Soudan, au voisinage du noyau.

Needle-biopsy of the patient's liver; granules stained with Sudan black visible around the cell nuclei.

Punción hepática: granulaciones cerca del núcleo, coloreables con negro sudán.

---

buttocks, the waist, the lumbosacral region (Fig. 86), the umbilicus, the flexor surface of the thigh, the knees and elbows, and the scrotum. Small, isolated telangiectases were visible on the palms and fingertips, as well as in the mucosa of the lower lip and on the hard and soft palate. There were no lesions on the ears or scalp. It was also noted that on the right eyelid the blood vessels protruded bead-like from the skin (Fig. 87). Finally, the patient's skin was found to be abnormally dry.

OTHER FINDINGS

The cardiac symptoms were non-specific. Rising apex beat; accidental, short systolic murmur over the apex

ectasias en las palmas y yemas de los dedos, así como en la mucosa del labio inferior y del paladar blando y óseo. Están indemnes el cuero cabelludo y las orejas. Vasos prominentes, a modo de rosario, en el párpado superior derecho (fig. 87). Llamó la atención la piel anormalmente seca.

EXAMEN GENERAL

Los trastornos cardíacos no eran característicos. Choque de la punta visible, soplo protosistólico en la punta. Tensión arterial 120/85 mm. Hg. ECG: modificación señalando hipertrofia izquierda. Tórax: amplitud respiratoria bilateral normal, sonoridad normal a la percusión. Radiografía: tórax, tubo digestivo y riñones

ANDERE BEFUNDE

Die Herzbeschwerden waren uncharakteristisch. Hebender Spitzenstoß, akzidentelles, frühsystolisches Geräusch über der Herzspitze. Blutdruck mit 120/85 mm Hg normal. EKG: Das EKG zeigt eine Linkshypertrophieschädigung. Thorax: seitengleich beatmet, über der Lunge sonorer Klopfschall. Röntgenologisch: Thorax, Magen-Darm-Trakt o.B., Nieren o.B., i.v.-Pyelogramm: keine pathologischen Veränderungen. Laparoskopie: bei der Laparoskopie fand sich eine Leber von blasser, glatter Oberfläche. Kapselfibrose. Augenhintergrund: Es zeigen sich neben einer vermehrten Gefäßschlängelung stellenweise kolbenförmige Venenauftreibungen.

Bei der Untersuchung mit der Spaltlampe fanden sich auf der Hornhaut diffuse Pigmentablagerungen, die als feine vom Zentrum gegen die Peripherie verlaufende Striche imponieren.

LABORWERTE

Urin: Eiweiß, Zucker o.B., Urobilin und Bilirubin negativ. Hypostenoùrie: Das maximal erreichte spezifische Gewicht betrug 1014. Neben einer leichten Proteinurie fielen im Urinsediment einzelne Fettzellen auf. Blutbild unauffällig, Blutungs- und Gerinnungszeit normal. Blutsenkungsreaktion: 40/80 mm n.W., Lipoid-Elektrophorese o.B., Hämoglobin-Elektrophorese o.B., Cholesterin im Normbereich. Serumeisen nicht erhöht. Coombs-Test negativ. Chromosomenuntersuchung: normal.

HISTOLOGIE

Stark erweiterte, von dünnem Endothel ausgekleidete Gefäße, die bis in die Epidermis reichen. Keine Hyperkeratose (Prof. Dr. V. Becker, Pathologisches Institut Karlsruhe).

Histochemisch zeigen sich im Endothel der Hautvenen, zwischen den Bindegewebsfasern und in den Mastzellen lichtmikroskopisch nachweisbare, sudanschwarz anfärbbare Granula.

Im Leberpunktat sieht man annähernd den gleichen Befund wie wir ihn schon in der Haut gesehen haben. Vorwiegend kernnahe liegen mit Ziehl-Neelsen-sudanschwarz anfärbbare Granula. Diese Granula lassen sich färberisch deutlich vom Eisenpigment und Lipofuszin trennen (Abb. 88).

digestif et reins s.p. Pyélographie intraveineuse: rien de pathologique. Laparoscopie: la surface du foie est lisse et pâle, fibrose capsulaire. Fond d'œil: à côté de vaisseaux à la sinuosité augmentée, on observe par endroits des ectasies cylindriques des veines.

A la lampe à fente, on distingue sur la cornée des dépôts pigmentaires diffus, ayant l'aspect de lignes fines allant du centre à la périphérie.

EXAMENS DE LABORATOIRE

Urine: absence d'albumine, de sucre, d'urobiline et de bilirubine; hyposthénurie, le poids spécifique maximum atteint étant de 1014; le sédiment présente une légère protéinurie et quelques éléments graisseux. Formule sanguine s.p.; temps de saignement et de coagulation normaux. Vitesse de sédimentation des érythrocytes: 40/80 mm d'après Westergren. Electrophorèse des lipides et de l'hémoglobine s.p. Cholestérol dans les limites de la normale. Taux du fer sérique non augmenté. Test de Coombs négatif. Caryotype normal.

EXAMEN HISTOLOGIQUE

Vaisseaux fortement dilatés, revêtus d'un endothélium mince, atteignant l'épiderme. Pas d'hyperkératose (Institut d'anatomie pathologique: Pr V. Becker).

A l'examen histochimique, on observe au moyen de la microscopie optique, dans l'endothélium des veines cutanées, entre les fibres conjonctives et dans les mastocytes, des granulations prenant le noir Soudan. Ponction-biopsie du foie: Le matériel prélevé a pour ainsi dire le même aspect que celui de la peau. Présence de granulations, situées pour la plupart au voisinage du noyau, prenant le noir Soudan selon Ziehl-Neelsen et que l'on peut nettement distinguer, par les méthodes de coloration, des pigments ferrugineux et de la lipofuchsine (fig. 88).

of the heart. Blood pressure normal, i.e. 120/85 mm. Hg. The E.C.G. revealed damage due to left ventricular hypertrophy. Thorax: respiration of the same quality in both lungs, sonorous percussion note over the lungs. X-ray examination: thorax, gastro-intestinal tract, and kidneys N.A.D. Intravenous pyelogram: no pathological findings. Laparoscopy: surface of the liver pale and smooth; capsular fibrosis. Eyegrounds: blood vessels excessively tortuous, and bulbous swellings in the veins visible at some points.

Examination with a slit-lamp revealed diffuse deposits of pigment in the cornea, which appeared as fine striae radiating outwards from the centre.

LABORATORY TESTS

Urine: negative for sugar, urobilin, and bilirubin. Hyposthenuria: maximum specific gravity of the urine 1014. Slight proteinuria, and a few fat cells in the urinary sediment. Blood picture, bleeding time, and coagulation time normal. E.S.R.: 40/80 mm. (Westergren method). Lipoid and haemoglobin electrophoresis N.A.D. Blood cholesterol within the normal range. Serum iron concentration not elevated. Coombs' test negative. Chromosomes normal.

HISTOLOGY

The blood vessels, which extend into the epidermis, are strongly dilated and lined with a thin layer of endothelial cells. No hyperkeratosis (Prof. V. BECKER, Pathological Institute, Karlsruhe).

In the endothelium of the cutaneous veins, among the connective-tissue fibres and in the mast cells, histochemical examination revealed the presence of granules which became visible under the light microscope when stained with Sudan black.

A needle-biopsy specimen from the liver presented roughly the same histological picture as the material excised from the skin. Concentrated around the cell nuclei are granules stainable with Ziehl-Neelsen Sudan black. Use of appropriate staining techniques makes it possible to distinguish clearly between these granules and iron pigment or lipofuscin (Fig. 88).

sin hallazgos patológicos. Pielografía intravenosa normal. Laparoscopia: la superficie del hígado es lisa y pálida, fibrosis capsular. Fondo del ojo: aumento de la sinuosidades vasculares y, en zonas, acusadas dilataciones venosas.

Al examinar con la lámpara de ranura, se hallaron depósitos pigmentarios difusos en la córnea, que se destacan en forma de líneas que parten del centro y se dirigen a la periferia.

EXÁMENES DE LABORATORIO

Orina: ausencia de albúmina, glucosa, urobilina y bilirrubina; hipostenuria, el peso específico máximo alcanzado fue de 1014; el sedimento presenta una ligera proteinuria y algunos elementos grasos. Cuadro hemático normal; tiempo de sangría y de coagulación normales. V.S.G. 40/80 mm. según Westergren. Electroforesis de los lípidos y de la hemoglobina sin particularidades, colesterina dentro de lo normal. Hierro sérico no aumentado. Prueba de Coombs negativa. Examen cromosómico normal.

EXAMEN HISTOLÓGICO

Vasos muy dilatados, revestidos de endotelio delgado, que llegan hasta la epidermis; sin queratosis (Instituto de Anatomía Patológica de Karlsruhe, Prof. V. BECKER).

En el examen histoquímico, por medio de la microscopia óptica, se observan granulaciones coloreables con negro sudán en el endotelio de las venas cutáneas, entre las fibras conjuntivas y en los mastocitos.

Punción hepática: el material obtenido tiene, por así decirlo, el mismo aspecto que el de la piel. Presencia de granulaciones, la mayoría situadas cerca del núcleo, coloreables con negro sudán según Ziehl-Neelsen; estas granulaciones pueden distinguirse claramente, por los métodos de coloración, de los pigmentos ferruginosos y de la lipofucsina (fig. 88).

Dermatologische Klinik und Poliklinik der Universität Würzburg (Direktor: Prof. Dr. H. Röckl)

Röckl, H.:

Morbus Hand-Schüller-Christian

Mathilde O., 29 Jahre

FAMILIENANAMNESE
Unauffällig.

EIGENANAMNESE
Im 2. Lebensjahr Typhus; daraufhin körperliche und geistige Entwicklungsstörung. 1962 Zahnausfall, gleichzeitig Auftreten der Hauterscheinungen. 1963 als Akne necroticans diagnostiziert. Von 1964 bis 1966 unter der Diagnose Knochentuberkulose des Sternums größtenteils stationär in Tuberkulosekrankenhäusern bzw. Heilstätten.

DERMATOLOGISCHER BEFUND
Im Bereich bestimmter Prädilektionsstellen, entsprechend einer seborrhoischen Dermatitis (behaarte Kopfhaut, Stirnhaargrenze, vordere und hintere Schweißrinne, Submammärregion, Axillen, Genitalregion), finden sich bis erbsengroße, gerötete, flache, mit Schuppen oder Schuppenkrusten bedeckte Papeln teils disseminiert angeordnet, teils miteinander bis zu Münzengröße konfluierend (Abb. 89). Im Bereich der Intertrigostellen (Abb. 90), besonders der Axillen, finden sich durch Sekundärinfektion bedingte, unregelmäßig begrenzte, bis zu 1 cm tiefe Ulzerationen.

ANDERE BEFUNDE
Das Gebiß zeigt eine hochgradige, vorwiegend röntgenologisch nachweisbare Alveolarkammatrophie. In der rechten und linken Schädelkalotte finden sich bis pflaumengroße Knochendefekte. Beide Oberarmknochen sind spindelförmig aufgetrieben, das Sternum weist einen muldenförmigen Defekt auf. Amenorrhoe seit Juni 1966. Seit etwa einem Jahr Diabetes insipidus. Normochrome Anämie, Gesamtcholesterin normal. Sternalpunktion: vermehrt monozytäre Elemente mit zum Teil großen Kernen. Vermehrte Pigmentphagozytose. Laparoskopie: Leber leicht vergrößert, auf-

Clinique et policlinique dermatologiques de l'Université de Wurtzbourg (Directeur: Pr H. Röckl)

Röckl, H.:

Maladie de Hand-Schüller-Christian

Mathilde O., 29 ans

ANAMNÈSE FAMILIALE
Rien de particulier à signaler.

ANTÉCÉDENTS PERSONNELS
Dans sa deuxième année, typhoïde, laissant pour séquelles une arriération somatique et mentale. En 1962, chute des dents et simultanément apparition des manifestations cutanées, que l'on étiquète en 1963 acné nécrotique. De 1964 à 1966, la plupart du temps hospitalisée dans des services et sanatoriums spécialisés avec le diagnostic de tuberculose du sternum.

STATUS DERMATOLOGIQUE
On observe, localisées à certaines zones de prédilection à la manière d'une dermatite séborrhéique (cuir chevelu, zone d'implantation frontale des cheveux, gouttières sternale et vertébrale, sillons sous-mammaires, creux axillaires, région ano-génitale), des papules d'une dimension allant jusqu'à celle d'un pois, planes, rouges, recouvertes de squames ou de croûtes squameuses, tantôt disséminées, tantôt confluant jusqu'à prendre le diamètre d'une pièce de monnaie (fig. 89). Au niveau des plis intertrigineux (fig. 90) et notamment des creux axillaires, ulcérations mal délimitées, d'une profondeur allant jusqu'à 1 cm, dues à la surinfection.

EXAMEN GÉNÉRAL
Les mâchoires présentent une atrophie considérable du rebord alvéolaire, particulièrement décelable à la radiographie. Lacunes, prenant jusqu'aux dimensions d'une prune, des os de la calotte crânienne tant à gauche qu'à droite. Les deux humérus sont affectés par des renflements en forme de fuseau, le sternum par une dépression osseuse. Aménorrhée depuis juin 1966. Il y a un an environ, apparition d'un diabète insipide. Anémie normochrome. Cholestérol total normal. Ponction sternale: éléments monocytaires en nombre accru,

University Dermatological Clinic and Policlinic, Würzburg (Director: Prof. H. Röckl)

Röckl, H.:

Hand-Schüller-Christian disease

Clínica y Policlínica Dermatológicas de la Universidad de Wurzburgo (Director: Prof. H. Röckl)

Röckl, H.:

Enfermedad de Hand-Schüller-Christian

Mathilde O., aged 29 years

FAMILY HISTORY
No findings worthy of note.

CASE HISTORY
During her second year of life, the patient suffered from typhoid fever and thereafter from physical and mental retardation. 1962: loosening of the teeth and skin eruptions. Acne necrotica diagnosed in 1963. From 1964 to 1966 the patient spent most of her time in T.B. hospitals and sanatoria suffering from a condition diagnosed as tuberculous osteitis of the sternum.

DERMATOLOGICAL FINDINGS
Visible at sites of election corresponding to those of seborrhoeic dermatitis (scalp, hairline of the forehead, presternal and interscapular regions, as well as the submammary, axillary, and genital areas) are flat, reddened papules varying in size up to that of a pea; these papules, which are covered with scales or scaly crusts, are either discretely disseminated or coalesce to form lesions that are sometimes as much as a few centimetres in width (Fig. 89). At sites susceptible to intertrigo (Fig. 90), including especially the axillae, secondary infection has given rise to ulcerations of irregular outline which vary in depth up to 1 cm.

OTHER FINDINGS
Severe atrophy of the alveolar ridge, as revealed chiefly by x-ray examination. Bone lesions—plum-sized or smaller—in the left and right halves of the skull. Fusiform thickening of the humerus in both arms; hollow depression in the sternum. Amenorrhoea since June 1966. The patient has been suffering from diabetes insipidus for approx. 12 months. Normochromic anaemia; total cholesterol normal. Sternal puncture: monocytic elements, some of them with large nuclei, present in excessive numbers. Increased pigment phag-

Mathilde O., 29 años

ANAMNESIS FAMILIAR
Sin particularidades.

ANTECEDENTES PERSONALES
Cuando tenía un año de edad padece tifus, que da lugar a retraso somático y mental. En 1962, caída de dientes y aparición simultánea de manifestaciones cutáneas, diagnosticadas en 1963 como acné necrótica. De 1964 a 1966, hospitalizada en centros especializados con el diagnóstico de tuberculosis esternal.

SINTOMATOLOGÍA DERMATOLÓGICA
Localizadas en ciertas zonas de predilección, que corresponden a las de la dermatitis seborreica (cuero cabelludo, zona de implantación frontal del pelo, zonas sebáceas medias anterior y posterior, región submamaria, axilar y anogenital), se observan pápulas planas, rojas, del tamaño hasta de un guisante, recubiertas de escamas o costras escamosas, en parte diseminadas y en parte confluentes hasta adquirir el diámetro de una moneda (fig. 89). A nivel de los pliegues intertriginosos (fig. 90), sobre todo de las axilas, se encuentran ulceraciones mal delimitadas, hasta de 1 cm. de profundidad, debidas a la sobreinfección.

EXAMEN GENERAL
La dentadura presenta una atrofia considerable del reborde alveolar principalmente a la exploración radiológica. Lagunas en los huesos de la calota craneal, hasta del tamaño de una ciruela, a la izquierda y a la derecha. Los dos húmeros están afectados por dilataciones en forma de huso, el esternón por un defecto en forma de depresión. Amenorrea desde junio de 1966. Diabetes insípida desde hace un año aproximadamente. Anemia normocroma, colesterina total normal. Punción esternal: aumento de los elementos monocitarios, en parte con núcleos grandes. Fagocitosis pig-

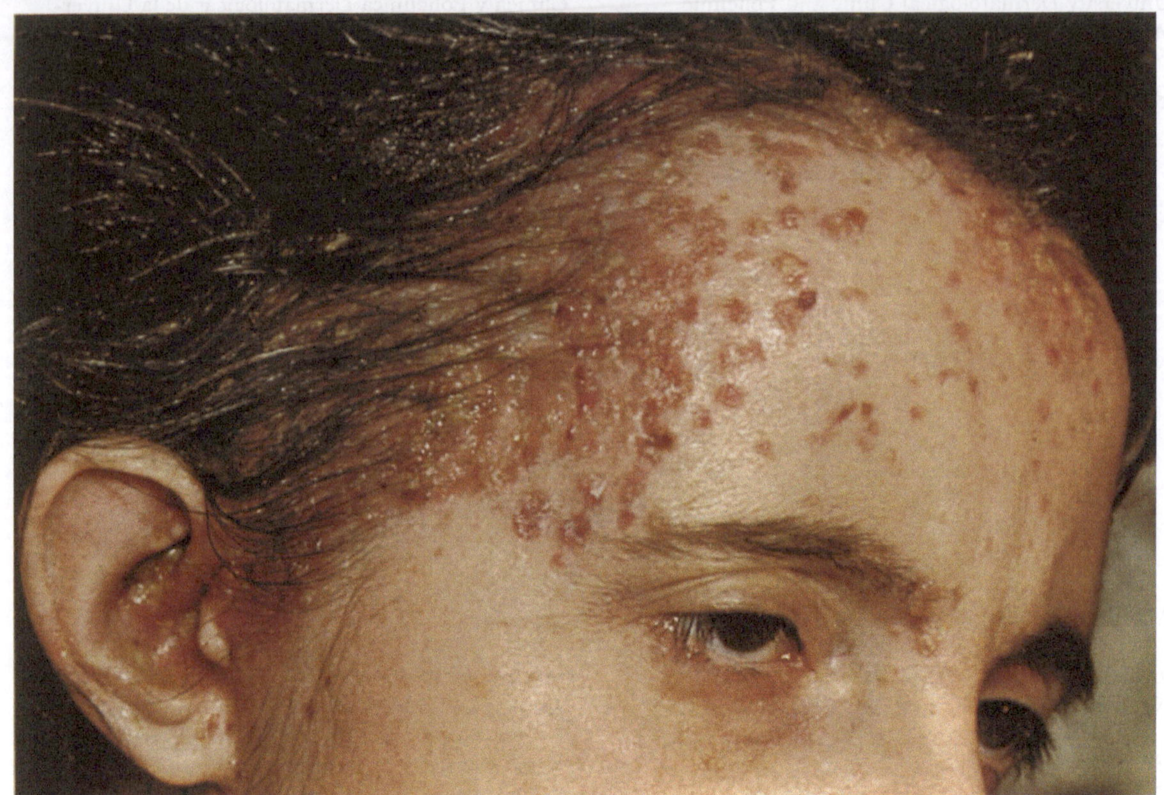

89

Morbus Hand-Schüller-Christian.

Maladie de Hand-Schüller-Christian.

Hand-Schüller-Christian disease.

Enfermedad de Hand-Schüller-Christian.

---

fallend hellgelb-grauweißliche Verfärbung, weich. Milz normal. Geringer Aszites.

HISTOLOGIE
Leber: Außer herdförmiger feintropfiger Leberverfettung kein pathologischer Befund.
Haut: Typische retikulo-histiozytäre Infiltrate (vorerst noch) ohne Lipoidspeicherung (Abb. 91).

THERAPIE UND VERLAUF
Unter antibakterieller Behandlung Besserung der durch Sekundärinfektion bedingten ulzerösen Hauterscheinungen. Fortschreiten der Knochenveränderungen mit sackartiger Vorwölbung im Bereich der Schädelkalotte. Rückbildung ohne Therapie.

VORGESEHENE THERAPIE
Zytostatika in Kombination mit Corticosteroiden.

certains à gros noyau. Phagocytose pigmentaire augmentée. Laparoscopie: le foie, légèrement augmenté de volume, frappe par sa coloration claire d'un jaune grisâtre; il est de consistance tendre. Rate normale. Ascite modérée.

EXAMEN HISTOLOGIQUE
Foie: s.p. à part foyers de dégénérescence graisseuse à fines gouttelettes. Peau: infiltrats réticulo-histiocytaires typiques, pour le moment sans dépôts de substances lipoïdiques (fig. 91).

THÉRAPEUTIQUE ET ÉVOLUTION
Le traitement antibactérien est suivi d'une amélioration des ulcérations cutanées dues à l'infection secondaire. Les lésions osseuses progressent: apparition d'une voussure en forme de poche au niveau de la calotte crânienne. Régression des lésions en l'absence de toute thérapeutique. Traitement prévu: cytostatiques et corticostéroïdes.

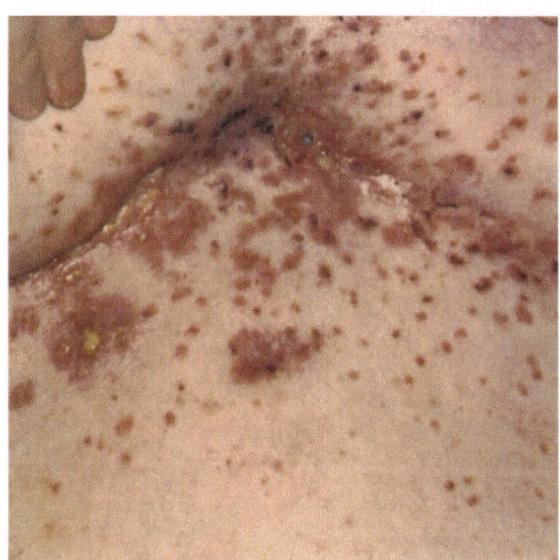

90

Morbus Hand-Schüller-Christian.

Maladie de Hand-Schüller-Christian.

Hand-Schüller-Christian disease.

Enfermedad de Hand-Schüller-Christian.

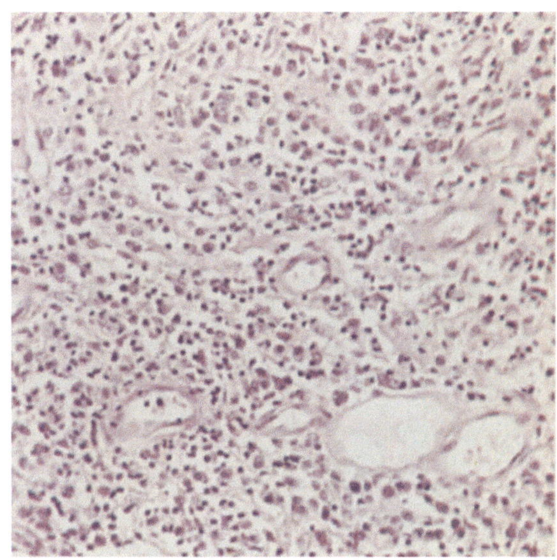

91

Morbus Hand-Schüller-Christian. Histologisches Bild.

Maladie de Hand-Schüller-Christian. Aspect histologique.

Hand-Schüller-Christian disease; histological picture.

Enfermedad de Hand-Schüller-Christian; cuadro histológico.

---

ocytosis. Laparoscopy: liver slightly enlarged, soft, and severely discoloured (pale yellowish to greyish-white). Spleen normal. Mild ascites.

HISTOLOGY
Liver: no pathological findings, apart from localised areas of infiltration containing fine droplets of fat.
Skin: a typical reticulohistiocytic infiltrate, in which no lipoids have yet become deposited (Fig. 91).

TREATMENT AND CLINICAL COURSE
Antibacterial therapy elicited an improvement in the skin ulcerations due to secondary infection. The bone lesions progressed, resulting in pouch-like bulges in the skull, which subsequently subsided without treatment.

PROPOSED TREATMENT
Cytotoxic drugs in combination with corticosteroids.

mentaria elevada. Laparoscopia: hígado ligeramente engrosado, blando, de un llamativo color amarillo grisáceo; bazo normal, ascitis moderada.

EXAMEN HISTOLÓGICO
Hígado: focos grasos degenerativos de gotitas ·finas como única observación.
Piel: infiltrados reticulohistiocitarios típicos, por el momento sin depósitos de substancias lipoideas (fig. 91).

TERAPÉUTICA Y EVOLUCIÓN
El tratamiento antibacteriano consigue mejorar las ulceraciones cutáneas debidas a la infección secundaria. Las lesiones óseas progresan ocasionando un abombamiento en forma de saco a nivel de la calota craneal. Regresión de las lesiones sin efectuar tratamiento alguno.

TERAPÉUTICA PREVISTA
Citostáticos asociados con corticosteroides.

Universitäts-Hautklinik Hamburg
(Direktor: Prof. Dr.Dr. J. KIMMIG)

KIMMIG, J.:

Hartnup-Syndrom – Behandlungserfolg mit Nikotinsäureamid

Angelika H., 12 Jahre

FAMILIENANAMNESE
In der Familie (zwei Schwestern) keine Lichtüberempfindlichkeit, kein Anfallsleiden, keine Verwandtenehen. Aminoazidurie mäßigen Grades beim Vater und bei der Mutter des Vaters.

EIGENANAMNESE
Seit dem 2. Lebensjahr rötet und schält sich die lichtexponierte Haut bei Beginn des Frühjahrs. Dieser Zustand dauert ohne Behandlung bis in den Spätsommer.

DERMATOLOGISCHER BEFUND
Körperlich und geistig normal entwickeltes Mädchen. Intern klinisch und neurologisch kein krankhafter Befund. Im Juni 1960 ist die Haut schmutzig-rotbraun verfärbt mit geringgradiger Schuppung im Gesicht einschließlich der Ohren, im Nacken, an den Armen, Handrücken und Knien einschließlich der Kniebeugen mit relativ scharfer Begrenzung gegen die nicht lichtexponierte Haut. Subjektiv keine Beschwerden (Abb. 92–94).

LABORWERTE
Im Urin: Eiweiß o.B., Millonsche Probe positiv, Indi-

Clinique dermatologique de l'Université de Hambourg (Directeur: Pr J. KIMMIG)

KIMMIG, J.:

Syndrome de Hartnup: Succès thérapeutique de l'amide de l'acide nicotinique

Angelika H., 12 ans

ANAMNÈSE FAMILIALE
On ne signale dans la famille (deux sœurs) ni photosensibilité ni épilepsie ni consanguinité. Amino-acidurie modérée chez le père et la grand-mère paternelle.

ANTÉCÉDENTS PERSONNELS
Depuis la deuxième année, la peau exposée à la lumière rougit et pèle dès le début du printemps. Cela dure jusque vers la fin de l'été.

STATUS DERMATOLOGIQUE
Fillette normale sur le plan somatique et mental. Rien de particulier à signaler sous l'aspect médical ou neurologique. En juin 1960, la peau prend une coloration rouge brunâtre sale, s'accompagnant d'une faible desquamation au visage, y compris les oreilles, à la nuque, aux bras, au dos des mains et aux genoux, y compris le creux poplité. La limite par rapport à la peau non exposée à la lumière est relativement tranchée. Aucun trouble subjectif (fig. 92–94).

EXAMENS DE LABORATOIRE
Urine: albumine O, réaction de Millon positive (présence d'acides aminés), indican positif. La chromato-

University Dermatological Clinic, Hamburg
(Director: Prof. J. Kimmig)

Kimmig, J.:

Hartnup's syndrome—successfully treated with nicotinamide

Clínica Dermatológica de la Universidad de Hamburgo (Director: Prof. J. Kimmig)

Kimmig, J.:

Síndrome de Hartnup: éxito terapéutico con la amida del ácido nicotínico

Angelika H., aged 12 years

FAMILY HISTORY
No other members of the family (the patient has two sisters) suffer from hypersensitivity to light, nor is there any record of epilepsy, etc. in the family or of marriages between blood relations. Mild amino-aciduria discovered in the patient's father and paternal grandmother.

CASE HISTORY
Since the child reached her 2nd year of life she has regularly suffered at the beginning of spring from reddening and scaling of the skin on areas of the body exposed to light. In the absence of treatment this condition persists until the late summer.

DERMATOLOGICAL FINDINGS
Physical and mental development normal. No demonstrable internal or neurological disease. When the patient was seen in June 1960, her skin was of dirty reddish-brown colour; mild scaling was visible on the face, ears, neck, arms, backs of the hands, and knees, including the popliteal region; there was a relatively clear demarcation line separating the affected areas from those not exposed to light. The patient complained of no discomfort (Figs 92–94).

Angelika H., 12 años

ANAMNESIS FAMILIAR
En la familia (dos hermanas) no se señala fotosensibilidad, ni epilepsia ni consanguinidad. Aminoaciduria moderada en el padre y en la abuela paterna.

ANTECEDENTES PERSONALES
Desde el primer año de edad, la piel expuesta a la luz se enrojece y desprende al empezar la primavera; este estado dura hasta el fin del verano.

SINTOMATOLOGÍA DERMATOLÓGICA
Desarrollo somático y mental normal. Nada especial en el aspecto médico o neurológico. En junio de 1960, la piel adquiere una coloración roja pardusca sucia; ligera descamación de la cara, orejas, nuca, brazos, dorso de las manos, rodillas y huecos poplíteos, con límites relativamente precisos con respecto a la piel no expuesta a la luz. Sin trastornos subjetivos (figs. 92 a 94).

EXÁMENES DE LABORATORIO
Orina: albúmina negativa, reacción de Millon positiva, indicán positivo. La cromatografía sobre papel evidencia un aumento de la eliminación de los siguientes aminoácidos: triptófano, tirosina, glicocola, alanina,

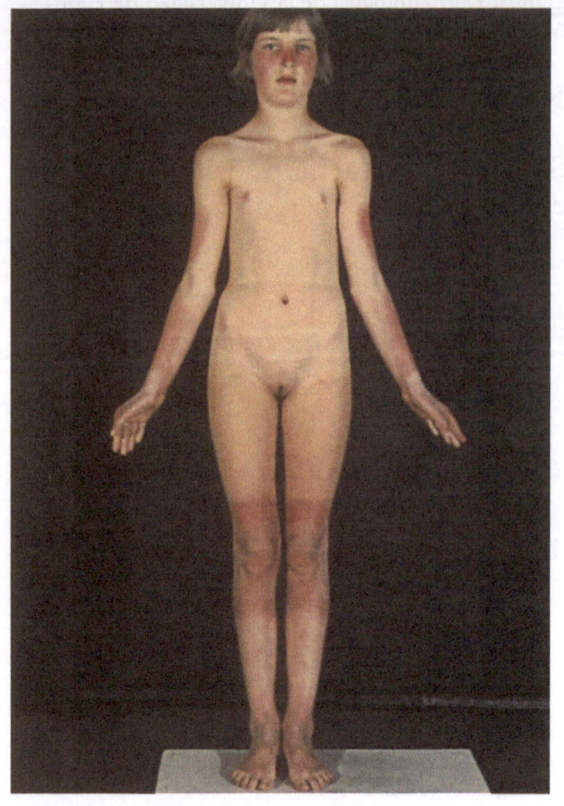

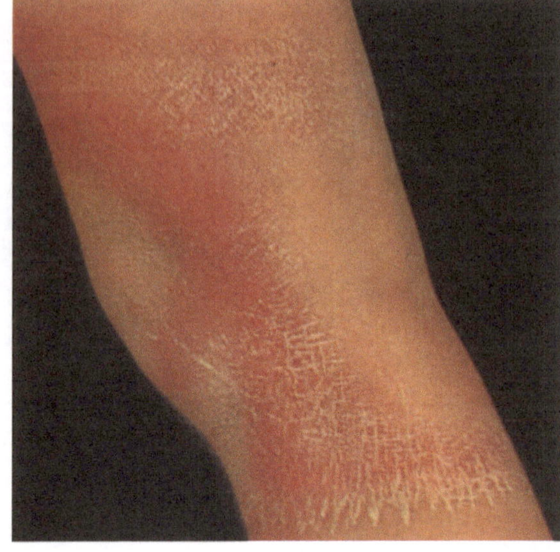

92

93

Veränderungen der lichtexponierten Haut.

Altérations des zones cutanées exposées à la lumière.

Changes affecting areas of skin exposed to light.

Alteraciones de la piel expuesta a la luz.

---

kan positiv. Papierchromatographischer Nachweis einer pathologisch vermehrten Ausscheidung der Aminosäuren Tryptophan, Tyrosin, Glykokoll, Alanin, Leuzin, Threonin, Glutamin und Asparagin sowie der Indolylessigsäure, Indolylmilchsäure und Indolyl-3-acrylsäure (= Lichtbandchromogen). Im Stuhl E. coli. Keine Dysbakterie.

THERAPIE UND VERLAUF
Pyridoxin (Vitamin B$_6$), täglich 80 bis 300 mg per os, und benzophenonhaltige Lichtschutzsalben (Contralum®, Uvistat®) sind wirkungslos. Nach täglicher morgendlicher Einnahme von 100 mg Nikotinsäureamid (Benicot®) wird die Patientin auch unter Sonneneinwirkung in wenigen Tagen erscheinungsfrei und bleibt es unter der Medikation.

graphie sur papier met en évidence une élimination accrue des acides aminés suivants: tryptophane, tyrosine, glycocolle, alanine, leucine, thréonine, glutamine et asparagine, de même que d'acide indolyl-lactique et d'acide indolyl-3-acrylique (= chromogène, possédant une bande d'absorption lumineuse). Présence d'E. coli dans les selles. Pas de dysbactérisme.

THÉRAPEUTIQUE ET ÉVOLUTION
La pyridoxine (= vitamine B$_6$), à raison de 80–300 mg per os et par jour, et les pommades, à base de benzophénone, protectrices contre les rayons lumineux (Contralum®, Uvistat®), sont sans effet. Après l'ingestion quotidienne de 100 mg d'amide de l'acide nicotinique (Benicot®), la petite malade voit ses lésions disparaître en peu de jours, même si elle s'expose à la lumière, et en reste exempte en poursuivant cette médication.

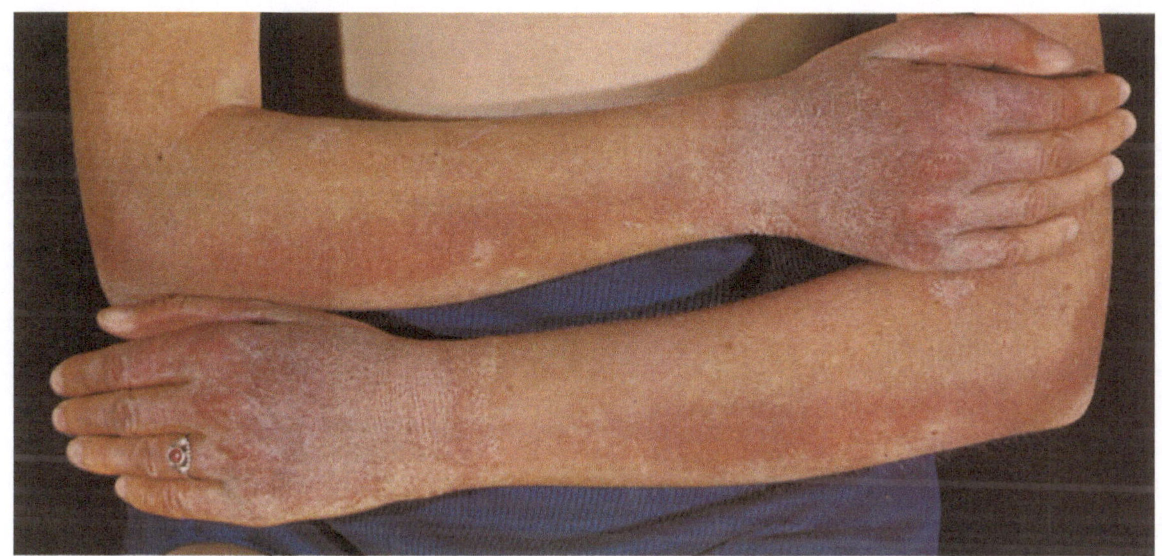

94

LABORATORY TESTS
Urine: no protein, Millon's reaction positive, indican positive; paper-chromatographic analyses revealed a pathologically high excretion of the amino acids tryptophane, tyrosine, glycine, alanine, leucine, threonine, glutamine, and asparagine as well as indolyl-acetic acid, indolyl-lactic acid, and indolyl-3-acrylic acid (= light-band chromogens). Stools: *E. coli;* no pathological changes in the flora.

TREATMENT AND CLINICAL COURSE
The patient derived no benefit from pyridoxine (vitamin B_6), administered orally in daily doses of 80–300 mg., or from ointments (Contralum®, Uvistat®) containing benzophenone to protect the skin against light rays. But—despite exposure to sunlight—her skin condition cleared within a few days in response to 100 mg. nicotinamide (Benicot®), taken once daily in the morning, and under this treatment there have been no relapses.

leucina, treonina, glutamina y asparagina, así como de ácido indolilacético, ácido indolilláctico y ácido indolil-3-acrílico (= cromógeno que posee una banda de absorción luminosa). Presencia de E. coli en las heces. No existe disbacteriosis.

TERAPÉUTICA Y EVOLUCIÓN
No han producido efecto la piridoxina (vitamina B_6), a razón de 80–300 mg. al día por vía oral, y las pomadas a base de benzofenona, protectoras contra los rayos luminosos (Contralum®, Uvistat®). Tras la ingestión de 100 mg. diarios de amida del ácido nicotínico (Benicot®), desaparecen las lesiones en pocos días, incluso al exponerse a la luz, y permanece asintomática mientras se prosigue la medicación.

Universitäts-Hautklinik Bonn
(Direktor: Prof. Dr. A. Leinbrock)

KLINGMÜLLER, G.:

Erythropoetische Protoporphyrie mit «Hyalinosis cutis»

Rainer M., 14 Jahre

FAMILIENANAMNESE
Klinisch-dermatologisch unauffällig.

EIGENANAMNESE
Seit dem 2. Lebensjahr nach Sonnenexposition Anschwellungen im Gesicht und Handrückenbereich, besonders auffällig im Frühjahr. Seit dem 5. Lebensjahr auch Blasenbildungen, Krusten und narbige Abheilung.
1959 Hautklinik Bonn: Narbenbildung nach Art einer Hidroa vacciniformia mit gelblichen, sulzigen Einlagerungen über Nase, Jochbeinen, Lippen und Handrücken (Abb. 95 und 96). Sonnenbestrahlungen rufen hämorrhagische Veränderungen hervor.
Im Serum Rotfluoreszenz mit Absorptionsband zwischen 610 nm und 620 nm, papierchromatographisch Rf-Wert 0,84. Entspricht Protoporphyrin. Kein Porphyrin im Urin.

HISTOLOGIE
Hyaline, PAS-positive, sudanophile Ablagerungen (neutraler Glykoproteide) in Papillarkörper um Kapillaren (Abb. 97).
1964 Hautklinik Düsseldorf: Zunahme der Hautveränderungen. Geistiger Leistungsrückstand. Mundschleimhaut und Kehlkopf unverdächtig, kein Anhalt für Hyalinosis cutis (URBACH-WIETHE).
Protoporphyrin der Erythrozyten mit 3000 γ % (normal 30 γ %).

THERAPIE
Lediglich Lichtschutz.

Clinique dermatologique de l'Université de Bonn
(Directeur: Pr A. LEINBROCK)

KLINGMÜLLER, G..

Protoporphyrie érythropoïétique avec «hyalinose cutanée»

Rainer M., 14 ans

ANAMNÈSE FAMILIALE
Rien à signaler du point de vue clinique ou dermatologique.

ANTÉCÉDENTS PERSONNELS
Dès sa deuxième année, le garçonnet présenta des tuméfactions de la peau du visage et du dos de la main, survenant après exposition au soleil et particulièrement prononcées au printemps. Depuis l'âge de 4–5 ans, en outre, apparition de papules, formation de croûtes et de cicatrices après guérison.
En 1959, on constate à notre clinique: Cicatrices rappelant l'hydroa vacciniforme, dépôts gélatineux jaunâtres au niveau du nez, des pommettes, des lèvres et du dos des mains (fig. 95 et 96). Les rayons solaires provoquent des lésions hémorragiques.
Sérum: fluorescence rouge avec bande d'absorption entre 610 et 620 nm; valeur à la chromatographie sur papier $R_f = 0,84$, ce qui correspond à la protoporphyrine. Absence de porphyrine dans l'urine.

EXAMEN HISTOLOGIQUE
Dépôts de substance hyaline, PAS-positive et soudanophile, entourant les capillaires de la couche papillaire. Ce sont des glucoprotéides neutres (fig. 97).

ÉVOLUTION
Clinique dermatologique de Düsseldorf, 1964: Multiplication des lésions cutanées. Arriération mentale. Muqueuses buccale et laryngée exemptes de lésions, donc il ne s'agit pas d'une hyalinose cutanée ou lipoïdoprotéinose d'URBACH-WIETHE.

University Dermatological Clinic, Bonn
(Director: Prof. A. Leinbrock)

Klingmüller, G.:

Erythropoietic protoporphyria with "hyalinosis cutis"

Rainer M., aged 14 years

FAMILY HISTORY

No clinical or dermatological findings worthy of note.

CASE HISTORY

Since the 2nd year of life, the patient has suffered from swellings on the face and backs of the hands in response to exposure to sunlight, the condition becoming particularly marked in the spring. Since his 5th year, vesiculation, crust formation, and scarring of the skin have been observed.

When he was seen at the Dermatological Clinic in Bonn in 1959, there were scars—reminiscent of hydroa aestivale and containing yellowish gelatinous deposits—on the nose, over the cheek-bones, and on the lips and backs of the hands (Figs 95 and 96). Exposure to sunlight caused haemorrhagic lesions.

Serum: red fluorescence, with absorption band between 610 and 620 nm., and a paper-chromatographic R_f value of 0.84, corresponding to protoporphyrin. Urine: no porphyrin.

HISTOLOGY

P.A.S.-positive, sudanophil, hyaline deposits (neutral glycoproteins) around the capillaries in the papillary bodies (Fig. 97).

Dermatological Clinic, Düsseldorf, 1964: aggravation of the skin changes; mental retardation; buccal mucosa and larynx N.A.D.; no evidence of hyalinosis cutis (Urbach-Wiethe).

Protoporphyrin concentration in the erythrocytes 3,000 mcg. % (normal value: 30 mcg. %).

Clínica Dermatológica de la Universidad de Bonn
(Director: Prof. A. Leinbrock)

Klingmüller, G.:

Protoporfiria eritropoyética con «hialinosis cutánea»

Rainer M., 14 años

ANAMNESIS FAMILIAR

Sin particularidades en el aspecto clínico y dermatológico.

ANTECEDENTES PERSONALES

Desde el primer año de edad, tumefacciones en la cara y dorso de las manos al haber estado expuesto a la luz solar, principalmente en la primavera. Desde los 4 años, aparición de pápulas y formación de costras que curan dejando cicatrices.

En 1959, exploración en la Clínica Dermatológica de Bonn: cicatrices del tipo de la hidroa vacciniforme, con depósitos gelatinosos amarillentos en la nariz, pómulos, labios y dorso de las manos (figs. 95 y 96). Los rayos solares provocan lesiones hemorrágicas.

Suero: fluorescencia roja con banda de absorción entre 610 y 620 nm.; cromatografía sobre papel: $R_f = 0,84$, lo que corresponde a la protoporfirina. Ausencia de porfirina en la orina.

EXAMEN HISTOLÓGICO

Depósitos de hialina PAS-positiva y sudanófila (glucoproteidos neutros), que rodean a los capilares de la capa papilar (fig. 97).

Clínica Dermatológica de Düsseldorf, 1964: incremento de las lesiones cutáneas. Facultades mentales retrasadas. Mucosas bucal y laríngea exentas de lesiones, sin indicios de hialinosis cutánea (Urbach-Wiethe).

Protoporfirina de los eritrocitos: 3000 γ % (normal 30 γ %).

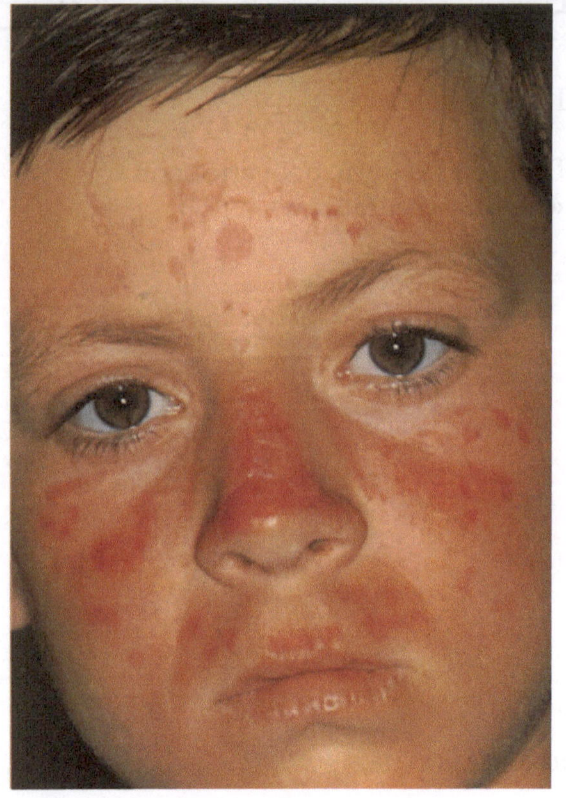

95

Erythropoetische Protoporphyrie nach Art einer Hidroa vacciniformia.

Protoporphyrie érythropoïétique rappelant l'hydroa vacciniforme.

Erythropoietic protoporphyria, reminiscent of hydroa aestivale.

Protoporfiria eritropoyética del tipo de la hidroa vacciniforme.

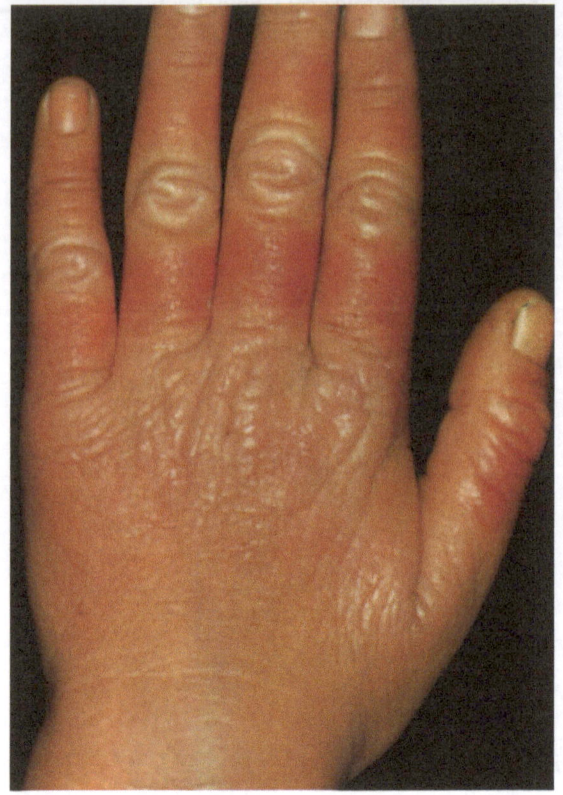

96

Handrücken mit sulzigen Einlagerungen.

Dos de la main: dépôts gélatineux.

Gelatinous deposits on the backs of the hands.

Dorso de las manos con depósitos gelatinosos.

LITERATUR
HORNSTEIN, O., und G. KLINGMÜLLER: Vereinig. Rhein.-Westf. Dermatologen, Dortmund 17. 10. 1959.
KLINGMÜLLER, G., und O. HORNSTEIN: Protoporphyrinämische Lichtdermatose mit eigentümlicher Hyalinosis cutis. Hautarzt 16, 115, 1965.

Protoporphyrine des érythrocytes: 3000γ % (taux normal 30γ %).

THÉRAPEUTIQUE
Consiste uniquement à préserver le jeune malade de la lumière.

BIBLIOGRAPHIE
HORNSTEIN, O. et G. KLINGMÜLLER: Vereinig. Rhein.-Westf. Dermatologen, Dortmund 17. 10. 1959.
KLINGMÜLLER, G. et O. HORNSTEIN: Protoporphyrinämische Lichtdermatose mit eigentümlicher Hyalinosis cutis. Hautarzt 16, 115, 1965.

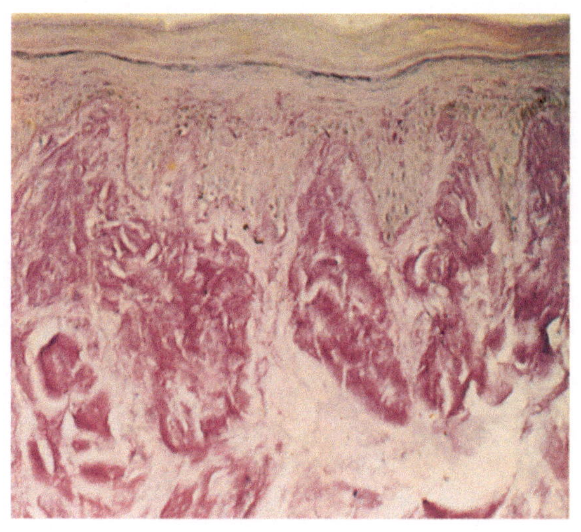

97

Exzision vom Handrücken. PAS 60mal vergrößert.
PAS-positive Ablagerungen in und um die Kapillaren.

Biopsie du dos de la main. Coloration au PAS. Grossissement 60×. Dépôts prenant le PAS à l'intérieur et
autour des capillaires.

Skin excised from the back of the hand (stained with
P.A.S., magnification 60×); P.A.S.-positive deposits
in and around the capillaries.

Excisión del dorso de la mano; coloración con PAS,
60 aumentos. Depósitos positivos al PAS en los capilares y alrededor de los mismos.

TREATMENT
None, except protection from light.

REFERENCES
HORNSTEIN, O., and G. KLINGMÜLLER: Vereinig.
Rhein.-Westf. Dermatologen, Dortmund 17.10.1959.
KLINGMÜLLER, G., and O. HORNSTEIN: Protoporphy-
rinämische Lichtdermatose mit eigentümlicher Hyali-
nosis cutis. Hautarzt *16*, 115, 1965.

TERAPÉUTICA
Unicamente protección contra la luz.

BIBLIOGRAFÍA
HORNSTEIN, O. y G. KLINGMÜLLER: Vereinig. Rhein.-
Westf. Dermatologen, Dortmund 17.10.1959.
KLINGMÜLLER, G. y O. HORNSTEIN: Protoporphyrin-
ämische Lichtdermatose mit eigentümlicher Hyalino-
sis cutis. Hautarzt 16, 115, 1965.

35694